Bitter im Mund, Magen gesund

Mit Bitterstoffen detoxen, entschlacken und das Immunsystem stärken

Rosi Mangger Walder

Bitter im Mund, Magen gesund

Mit Bitterstoffen detoxen, entschlacken und das Immunsystem stärken

RÆTIA

Inhalt

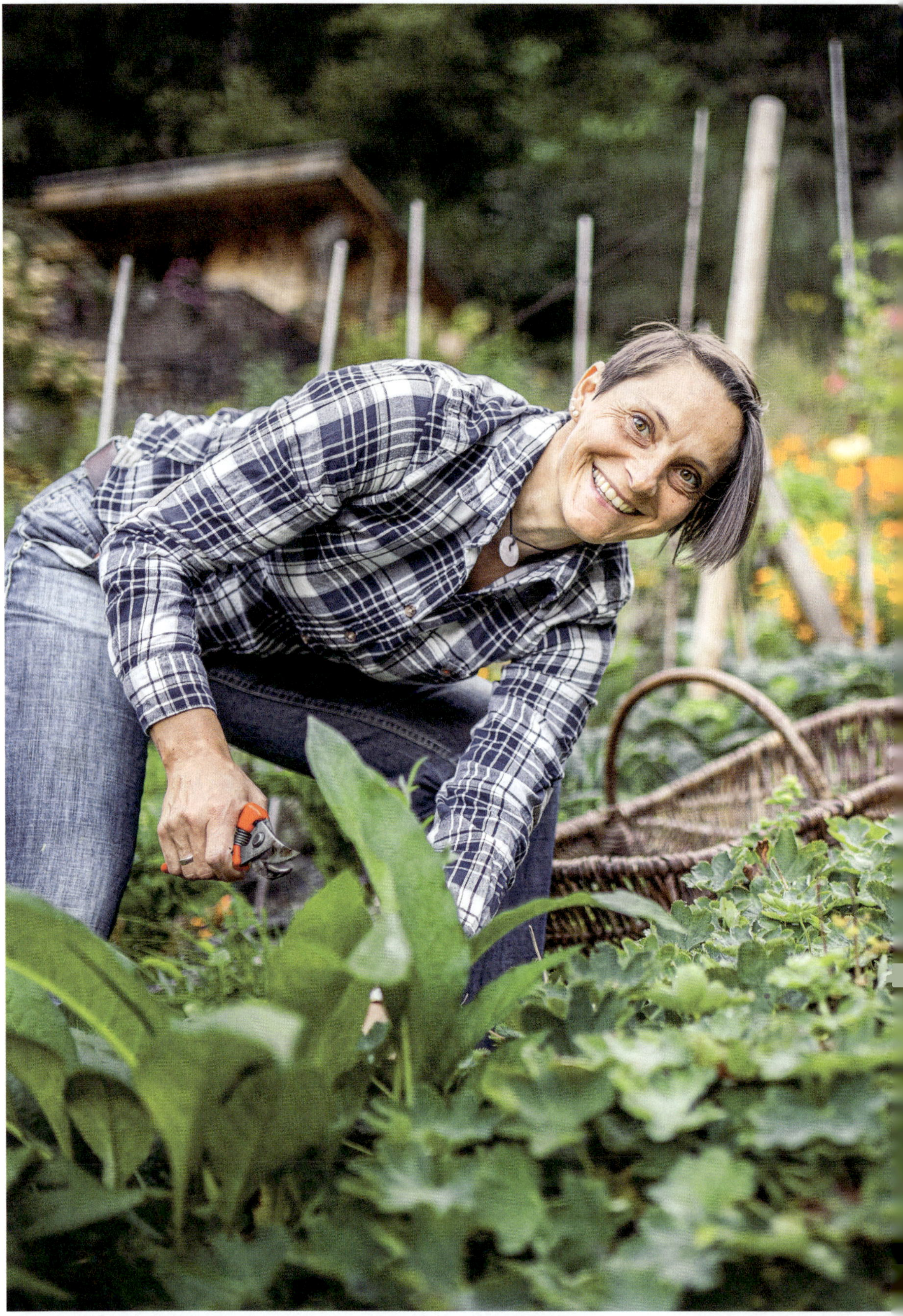

Vorwort

„Bitter im Mund, Magen gesund."

Seit Jahren beschäftige ich mich nun mit der Ernährung aus Kräutern, Gemüse, Gewürzen und Früchten. Ein Thema liegt mir dabei besonders am Herzen: die Bitterstoffe. Mit ihnen kann man unglaublich gut „Detox" betreiben. Hinter diesem modernen Begriff verbirgt sich die Reinigung und Entschlackung des Körpers, wobei die Verdauungs- und Entgiftungsorgane in ihrer Arbeit unterstützt werden. In meiner Kindheit kamen bittere Pflanzen sehr häufig auf den Tisch, es war meiner Mutter wichtig, dass wir diese aßen. Es begann im zeitigen Frühjahr mit dem Löwenzahnstechen („Zigoristechn") und endete im Winter mit den bitteren Salaten und Gemüsearten aus dem Garten. Hatten wir Bauchschmerzen, dann half ein Wickel, Tee oder das Kauen von bitteren Kräutern oder Gewürzen. Meine Großmutter und später meine Mutter hatten in ihrer Küchen-Hausapotheke immer etwas parat, das die Wehwehchen des Alltags linderte. Nun bin ich selbst Mutter und habe manchmal große Mühe, meine Kinder von den konventionellen Knabbereien fernzuhalten. Bitterstoffe können dabei helfen, da sie die Lust auf Süßes hemmen. Ernährung und Gesundheit beginnen bei mir in der Küche und vor allem auf dem Teller. Aus meinen gewonnenen Erfahrungen ist dieses Buch über bittere Pflanzen entstanden.

Einleitung

—— Bei meinen zahlreichen Wanderungen, Workshops und Vorträgen werde ich oft gefragt, wie man sich richtig ernährt. Meist reise ich dann mit den Leuten kurz in unsere Vergangenheit zurück, in die Zeit, als wir Jäger und Sammler waren. Der menschliche Körper hat sich in der kurzen Evolutionsdauer von damals bis heute kaum geändert. Wir sind immer noch Jäger und Sammler, was unser Essen anbelangt. Wir haben uns aber einen Lebensstil angewöhnt, der unserer Gesundheit nicht bekommt. Einst lief der Mensch täglich bis zu 25 Kilometer, um seine Nahrung zu sammeln oder jagen. Da wir nicht jeden Tag etwas zum Beißen hatten, lernte unsere Körper auf Vorrat zu essen und die aufgenommene Nahrung im Körper einzulagern. Eigentlich könnten wir an einem Tag so viel Nahrung zu uns nehmen, dass wir mit dieser Menge einige Tage zurechtkommen würden. Dieses Verhalten kann man manchmal auch bei Kindern beobachten. Mein Sohn etwa war als Kind ein schlechter Esser. Schmeckte ihm etwas aber besonders gut, so aß er so viel davon, dass er danach einige Tage mehr oder weniger ohne weitere Nahrung zurechtkam. Heute nehmen wir täglich drei reichhaltige Mahlzeiten sowie Zwischenmahlzeiten und Knabbereien zu uns, die ein Jäger und Sammler nie zur Verfügung hatte. Dies, der Zuckerkonsum, der Mangel an Sonnenlicht sowie Bewegung und der körperliche und emotionale Stress lassen uns richtig krank werden. Seit meiner eigenen Erkrankung an Mononukleose, hervorgerufen durch das Epstein-Barr-Virus, beschäftige ich mich noch intensiver mit dem Thema Ernährung und Gesundheit.

Viele Krankheiten könnten vermieden, gelindert, ja sogar geheilt werden, würde man auf die eigene Ernährungsweise achten. Eine Ärztin aus Deutschland, die sich in ihrer täglichen Arbeit in einer Spezialklinik für Magen-Darm-Erkrankungen mit dieser Thematik beschäftigt, begleitete mich auf einer meiner Wanderungen. Auch sie bestätigte mir, dass die Genetik nur zu einem relativ geringen Teil für Krankheiten verantwortlich ist. Eine größere Rolle spielt hingegen unsere jeweilige Lebensführung. Wie oder was essen wir, wie oft bewegen wir uns, sind wir viel an der Sonne, wie ist unser Umfeld, unser Seelenheil beschaffen, wie viel Schlaf haben wir, wie viele Genussmittel konsumieren wir und was nehmen wir als Flüssigkeit zu uns? All dies Faktoren spielen eine große Rolle, ob wir gesund bleiben.

Ernährung

Die richtige Ernährung ist zum einen typabhängig, zum anderen gibt es keine wirklichen fundierten, über Jahrzehnte hinweg durchgeführten Studien mit tausenden Probanden. Das, was wir täglich an Ernährungstipps vorgesetzt bekommen, sind reine Empfehlungen oder Statistiken. Sieht man sich auf der Welt um, dann stellt man mit Erschrecken fest, dass Menschen in Wohlstandsländern durch falsche Ernährung immer dicker und kränker werden. Krankheiten wie Diabetes, Fettleibigkeit, Herz-Kreislauf-Erkrankungen, Krebsgeschwüre, Rheuma, Gicht, Alzheimer, Demenz und diverse Knochenerkrankungen kann man mit der richtigen Ernährung und Lebensweise behandeln, bekämpfen oder vermeiden. In meinen zahlreichen Ausbildungen und Kräuterstudien musste ich jedoch feststellen, dass unsere heutige Nahrung ihre Heilkraft durch starke Verarbeitung, aber auch langes Lagern und Transportieren eingebüßt hat. Seit Jahren kämpfe ich daher dafür, dass wir stärker analysieren, was, wie und wie viel wir essen. Dabei lege ich großen Wert darauf, dass den Menschen bewusst wird, dass sie auf gute Qualität, Saisonalität und Regionalität achten sollten. Es kommt nicht auf die Menge an, die wir konsumieren, sondern auf das Was.

In meiner Küche wird nur das, was ich in der freien Natur sammle und im Garten und auf dem Hof produziere, verwendet. Das, was ich zukaufen muss, sollte von einwandfreier Qualität sein. Am liebsten genieße ich Bio-Produkte, denn ihre Anbauweise und die hierfür verwendeten Spritzmittel sind für mich noch ertrag- bzw. vertretbar. Aber im abgelegenen Bergtal ist es manchmal schwierig, das zu bekommen, was ich gerne hätte. So muss ich dann doch mal zu konventionellen Lebensmitteln greifen. Diese sollten allerdings nur mit Vorbehalten genossen werden, da sie häufig stark verändert bzw. mit Haltbarkeitsmitteln und anderen Zusatzstoffen angereichert sind. Einige davon werden von der Wissenschaft verdächtigt, Verursacher diverser Krankheiten zu sein. Fertigprodukte sollten komplett vermieden werden, da sie so weit verarbeitet sind, dass sie uns zwar satt machen, aber keine Nährstoffe außer Fett und Kohlenhydrate – und das meist als versteckter Zucker – liefern. Manchmal werden Vitamine und Mineralstoffe extra beigefügt. Sind diese dann aber auch diejenigen, die unser Körper in dem Moment benötigt?

Viele Getränke, die konsumiert werden, enthalten zu viel Zucker. Dieser belastet unseren Körper, vor allem unsere Bauchspeicheldrüse. Drinks, die als „Zero" beworben werden, enthalten meist Zuckerersatz aus dem Labor und beeinträchtigen die Gesundheit noch mehr. Krankheiten wie Demenz, Alzheimer und Diabetes werden durch den übertriebenen Zuckerkonsum begünstigt. Während des Ausbruchs meiner Krankheit konsumierte ich massenhaft Cola und gab damit den Signalen der Milz nach, die regelrecht nach Süßem lechzt. Erst als ich herausfand, dass der Säuregehalt von Cola in etwa dem von Magensäure entspricht, Kalzium abbaut und Knochen schädigt, beendete ich den Konsum. Ich hatte in dieser Zeit einen enormen Energiebedarf, den ich mit Cola schnell decken konnte, tat aber damit meiner Gesundheit sicher nichts Gutes. Man kann aber auch für gesunde Nahrungsmittel wie jene mit Bitterstoffen eine Sucht entwickeln: Als meine Genesung voranschritt, bemerkte ich, dass auch mein Essverhalten sich änderte und ich immer mehr zu Gemüse, vor allem bitteren Gemüsesorten und Kräutern, griff.

Für meine Kinder ist es manchmal eine Herausforderung, diese zu essen. Ich kann sie durchaus verstehen, denn es liegt nicht im Naturell eines Kindes, etwas Bitteres zu verzehren. In der Evolutionsgeschichte hat unser Körper gelernt, dass bitter meist giftig ist. Erst wenn man etwas älter wird, beginnt man, Bitterstoffe zu mögen. Das ist auch nicht verwunderlich, denn als Säugling bekommt man Muttermilch und diese ist das einzige Nahrungsmittel in der Natur, das 50 % Zucker und 50 % Fett aufweist. Das ist auch der Grund, warum unser Belohnungssystem im Gehirn nach industrieller, künstlich hergestellter Nahrung verlangt. Bitterstoffe sind auch in diesem Fall unsere Rettung, denn sie hemmen oder unterdrücken bei regelmäßigem Verzehr unsere Lust auf Zucker.

„Alles, was süß ist, wird irgendwann bitter,
und alles, was bitter ist, wird irgendwann süß."

Diesen Satz benutze ich gerne, wenn ich Leute bittere Pflanzen probieren lasse. Dabei erkläre ich ihnen, dass unsere Zunge fünf Geschmacksrichtungen schmecken kann: süß, sauer, salzig, bitter und umami. Einige verziehen bei bitteren Kräutern sofort ihr Gesicht, andere spucken sie sogar aus. Wenn ich dann aber fortfahre und ihnen erkläre, dass unsere Zunge bis zu 45 verschiedene Bitterstoffe unterscheiden kann, sowie deren Vorteile erläutere, dann blicke ich in staunende Gesichter. So mancher schiebt sich nun doch noch ein Blatt oder sogar ein zweites in den Mund. Wir brauchen nur maximal 10 Tage, um uns an die Bitterkeit zu gewöhnen, und schon ist das, was uns zuvor bitter erschien, plötzlich ein Genuss. Der gesundheitsfördernde Effekt von Bitterstoffen spiegelt sich in den Gesundheitselixieren und -anwendungen wider, die es auf der ganzen Welt gibt und die den Darm bei seiner Arbeit unterstützen.

Darmgesundheit

Der Darm ist ein hochkompliziertes Organ, das unglaublich viel zu leisten vermag. Er nimmt die für den Körper notwendigen Nährstoffe aus der Nahrung auf und scheidet schädliche aus. Er besitzt an seinen Darmwänden Zellen, mit denen er unsere Abwehr auf Trab hält und alles verarbeitet, was wir aufnehmen, selbst Emotionen. Er verdaut also auf allen Ebenen, was von außen in unser System gelangt. Daher sollten wir auf eine ausgewogene Ernährung und einen sorgsamen Umgang mit unserem Darm achten und ihn bestmöglich mit gesunden Lebensmitteln unterstützen. 100 Billionen Mikroorganismen – unser Mikrobiom – sind für das Funktionieren verantwortlich. Geraten diese durch falsche Ernährung ins Ungleichgewicht, dann strauchelt nicht nur unser Immunsystem, auch unser Seelenleben wird beeinflusst. Deshalb ist es wichtig, dass wir dieses System und die darin lebenden Bakterien mit bitteren Lebensmitteln „füttern". Dafür brauchen wir jedoch nicht unbedingt teure Nahrungsergänzungsmittel, da uns die Natur alle nötigen Stoffe bietet. Man muss sie nur sinnvoll einsetzen und nutzen.

Unser Mikrobiom

„Hör auf deinen Bauch!"

Dieses Thema ist so umfangreich, dass man damit ein ganzes Buch füllen könnte, deshalb schneide ich es nur kurz an. Mikroben sind mikroskopisch kleine Lebewesen wie Pilze, Bakterien und Viren. In den letzten 100 Jahren wurde uns eingetrichtert, dass diese Lebewesen uns krank machen. Das Gegenteil ist der Fall - erst durch ihre Anwesenheit konnten wir Menschen entstehen und zu dem werden, was wir heute sind. Mikroben sind überall zu finden, in der Luft, im Wasser und im Boden. Diese für uns wichtigen Mikroorganismen leben aber nicht nur um uns, sondern auch in unserem Darm und haben in unserem Körper ein Gesamtgewicht von 2 kg. Der Darm sollte bis zu 90 % von guten Milchsäure- und Bifidobakterien besiedelt sein. Diese halten schädliche Mikroben in Schach und verleihen unserem Körper seine Stabilität, was die Verdauung anbelangt. Evolutionär gesehen handelt es sich bei diesen Nervenzellen um das erste Gehirn, das dem eigentlichen „Kopf-Gehirn" vorausging.
Lange Zeit war man sich der Bedeutung des Darms jedoch nicht bewusst. Wissenschaftler haben das sogenannte Mikrobiom erst durch die Genforschung entdeckt. Heute weiß man, dass der Darm gemeinsam mit unzähligen Mikroorganismen ein sogenanntes Superorgan bildet. Durch Botenstoffe steuert und beeinflusst dieses unser Gehirn.

„Du bist, was du isst."

Diesen Spruch kann man wörtlich nehmen, denn unsere Nahrung beeinflusst nicht nur unseren Körper, sondern auch unser Hirn und das Mikrobiom. Somit wirkt sie auf die Gesundheit, die Stimmung und die Gedächtnisleistung. Eine natürliche Ernährung in fast ausschließlich pflanzlicher (ballaststoffreicher) Form begünstigt das Darmleben. Die bitteren Lebensmittel sind hier für die Darmsanierung wichtig. Bitterstoffe kurbeln den Stoffwechsel an, dadurch wird der Austausch der Mikroben untereinander im Darm begünstigt. Fermentierte Lebensmittel sind doppelt dienlich, wenn sie noch mit Wildkräutern und leicht bitterem Gemüse zubereitet werden. Durch solche Produkte wird der Darm unterstützt und wir essen gesunde Milchsäurebakterien mit. Wir sollten lernen, auf unseren Bauch zu hören, denn er ist unser bester Schutz vor Krankheiten und der Garant für ein gesundes Leben. Aber auch das Trinken sollte nicht vergessen werden …

Wasser

Wasser besteht aus zwei Wasserstoffatomen und einem Sauerstoffatom, deshalb die chemische Bezeichnung H_2O. Was läge näher, als jenes Element, aus dem alles Leben entstanden ist, zu nutzen? Dass wir einst aus dem Meer entstiegen, zeigen uns unser Blut und das Fruchtwasser einer werdenden Mutter, denn beides beinhaltet dieselbe Menge Salz und die darin vorkommenden 85 chemischen Elemente (Mikronährstoffe) wie Meerwasser. So bestehen wir bei der Geburt aus ca. 90 % Wasser, im Alter von 30 bis 50 Jahren aus ca. 80–70 % und im hohen Alter nur mehr aus ca. 60–50 % Wasser. Wir brauchen Wasser für 99 % aller chemischen Reaktionen in unserem Körper. Zudem ist es der größte Informationsträger der Welt. Dabei ist Wasser nicht gleich Wasser: Wissenschaftler haben festgestellt, dass unterschiedliche Wasser eine unterschiedliche Oberflächenspannung aufweisen und dementsprechend von unseren Zellen auch unterschiedlich aufgenommen werden. Die Wasser von den Wallfahrtsorten Lourdes und Medjugorje sowie jenes aus dem Hunzatal im Himalaya-Gebiet werden als heilkräftig verehrt. Und das mit Berechtigung, denn alle drei sind besondere Wasser, weisen sie doch die gleichen Nährsalze und vor allem die gleiche Oberflächenspannung wie unsere Körperzellen auf.
Neuere wissenschaftliche Erkenntnisse zeigen: Der Mensch altert nicht, sondern verdurstet. Das zu lange Lagern von Wasser in Tanks, aber auch das Fließen in den Leitungen verändert die Spannung der Moleküle im Wasser. Zudem werden Stoffe aus den Leitungen gelöst und im Wasser gespeichert. Mancherorts ist deshalb Leitungswasser nicht mehr trinkbar und bedarf spezieller Filteranlagen zur Reinigung. Dies alles wirkt sich negativ auf unseren Körper aus. Heute können wir neue wissenschaftliche Erkenntnisse mit alten Heilmethoden kombinieren. Warum sollten wir nicht beides nutzen, um unseren Organismus zu heilen? Unsere Vorfahren verfügten nicht über die Untersuchungsmöglichkeiten und Technologien, welche uns heute zur Verfügung stehen. Doch wussten schon sie um die Kraft des Lebenselixiers und verabreichten dieses in Form von Heilgetränken, Kräuteraufgüssen und Tees. Aber auch Wickel, Bäder, Güsse und Waschungen wurden eingesetzt. So dient Wasser nicht allein unserem Überleben, sondern auch unserer Heilung. Ein sorgsamer Umgang mit diesem Element ist mir daher besonders wichtig.

Pflanzen

Die Zauberformeln der Natur

Pflanzen besitzen nicht nur eine Zauberformel, im Gegenteil: Sie stecken voller zauberhafter Effekte. Zum einen produzieren sie bei der Photosynthese Sauerstoff, von dem jeder Mensch täglich ca. 1 kg verbraucht, zum anderen säubern sie unsere Luft und sind unsere wichtigste Nahrungs- und Gesundheitsquelle. Ohne diese wunderbaren Erdengeschöpfe würden wir nicht überleben. Manchmal muss ich lachen, wenn ein Workshop-Teilnehmer sagt: „Ich esse eh kein Grünzeug." Wenn ich dann frage, wovon er sich denn so ernährt, kommt oft die Antwort: „Fleisch." Meistens ist der Teilnehmer verdutzt, wenn er mich dann grinsen sieht und ich ihm antworte: „Und was frisst ein Tier? Natürlich Grünzeug!" Unsere Pflanzen sind wahre Wunderwerke der Natur. Bei der Photosynthese werden neben Sauerstoff auch Kohlenhydrate produziert, die die Pflanze einlagert und die wir dann durch den Verzehr von Karotten, Kartoffeln, Äpfeln usw. aufnehmen. Pflanzen bergen auch Fett, Proteine und bis zu 1.000 weitere Inhaltsstoffe, die bis heute nicht einmal alle erforscht sind. Eigentlich steckt in ihnen alles, was Menschen und Tiere zum Überleben brauchen. Das komplexe Zusammenspiel der verschiedenen Stoffe bewirkt, dass wir gesund und fit bleiben, wenn wir sie richtig einsetzen und achtsam mit ihnen umgehen. Die Erscheinung und Inhaltsstoffe der Pflanzen hängen dabei stark von ihrer Umgebung ab: Wie ist die Bodenbeschaffenheit, wie das Klima, welche Fressfeinde vor Ort könnten der Pflanze gefährlich werden?

Die von der Pflanze produzierten Stoffe sind eigentlich nicht für uns gedacht, sondern vielmehr zum Schutz der Pflanze selbst. Wir haben aber gelernt, mit ihnen umzugehen und sie für uns sinnvoll einzusetzen. Unter diesen Stoffen spielten und spielen die Bitterstoffe eine der größten Rollen für unser Menschwerden und Leben. Manche Pflanzen sind extrem bitter (Enzian), andere wiederum nur leicht (Kohl). Manche sind scharf (Chili), andere wiederum sehr aromatisch und bitter (Schafgarbe). Ich greife gerne zu diesen bitteren Wild- und Gartenkräutern, denn sie tragen wahre Vitalität in sich.

Warum Kräuter und Wildpflanzen?

Wildpflanzen und Kräuter spielten bereits in der Frühgeschichte der Menschheit eine große Rolle. Als schmackhafte und schnell auffindbare Mahlzeit wurden sie zu grundlegend für die Ernährung und für die Gesundheit; so erkannte man bereits damals deren positive Auswirkung auf die Reinigung des Darms. Da unsere Vorfahren nicht über unser heutiges Wissen verfügten, mussten sie alles testen und probieren. Dies taten sie vermutlich mit Nase und Zunge, da sie die einzigen Sinnesorgane sind, die über eine direkte Verbindung mit dem Gehirn verfügen. Bei den Primaten, unseren nächsten genetischen Verwandten, beobachtete man, dass sie bei Übelkeit zu bitteren Kräutern, Wurzeln oder Rinden greifen, um diese zu lindern. Selbst dann, wenn sie es in ihrem natürlichen Umfeld nicht erlernt haben, tun sie intuitiv das Richtige. Dies nennt man in der Fachsprache „Zoopharmakognosie". Diese Intuition hat der Mensch verlernt – oder zumindest hört er nicht mehr auf seinen Bauch, wenn dieser ihm zu verstehen geben will, was er gerade braucht oder nicht verträgt. Als wir noch Jäger und Sammler waren, gehörten Wurzeln, Pilze, Beeren und Kräuter zu unseren Grundnahrungsmitteln und standen uns mit etwas Glück täglich zur Verfügung. In von Neandertalern bewohnten französischen Höhlen fand man um die 400 bis 500 verschieden Kräuter- und Pflanzenfasern.
Mit der Zeit nahm unser Konsum von Pflanzen ab. Aß man vor der Industriellen Revolution noch 500 verschiedene Arten, waren es vor knapp 100 Jahren noch 200 und vor 50 Jahren noch in etwa 100. Heute essen wir meist wenig mehr als 20 verschiedene Pflanzen, die selten bitter sind. Deshalb sollte man sich unbedingt mit Wildpflanzen und Kräutern beschäftigen, denn viele von ihnen besitzen die so wichtigen Bitterstoffe. Diese peppen nicht nur unsere tägliche Nahrung auf, sondern bringen auch bis zum Hundertfachen mehr an Inhaltsstoffen auf unseren Teller. Neben den vermeintlichen Unkräutern sind hier

auch manche Gartenkräutlein und Gemüse- bzw. Obstsorten zu nennen, deshalb werden auch sie in diesem Buch zur Sprache kommen. Der berühmte Arzt Paracelsus sagte einst: „Der Größte ist der, der die Natur und ihre Wunder weiß, lernt und erfährt. Der nichts kann, noch erfährt, noch weiß, ist tot." Im Klartext wollte er uns sagen: Beschäftigt euch mit dem, was uns die Natur an Lebens- und Heilpflanzen bietet, denn sie sind für uns existenziell. Nicht umsonst sagt man:

„Du hast es bitter nötig."

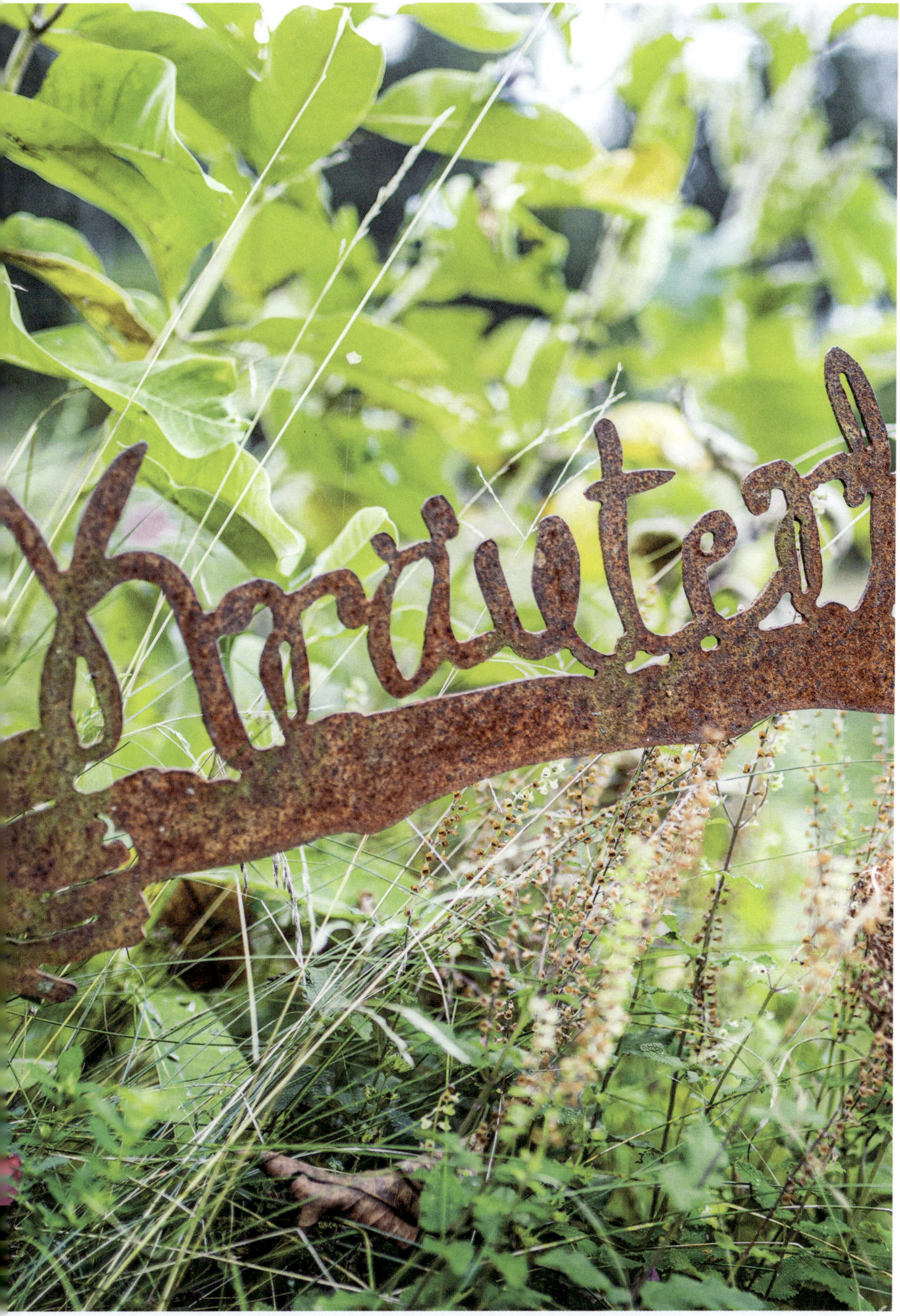

Inhaltsstoffe

Bitterstoffe

Unter Bitterstoffen versteht man chemische Verbindungen mit einem bitteren Geschmack. Sie regen die Verdauung an und wirken stimulierend auf Magen, Darm, Leber, Galle, Bauchspeicheldrüse sowie Milz. Beim Verzehr dieser Stoffe tritt eine schnellere Sättigung ein. Nebenbei regen Bitterstoffe die Basenbildung an, wodurch einer Übersäuerung entgegengewirkt wird. Der Genuss eines bitteren Tees kann somit den Körperkreislauf nicht nur unterstützen und stimulieren, sondern auch regeln. Aus diesem Grund muss uns bewusst werden, dass wir mit Bitterstoffen unsere Organe sowohl unterstützen als auch beschützen. Bitterstoffe wirken sich auch positiv auf unsere Magenschleimhaut aus, wodurch die Bildung des Intrinsischen Faktors (einer Eiweiß-Zucker-Verbindung) deutlich verbessert wird. Dies hat zur Folge, dass Vitamin B12 und A, D, E und K besser vom Darm aufgenommen werden. Ein Mangel an Bitterstoffen vermindert folglich die Verwertung der Nahrungsmittel, was viele Erkrankungen zur Folge haben kann. Durch Bitterstoffe, die zur Sanierung des Darms eingenommen oder verzehrt werden, können selbst bestimmte Hautkrankheiten wie Akne verschwinden oder eingedämmt werden. Aber auch der Herzkreislauf wird unterstützt und so manche damit zusammenhängenden Beschwerden erfahren eine Linderung. Zudem werden der Fettstoffwechsel und seine Störungen beeinflusst. Sogar depressive Verstimmungen können mit diesen Wunderstoffen behoben und gelindert werden: „Bitter macht nun mal lustig."

Wir können bis zu 45 verschiedene Bitterstoffe auf unserer Zunge unterscheiden, geübte Menschen sogar noch mehr. Bitterstoffe regen die Magensaftproduktion an und machen so manche Speise verdaulicher. Unsere Bauchspeicheldrüse produziert weniger Insulin, wenn wir bitter essen. Damit lässt sich mit Bitterstoffen Diabetes vorbeugen, da sie zusätzlich die Lust auf Süßes hemmen. Sie unterstützen unsere Leber, Milz und Galle bei ihrer Arbeit und helfen auch beim Entschlacken (Detox). Mit bitteren Tees unterstützt man vor allem die Leber bei ihrer täglichen Entgiftungskur. Viele Ärzte zweifeln dies an, aber die Erfahrungsmedizin sagt etwas anderes. Somit sind Bitterstoffe für unser Bauchleben unumgänglich, vor allem, wenn wir gesund bleiben wollen. Der Verzehr bitterer Nahrungsmittel ist reine Gewohnheitssache, die sich innerhalb von ein paar Tagen „antrainieren" lässt. Dasselbe gilt für scharfe Lebensmittel wie Chili oder Ingwer.

Im Urlaub ist mir aufgefallen, dass Südländer viel bitterer essen als die Bevölkerung in nördlicheren Gefilden. Vielleicht liegt das auch daran, dass vor allem in nördlichen Ländern mittlerweile die Bitterstoffe aus Geschmacksgründen aus den Pflanzen herausgezüchtet werden. Wenn ich im südlichen Italien unterwegs bin und Zichorienblätter als Gemüse bestelle, fragen mich die Kellner meist zur Sicherheit, ob mir bewusst ist, dass diese bitter sind. Nach dem Essen wird noch ein Espresso genossen – dieser ist unserer Verdauung dienlicher als der bei uns getrunkene Enzianschnaps. Diesen sollten wir doch lieber vor dem Essen als Aperitif genießen, dann regt er die Magensäfte an, nach dem Essen blockiert er sie hingegen. Bitterstoffe können auch launenhaft sein: 20 Minuten vor dem Essen genossen, hemmen sie die Essenslust, während sie 5 Minuten vor dem Essen hingegen appetitanregend wirken. Aber auch zu viele Bitterstoffe können problematisch werden und sogar leichte bis starke Kopfschmerzen auslösen. Daher rate ich immer, alles in Maßen zu genießen. Wir finden in vielen Wildpflanzen, Kräutern, Gemüsesorten, Bäumen und einigen Genussmitteln solche Bitterstoffe. Ich habe mich entschlossen, in diesem Buch auch Kräuter vorzustellen, die nicht so bekannt sind, und mein Wissen darüber mit euch zu teilen. Einige davon haben ihren festen Platz in meiner Hausapotheke.

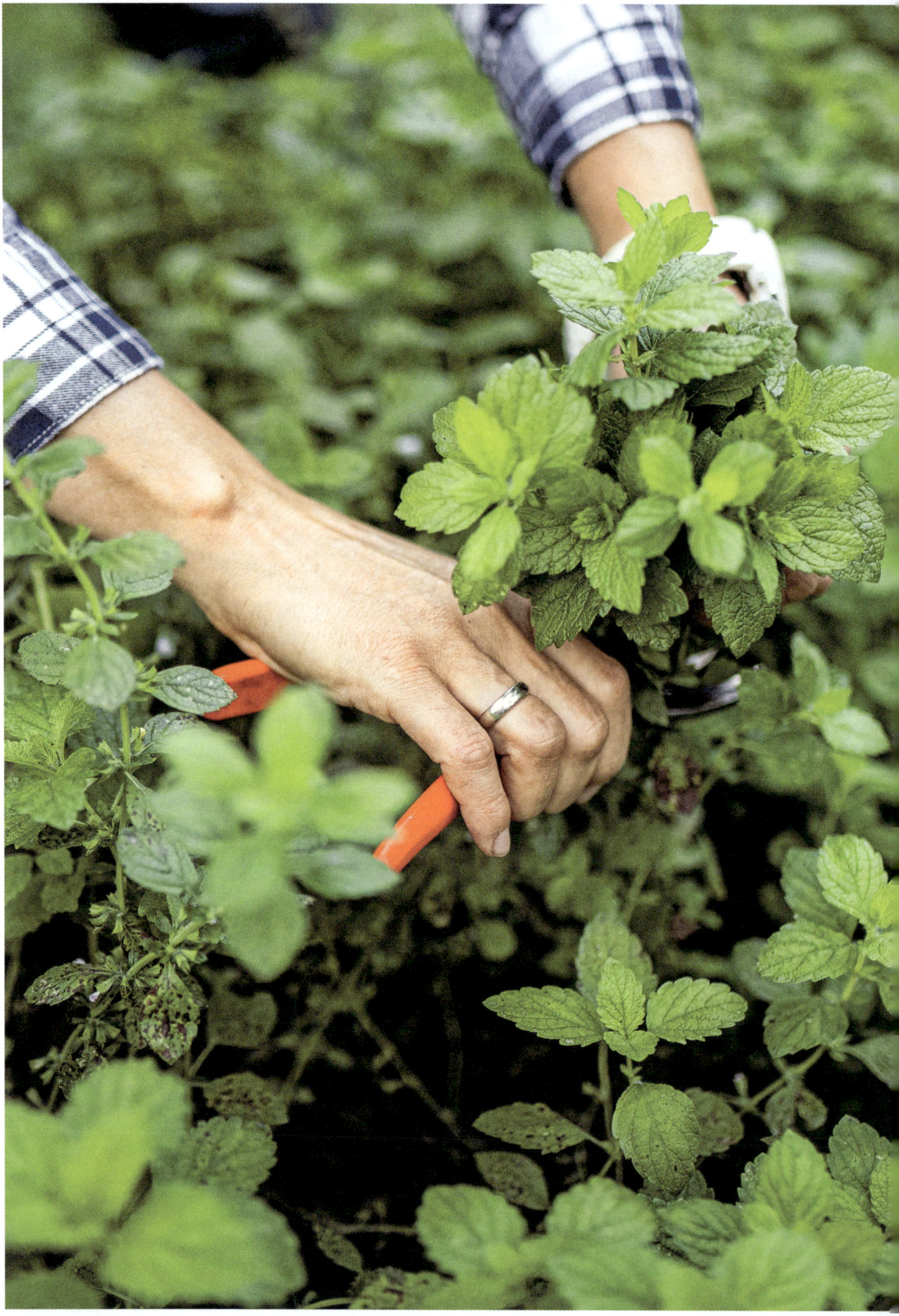

Wir unterscheiden zwischen unterschiedlichen Bitterstoffgruppen:

Amara pura, tonica oder **amaro** sind reine Bitterstoffe. Wir finden sie im Tausendgüldenkraut, im Enzian, in der Mariendistel, im Hopfen, im Löwenzahn und in der Benediktendistel. Auf unserer Zunge entfalten sie einen sehr bitteren Geschmack. Diese Pflanzen setze ich gerne für die Leber ein – ob als Tee, Wickel oder Speise, spielt dabei keine Rolle. Sie regen die Magensäfte an und haben eine tonisierende und kräftigende Allgemeinwirkung auf den Körper und vor allem auf den Verdauungsapparat. Man verwendet diese Stoffe bei Appetitlosigkeit und Schwächezuständen, dabei spielen sie eine große Rolle in der Behandlung blutarmer und nervös erschöpfter Menschen.

Amara aromatica sind Bitterstoffe mit einer ätherischen Ölverbindung; sie kommen etwa in der Schafgarbe, im Basilikum, in der Engelwurz, im Liebstöckel, Wermut, Rosmarin und Bohnenkraut vor. Diese Bitterstoffe sind sehr aromatisch und auf unserer Zunge schon fast angenehm. Ihre leichte Bitterkeit, gepaart mit einem verlockenden Aroma, lässt uns fast vergessen, dass wir es mit Bitterstoffen zu tun haben. Diese Pflanzen setze ich gerne in der Küche und vor allem für die Verdauung ein. Sie haben einen positiven Effekt auf Galle, Leber und Darm, wo sie gegen Gärungserscheinungen und nebenbei auch harntreibend wirken. Zudem haben sie durch das ätherische Öl antiseptische, einige der Kräuter sogar antibakterielle und antiparasitäre Wirkung.

Amara acria sind mit Scharfstoffen kombinierte Bitterstoffe. Man findet sie vor allem in exotischen Pflanzen wie im Pfeffer, Chili, Galgant und Ingwer, um nur einige zu nennen. Durch die Schärfe auf der Zunge gaukeln sie dem Gehirn vor, dass sich der Mund verbrannt hat. In den meisten Fällen kann ein Glas Milch, „Xocolatl" oder etwas Brot Abhilfe verschaffen. Diese Bitterstoffe regen die Kreislauffunktion an. Man hat jedoch festgestellt, dass sie die Verdauung stärker belasten können, als bislang angenommen wurde.

Amara adstringentia sind zusammenziehende Bitterstoffe, die in der Eichen- und Faulbaumrinde zu finden sind. Wenn wir sie in den Mund nehmen, kommt neben dem bitteren Geschmack auch ein pelziges Gefühl auf; das ist darauf zurückzuführen, dass sich unsere Mundschleimhaut zusammenzieht. Diese Art von Bitterstoffen verwende ich gerne äußerlich als Wickel, Bad oder Waschung.

Amara mucilaginosa finden wir im Isländisch Moos; diese Gruppe gehört zu den schleimlösenden Bitterstoffen. Kaut man ein Stück Moos, dann schmeckt man nicht nur die Bitterkeit, auch der Speichel wird schleimig. Solche Bitterkräuter werden bei Husten und Atemwegserkrankungen eingesetzt.

Auch **Isoprenoide, Alkaloide** und **Glykoside** können Bitterstoffe beinhalten. Deshalb galt lange Zeit: Alles, was bitter schmeckt, ist giftig. Dies trifft teils bei Glykosiden und vor allem bei Alkaloiden zu, aber auch hier gibt es Ausnahmen.

Senfölglykoside: Sie gehören zu jenen Glykosiden, die man Thioglykoside nennt. Sie werden durch spezifische Pflanzenenzyme gespalten. Senfölglykoside oder Glucosinolate sind über ein Schwefelatom verbrückt. Zusätzlich enthalten sie auch Stickstoff und verleihen somit vielen Kreuzblütlern (z. B. Kaperngewächsen) einen bitteren und scharfen Geschmack. Sie sind verdauungsfördernd und mehr oder weniger antibiotisch. Typische Pflanzen sind alle Senfgewächse, Kohlarten, Rettiche, Kressen und Kapern. Die meisten dieser Pflanzen werden in der Küche verwendet.

Glykoside: Sie sind eine ganze Gruppe von hochwirksamen Stoffen, denen bestimmte Zuckerverbindungen gemeinsam sind. Es gibt hochwirksame (giftige) Glykoside, die auf das Herz wirken (Fingerhut), sowie weniger starke Glykoside, zu denen die Saponine, Flavone und Cumarine zählen. Amygdalin (eine Vorstufe von Blausäure) und Salicin (eine mit dem Wirkstoff von Aspirin, der Acetylsalicylsäure, verwandte Substanz) gehören ebenso zu dieser Inhaltsstoffgruppe. Glykoside kommen praktisch in allen Pflanzen vor. Vorwiegend sind sie in Wurzeln, Rinden und Früchten vorhanden, aber sie kommen auch in Blättern vor. Sie können manchmal gleich giftig sein wie Alkaloide und sind deshalb nicht zu unterschätzen. Typische Kräuter sind Fingerhut, Maiglöckchen, Oleander, Weide und Faulbaum. Werden sie erhitzt, verschwindet ihre Giftigkeit zumeist (Bohnen).

Alkaloide: Sie sind nahezu die wirksamsten Stoffe im Pflanzenreich. Es handelt sich hierbei um spezifische Abbauprodukte der jeweiligen Pflanze. Sie können stark heilsam bis tödlich giftig sein. Bislang sind mehrere tausend verschiedene Alkaloide bekannt. Das Wort „Alkaloid“ stammt von dem arabischen *al qualja* (Pflanzenasche) und dem griechischen *oides* (ähnlich). Es gibt giftige Alkaloide, Genussmittel-Alkaloide, medizinische Alkaloide und psychoaktive Alkaloide. Für uns sind in diesem Fall nur die als Genussmittel verwendeten wichtig.

Genussmittel-Alkaloide: Dazu zählen Koffein (Kaffee), Tein (Schwarztee, Grüntee), Kakao (Theobromin) und Nikotin (Tabak). Kaffee, Kakao und Tee werden in ihren Herkunftsländern nicht nur als Genussmittel gesehen, sondern auch medizinisch eingesetzt.

Genauere Beschreibungen weiterer pflanzlicher Inhaltsstoffe (Gerbstoffe, Schleimstoffe, ätherische Öle etc.) findet ihr in meinem Buch „Das Kräuterwissen meiner Großmutter“.

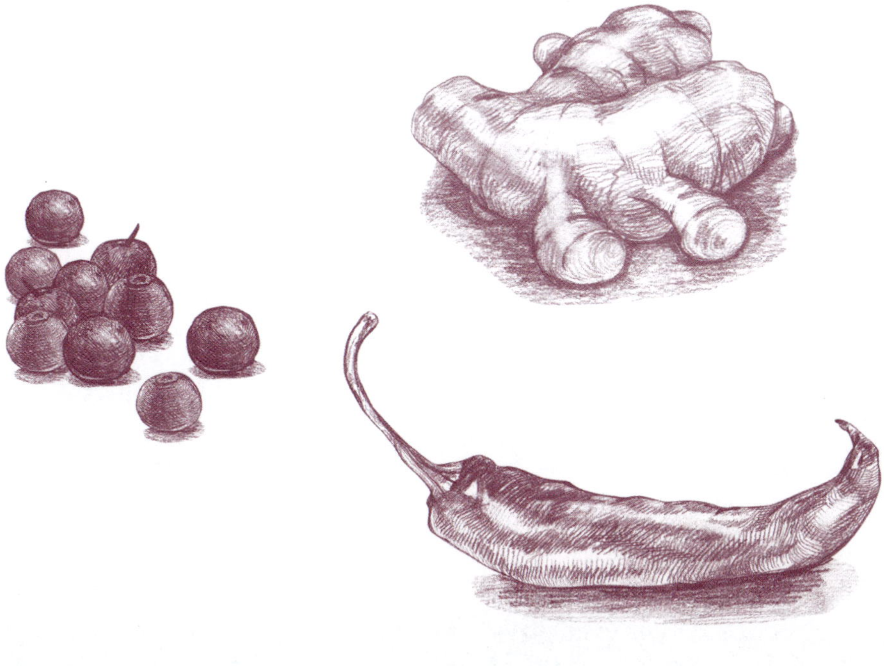

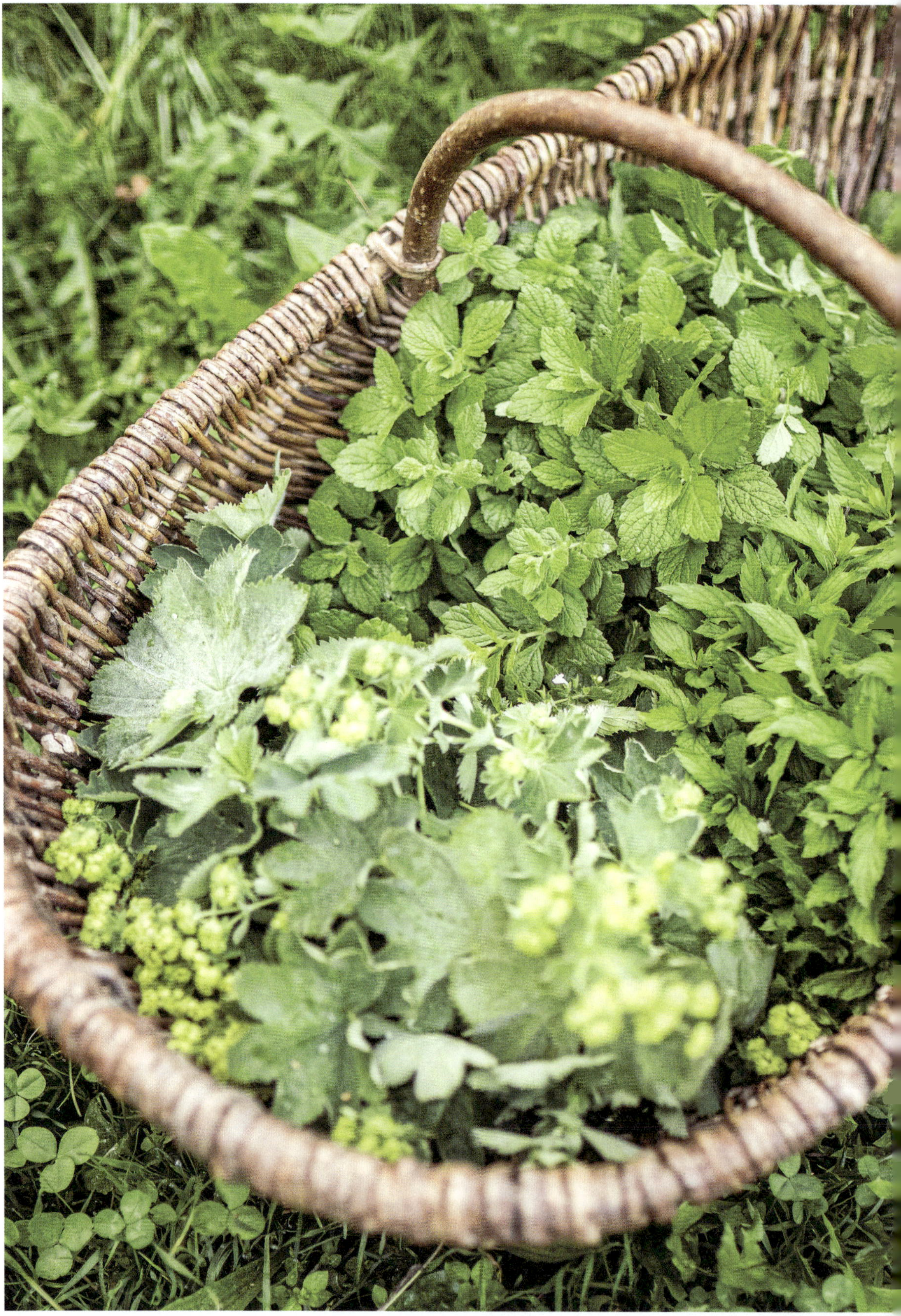

Verarbeitung

Heiltee

Die Anfänge des Heiltees sind schriftlich nicht belegt. Vermutlich waren es die Heilkundigen - Kräuterfrauen, Schamanen oder Druiden, wie auch immer sie heißen mögen -, die in ihren Zeremonien den Duft der Kräuter in heiße Getränke transferierten. Ob sie sich nun dessen bewusst waren, was sie geschaffen hatten, oder nicht, weiß man nicht. Erst der griechische Gelehrte und Arzt Dioskurides listet im 1. Jahrhundert n. Chr. in seinem Werk „De materia medica" erstmals 800 Heilpflanzen auf, aus denen sich Tee zubereiten lässt. Bis in unsere Zeit hat sich nichts daran geändert, sodass dieses Werk heute noch Gültigkeit besitzt. Die Zubereitung eines Heiltees ist dieselbe Kunst wie eine traditionelle Teezeremonie in Japan. Für den Genuss von Tee - und dabei handelt es sich nicht ausschließlich um Schwarztee, sondern auch um heiße Pflanzenaufgüsse - werden jährlich ca. 2,5 Millionen Tonnen Pflanzengut aufgewendet. Tee ist das zweithäufigste Getränk weltweit nach Wasser. Aber wie bereite ich eine solche Anwendung richtig zu? Das Allerwichtigste ist das Sammeln oder Kaufen von guten, naturbelassenen Heilkräutern, denn nur mit ihnen kann man auch einen guten Heiltee zubereiten. Falls man selbst sammelt, sollten die Kräuter schonend getrocknet und auch in diesem Zustand verwendet werden, denn frische Ware ist sehr schwer zu dosieren und es bedarf der Übung. Deshalb rate ich, zu getrockneten Kräutern zu greifen, das ist einfacher. Wichtig ist, über die Zubereitungsart und die Anwendungsmöglichkeit des jeweiligen Tees

Bescheid zu wissen. Nicht immer muss er getrunken werden, auch äußerliche Anwendungen können einen Heilungsprozess in Gang setzen.

Tee richtig aufgießen

Ich persönlich verwende nicht die herkömmliche Dosierung von 1 TL auf 1 Tasse Tee, sondern nach altbewährter familiärer Manier eine Dreifingerdosis pro Tasse und eine Fünffingerdosis pro Liter. Zudem übergieße ich die Kräuter nicht mit kochendem Wasser. Die genaue Zubereitung variiert je nach Pflanze und Anwendung.

Kräutertee mit krautigen Pflanzenteilen

Bei einem Tee mit Kräutern lasse ich das Wasser nur 70 °C heiß werden, dann überbrühe ich die Kräuter in der Tasse. Mir ist es wichtig, dass diese frei schwimmen, da sie so besser ihre Inhaltsstoffe an das Wasser abgeben können, danach filtere ich sie mit einem Sieb ab. Die Ziehzeit variiert nach den Inhaltsstoffen: Zumeist lasse ich den Tee 5 Minuten ziehen, wenn sich enthaltene Bitter- und Gerbstoffe lösen sollen, 10 Minuten. Bei Pflanzen, die ätherische Öle enthalten, lässt man den Tee abgedeckt ziehen. Diese Zubereitungsart nennt man Aufguss.

Abkochung des Tees

Eine Abkochung eignet sich für harte Pflanzenteile wie Wurzeln, Rinden und harte Fruchtschalen. In diesem Fall müssen die Pflanzenteile 20 Minuten leicht gekocht werden. Diese Zubereitung bezeichnet man auch als Dekokt.

Tee aus Schleimstoffdrogen

Bei diesen Pflanzen mit einem hohen Anteil an Schleimstoffen ist es wichtig, einen Kaltauszug zu machen und diesen auch nur lauwarm als Tee zu genießen. In einer Tasse Wasser auf Raumtemperatur lässt man die Kräuter 4–6 Stunden ziehen, ich bevorzuge eine ganze Nacht. Dann wärmt man den Auszug höchstens mundwarm an und trinkt ihn. Sollte die Wassertemperatur 40 °C überschreiten, verflüchtigen sich die Schleimstoffe. Zu den an Schleimstoffen reichen Pflanzen gehören die Primeln, der Wegerich, die Königskerze, die Malven und die Mistel. Den Kaltauszug nennt man auch Mazerat.
Bei manchen Erkältungsteemischungen kann es vorkommen, dass ich eine Tasse heiß überbrühe und eine Tasse als Kaltauszug durchziehen lasse, wenn diese aus Schleimstoffdrogen und Kräutern mit ätherischen Ölen zusammengesetzt sind und so verschiedene Zubereitungen ermöglichen.

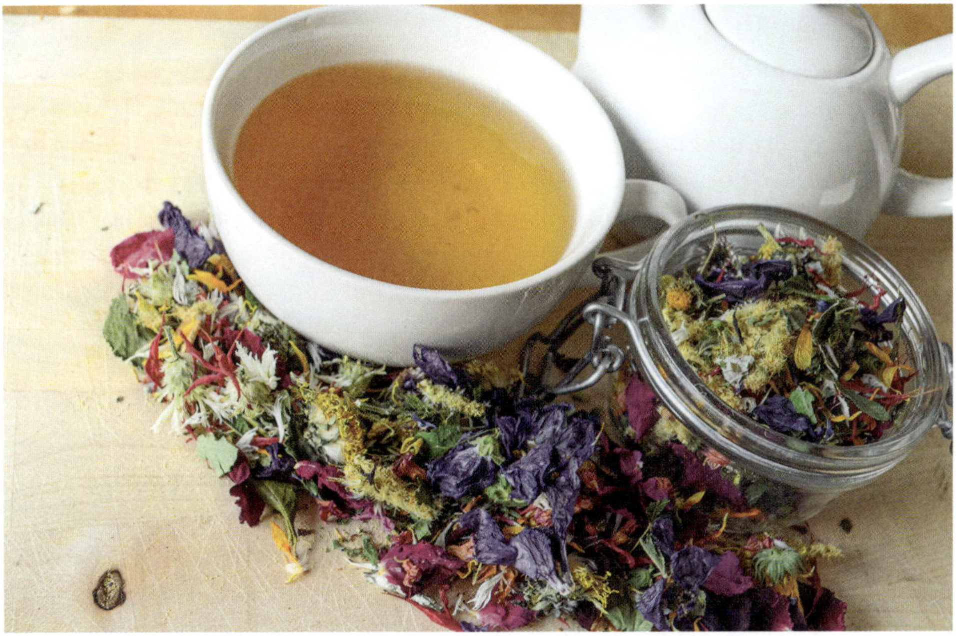

Kräutertee mit krautigen Pflanzenteilen

Umschläge und Wickel

Alle Tees können auch als Umschläge verwendet werden, dazu braucht man Leinentücher in unterschiedlichen Größen. Je nachdem, welche Stelle behandelt werden soll, werden schmale oder breitere Bahnen verwendet. Nachdem der Tee erkaltet ist, weicht man das Tuch darin ein und wringt es aus. Dann umwickelt man die betroffene Stelle mit dem Tuch und legt ein weiteres, trockenes Tuch darüber. Um sich nicht zu erkälten, sollte man sich gut mit einer Decke zudecken. Bei einem Fieberwickel gilt die Regel, diesen so lange auf dem Körper zu lassen, bis das Fieber sinkt. Dabei ist zu beachten, dass der Kranke vor der Anwendung nicht friert, andernfalls sollte man keinen Wickel auflegen. Für Kinder gilt eine andere Anwendung: Hier verwendet man statt des Tees eine lauwarme Mischung aus Wasser und 1–2 EL Apfelessig und appliziert den Wickel eine gute halbe Stunde. Bei Wunden kann man mehrmals am Tag einen Umschlag auflegen.

Leberwickel

Bei einem Leberwickel reicht eine Anwendung am Tag. Für diesen Wickel nimmt man den erkalteten bitteren Tee der Schafgarbe und weicht das Leinentuch darin ein, drückt es aus und wickelt es von der Brust bis zur Hüfte um den Bauch. Darüber gibt man noch ein Handtuch. Anschließend legt man sich hin und deckt sich mit einer dicken Decke zu. Ich schlafe damit meist ein. Dieser Wickel dient der Leber als effektive Unterstützung bei ihrer Arbeit.

Schafgarben-Lebertee

1 Handvoll Schafgarbenkraut / 1 l Wasser

→ Das Schafgarbenkraut mit dem Wasser überbrühen, 10 Minuten abgedeckt ziehen lassen, abfiltern und abkühlen lassen. Sobald der Tee handwarm ist, mit der oben genannten Anwendung beginnen. Da die Leber keine Schmerzrezeptoren besitzt und eine Überbelastung nur durch Milzstechen bemerkbar wird, rate ich dazu, eine solche Anwendung mindestens 1-mal monatlich durchzuführen.

Weitere Leberkräuter, die sich bestens für Wickel eignen, sind Rosmarin, Salbei, Löwenzahn, Wacholder, Mariendistel, Benediktendistel, Karde, Klette und Eselsdistel. Man kann auch gleich mehrere Kräuter zusammenmischen und einen Sud anrichten.

Bäder und Waschungen

Hier wird zwischen Teil- und Vollbädern unterschieden. Für die Zubereitung gibt man 1 Handvoll Kräuter in 1 l Wasser und köchelt sie für 15 Minuten auf. Alternativ lässt man sie gut 20 Minuten ziehen, ehe man den Tee abfiltert und ins Badewasser schüttet oder eine Waschung damit vornimmt. Vielleicht ist dem einen oder anderen bekannt, dass unsere Haut spezielle Rezeptoren besitzt, über die sie Bitterstoffe aufnehmen kann. Deshalb kann man mit bitteren Kräuterauszügen und Tees die inneren Organe auch über äußerliche Anwendungen unterstützen.

Fermentation

Fermentation bezeichnet die Umwandlung/Vergärung organischer Produkte durch Milchsäurebakterien oder Hefepilze. Es gibt unterschiedliche Fermentationsprozesse und -arten. Wie und wann man begonnen hat, fermentierte Produkte auch in der Heilkunde zu verwenden, ist nicht ganz klar. Man vermutet aber, dass viele Urvölker bereits davon Gebrauch machten. Bei zahlreichen indigenen Völkern werden fermentierte Produkte heute noch in rituellen Zeremonien, aber auch gegen Krankheiten eingesetzt. Da bei der Vergärung nicht alle Kräuter verwendet werden konnten, setzte man diese in bereits fertigen Fermenten an. Einige dieser Fermente sind Kombucha, der aus Tee hergestellt wird, Bier, Ayran oder Milchkefir, Wasserkefir, Wein, Essig, Honig und Oxymel. In der Volksheilkunde gibt es eine große Anzahl an Ansatz- und Auszugmöglichkeiten. Auch Schnaps entsteht durch das Kochen der fermentierten Maische. Ich verwende solche fermentierten Ansätze sehr häufig, da sie zum einen wichtige Mikroorganismen, zum anderen Enzyme, Mineralstoffe und Vitamine enthalten, welche von der Vergärung her stammen.

Kombucha

Dieses fermentierte Getränk wird seit etwa 2.000 Jahren in Japan als Gesundheitsmittel konsumiert. Generell wird es aus Schwarztee zubereitet, den aber nicht jeder gleich gut verträgt. Ich habe seit geraumer Zeit begonnen, den Ansatz mit einheimischen Kräutern zuzubereiten, und benutze hierfür ein schwarzteeähnliches Gewächs wie Brennnessel oder Brombeere. Seit ich täglich Kombucha trinke, habe ich viele positive Veränderungen an mir festgestellt: Ich bin jetzt ruhiger, habe mehr Energie, ich schlafe viel tiefer und mein Bauch ist kaum mehr gebläht. Zu verdanken ist dies den Inhaltsstoffen, die im Fermentierungsprozess entstehen: Während der Fermentation wird der Zucker von dem Teepilz verarbeitet und auf ein Minimum heruntergesetzt, dabei bildet er zusätzliche Inhaltsstoffe, die im Urgetränk nicht vorhanden sind. Wir finden hier Vitamine wie Folsäure, Vitamin B1, B2, B3, B6, B12, C, D, E, K, Mineralstoffe und Spurenelemente wie Eisen, Mangan, Magnesium, Kalium, Kobalt, Kalzium, Kupfer und Zink sowie Säuren wie Gluconsäure (eine sehr feine Säure, die hauptverantwortlich ist für den Geschmack von Kombucha), rechtsdrehende Milchsäure, Essigsäure, Weinsäure, Zitronensäure und Milchsäure. Die Inhaltsstoffe können je nach Gärdauer und verwendeter Kräuterbasis stark variieren.

Meine Kurzanleitung für Brennnessel-Rosen-Kombucha

Brennnessel-Rosen-Tee / Zucker / Kombucha-Pilz mit Ansatzflüssigkeit (in vielen Online-Shops erhältlich) / Gärgefäß

→ Die gewünschte Menge Wasser aufkochen. Pro Liter Kombucha rund 3–5 g Brennnessel-Rosen-Tee hinzufügen und 15 Minuten bei etwa 70 °C ziehen lassen.
→ Pro Liter 90–100 g Zucker vollständig im Tee auflösen.
→ Den Tee auf Zimmertemperatur abkühlen lassen und ein sauberes Gärgefäß bereitstellen.
→ Den Kombucha-Pilz zusammen mit der Ansatzflüssigkeit (mindestens 100 ml pro Liter) in das Gärgefäß geben und mit dem abgekühlten Tee auffüllen.
→ Das Gärgefäß mit einem Abdecktuch und einem Verschlussspanner (z. B. Gummiring) verschließen.
→ Das Gärgefäß an einen warmen Platz (mind. 21 °C) stellen und die nächsten Tage nicht bewegen.
→ Nach 6–12 Tagen das fertige Getränk in Flaschen abfüllen und kühl stellen.

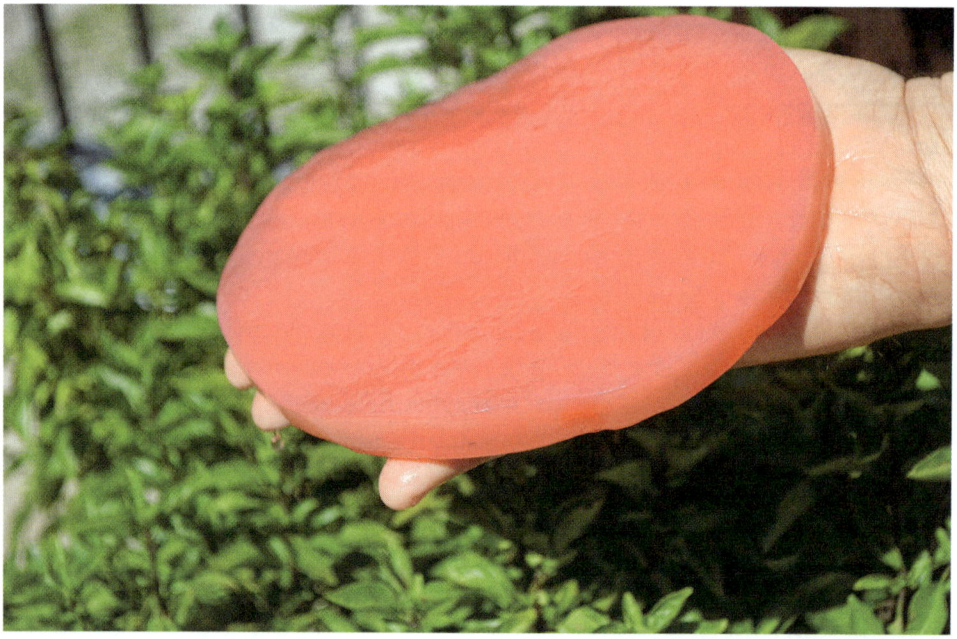

Kombucha-Pilz

Für den neuen Ansatz nach der Abfüllung in die Flaschen braucht man mindestens 10 % des bereits fertig fermentierten Getränks, dieses dient zusammen mit dem Kombucha-Pilz als Ansatzflüssigkeit für die nächste Kultur. (Mehr schadet nicht, sondern beschleunigt die Gärung. Ideal sind 15–20 % Ansatzflüssigkeit.)
Bei jedem Neuansatz muss der Tee-Pilz herausgenommen und unter fließendem kalten oder lauwarmen Wasser abgewaschen werden. Eventuell sollte man die untersten, dunkel verfärbten Schichten entfernen. Für die Pflege des Glases und des Pilzes muss man das Gärgefäß heiß ausspülen. Erst danach sollte der Tee-Pilz wieder hineingegeben werden; so können sich keine schlechten Bakterien oder Schimmel bilden. Jetzt kann wieder von vorne begonnen werden.
Falls der fertige Ansatz einmal muffig riecht oder sich keine neue Pilzschicht gebildet hat, kann man den Ansatz sicherheitshalber wegschütten und den Pilz mit Tee und rund 3 EL Essig pro Liter Tee neu ansetzen.

Tinkturen, Essenzen und Elixiere

Für Tinkturen benötigt man ein Schraubglas und 38-prozentigen Wodka. Dies reicht für den Normalverbraucher, denn bei einem höheren Alkoholgehalt müsste man den Alkohol mit einer Umrechnungstabelle, wie sie ein Apotheker verwendet, verdünnen. Also wähle ich gleich schon einen niedrigen Alkoholgehalt und belasse diesen in seiner Auszugsform. Zuallererst gebe ich die frischen Kräuter, Wurzeln, Rinden oder Früchte in ein sauberes Schraubglas, bis es zu drei Vierteln gefüllt ist. Dann schütte ich den Wodka drüber, sodass alles gut bedeckt ist. Danach stelle ich das Glas für 3–4 Wochen an einen warmen Ort in der Küche. Jedes Mal, wenn ich daran vorbeikomme, schüttle ich es. Nachdem die Mischung gut durchgezogen ist, filtere ich sie ab, fülle sie in dunkle Flaschen und lagere sie an einem kühlen, dunklen Ort. Bei einer Kur nehme ich über einen Zeitraum von 28 Tagen 3-mal täglich 5 Tropfen der jeweiligen Tinktur ein. Sollte ich sie aber akut brauchen, verwende ich auch mal bis zu 20–25 Tropfen. Sollte man keine frischen Kräuter zur Verfügung haben, kann man ersatzweise auch getrocknete verwenden. In diesem Fall gebe ich nur ein Drittel der Kräutermenge ins Glas.

Magenelixier

1–2 TL Heilziest / 1 EL Wermutsaft

→ Das Kraut mit 1 Tasse heißem Wasser übergießen, 10–15 Minuten köcheln lassen, danach abfiltern und abkühlen lassen. Sobald der Tee lauwarm ist, den Wermutsaft dazugeben. Dieses Elixier wirkt bei Magenschmerzen krampflösend. Möchte man es haltbarer machen, kann man 5 % hochgradigen Alkohol hinzufügen.

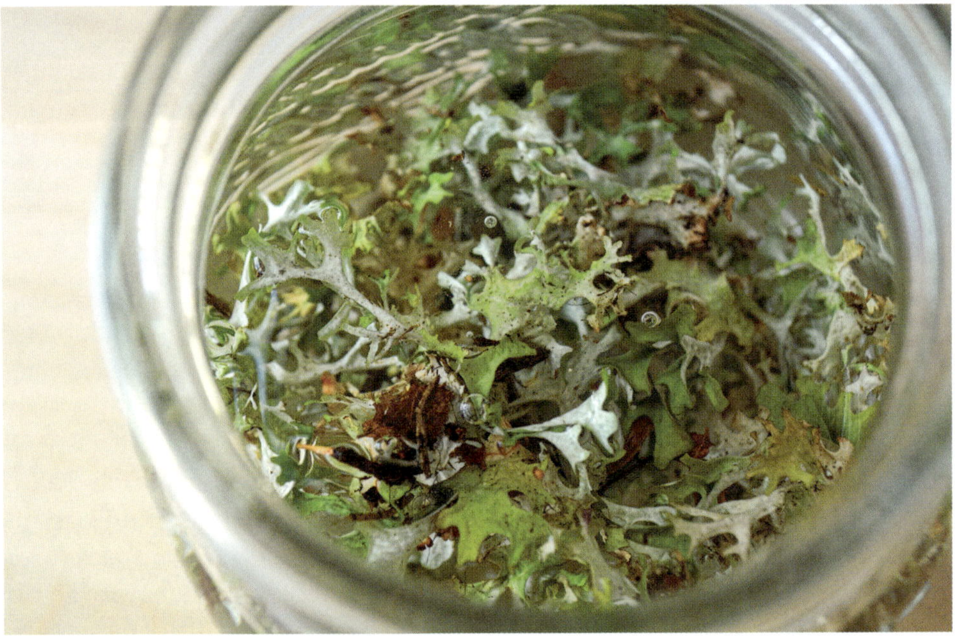

Tinktur mit Isländisch Moos

Gemmo-Präparate (Knospentinkturen)

Das Wissen um die Heilkraft von Kräutern ist unglaublich alt und wird immer noch gepflegt, jenes um die Verwendung von Knospenpräparaten ist hingegen fast gänzlich verloren gegangen. Dabei sind sie sanfte und zugleich effektive Heilmittel. Die Knospen einer Pflanze bilden sich bereits, bevor ein Blatt vom Baum fällt, doch für eine Verwendung sind sie in diesem Stadium noch zu jung. Man nimmt die Knospen in den Wintermonaten und im ganz zeitigen Frühjahr von den Bäumen und Sträuchern, wenn sie die gesamte Kraft besitzen, welche für den Austrieb gebraucht wird. Für Knospentinkturen benötigen wir nur einen Bruchteil der Menge, die sonst in eine Ur-Tinktur gegeben wird. Der Boden des Glases sollte nur knapp mit Knospen bedeckt sein. Dann übergießt man sie mit Alkohol. In manchen Gemmo-Präparaten wird medizinisches Glyzerin verwendet, das aber manchmal sehr teuer oder nur in schlechter Qualität zu erhalten ist. Deshalb ist es besser, ganz darauf zu verzichten.

Birkenknospentinktur

1 EL Birkenknospen / 100 ml Wodka

→ Die Knospen in ein Schraub- oder Bügelglas füllen und mit dem Alkohol übergießen. 1–3 Monate an einem warmen Platz ziehen lassen. Dann abfiltern und in eine dunkle Flasche füllen. Zur innerlichen Einnahme bei Magen-Darm-, Leber- und Nierenleiden.

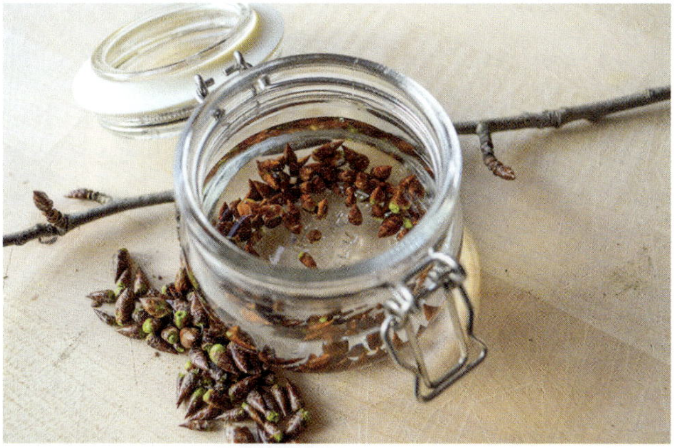

Birkenknospentinktur

Heilweine

Seit der Antike bis in die heutige Zeit werden bestimmte Auszüge mit Wein zubereitet. Diese Anwendung habe ich bereits in jungen Jahren bei meiner Großmutter kennengelernt. Sie kochte nicht nur für die Familienmitglieder Heilweine, sondern wandte diese auch bei den Haustieren als gängiges Hausmittel an. Noch vor nicht allzu langer Zeit war Wein ein täglich konsumiertes Getränk, das bereits Kinder zu sich nahmen. Dies lag auch daran, dass das Wasser aus den Brunnen, Seen und Flüssen mit Viren, Bakterien sowie Fäkalien verunreinigt war. So war es zum einen eine Selbstverständlichkeit, dass man Kräuter in Wein aufkochte. Zum anderen löst Heilwein ähnlich wie eine Tinktur die Inhaltsstoffe besser aus den Pflanzen heraus. Vor allem Bitterstoffe werden durch Weinauszüge etwas milder im Geschmack. Heute werden Heilweine nur mehr selten zubereitet, einige Rezepte verwende ich aber immer noch. Ihr findet sie unter den Pflanzenporträts in diesem Buch. Deshalb sei hier nur ein zusätzliches Rezept angeführt.

Zahnwehwein

jeweils 10 g getrocknetes Wermutkraut und Eisenkraut / ½ l Weißwein

→ 1 EL der Kräutermischung in einen Topf geben, mit dem Weißwein übergießen und alles mehrere Minuten kochen lassen. Dann den Wein abfiltern. Die noch warmen Kräuter in ein Tuch packen und auf die schmerzende Stelle auflegen, den Wein über den Tag verteilt trinken.

Öl

Im Öl werden die fettlöslichen Inhaltsstoffe einer Pflanze ausgezogen. Um diese Wirkung wussten bereits die Ägypter, deren Balsame, die für Salbungen, Einbalsamierungen und als Heilmittel verwendet wurden, auf den Auszügen von Pflanzen in Öl basierten. Öle haben aber neben dem Fett noch andere Inhaltsstoffe, die zusätzliche Funktionen im Körper gewährleisten und zusammen mit den Kräutern eine positive Wirkung entfalten. Auszuführen, welches Öl welche Funktion, Eigenschaft und Haltbarkeit hat, würde den Rahmen des Buches sprengen. Ich persönlich verwende meist Olivenöl, da es gut haltbar und verträglich ist.

Essig

Essig ist das Schlussprodukt einer Vergärung von Molke, Weintrauben, Äpfeln oder anderen Produkten. Er entsteht, wenn Milchsäurebakterien den Zucker in einer alkoholhaltigen Flüssigkeit verarbeiten, wofür sie Sauerstoff benötigen. Über die Sauerstoffzufuhr kann man daher den Säuerungsgrad steuern: Sobald die gewünschte Säure erreicht ist, verschließt man das Gefäß. Somit verlangsamt sich oder endet die Arbeit der Bakterien. Ein guter Essig ist reich an Milchsäurebakterien und hat schon dank ihnen einen positiven Effekt auf unseren Körper. Reichern wir diesen noch mit Kräutern an, erzielen wir eine zusätzliche Heilwirkung. Ich persönlich verwende den Essig, der aus Kombucha entsteht. Da aber nicht jeder einen solchen Essig hat, empfehle ich auch Apfelessig.

Vier-Räuber-Essig

jeweils 20 g Rosmarin, Salbeiblätter, Bibernellwurzel und Ingwerwurzel / 1 l Apfelessig

→ Alle getrockneten Zutaten in den Apfelessig geben und 28 Tage an einem warmen Ort durchziehen lassen. Danach abfiltern, abfüllen und kühl lagern. Dieser Essig eignet sich sowohl zur innerlichen Reinigung als auch zur äußerlichen Desinfektion.

Honig

Honig ist ein natürliches Fermentationsprodukt. Die Bienen sammeln Blütennektar und „kauen" ihn immer und immer wieder. Während dieses Prozesses entziehen sie dem Nektar das Wasser und fügen aus ihrem Speichel effektive Mikroorganismen und Enzyme zu. Dies wird so lange und oft gemacht, bis der Honig einigermaßen fest ist. Würde er zu viel Wasser enthalten, würde er sehr schnell vergären und daraus Met und später Essig entstehen. Ich selbst habe drei Bienenstöcke. Da ich aber ziemlich stark auf Bienengift reagiere, hilft mir jemand bei der Pflege und Ernte. Da ich meine Bienen ohne Zuckermelassen-Zufütterung halte, ernte ich nie mehr als 4 bis maximal 10 kg Honig. Ich lasse den Bienen für den Winter immer eine gewisse Menge Honig im Stock, damit sie ausreichend Futter haben. Den Honig verwende ich zum Zubereiten von diversen Heilhonig-Ansätzen, aber auch von Oxymel.

Bitterhonig

insgesamt 20 g bittere Kräuter und Gewürze (Wermut, Tausendgüldenkraut, Engelwurz, Kümmel, Anis, Bitterfenchel, Enzianwurzel) / 1 kg Honig

→ Die Kräuter im Mörser pulverisieren und das Pulver in den Honig geben. Je nach Bitterkeitsgrad kann man mehr oder weniger Honig verwenden. Gut verrühren, abfüllen und kühl lagern.

Oxymel

Als Oxymel wird die süßsaure Mischung aus Honig und Apfelessig bezeichnet. Das Grundrezept sieht 3 Teile Honig und 1 Teil Essig vor. Bereits in der Antike setzte man Kräuter in Oxymel an und verwendete dieses als Heilmittel bei diversen Krankheiten. Bei uns in den Alpen wurde der Sauerhonig jahrhundertelang bei Fieber, Mineralstoffmangel, zur Kräftigung des Körpers und Stärkung der Abwehrkräfte eingesetzt. Doch er geriet zunehmend in Vergessenheit und wird erst seit einigen Jahrzehnten von Kräuterfachleuten wiederbelebt. Man kann Oxymel mit verschiedenen Kräutern bestücken; dabei muss man nicht immer auf nur ein Kraut zurückgreifen, sondern kann auch gleich mehrere mit den gleichen Eigenschaften verwenden. Wichtig ist vor allem, dass die Zutaten für die Herstellung von guter Qualität sind.

Kräuterverreibung

Für die Herstellung von Kräuterverreibungen nehme ich frische Kräuter im Verhältnis 1 : 1 mit Heilerde, Asche, Kohle oder Milchzucker und verreibe sie im Mörser so lange miteinander, bis sich ein feines Pulver bildet. Dieses Pulver nehme ich dann, ähnlich wie Schüßler-Salze, messerspitzenweise ein.

Bitterpflanzenverreibung

1 Handvoll bittere Kräuter (Schafgarbe, Kalmus, Engelwurz, Löwenzahn, Artischocke oder Beifuß) zu gleichen Teilen / 1 Handvoll Heilerde für die innere Anwendung

→ Alle Bitterkräuter klein schneiden und in den Mörser geben. Nun dieselbe Menge Heilerde hineingeben und alles so lange verreiben, bis ein feines Pulver entstanden ist. Diese Verreibung ist ein guter Ersatz für Anwendungen mit Alkohol, die viele Menschen nicht vertragen.

Bitterpulver

Bitterpulver, welche die Magen- und Verdauungssäfte anregen, haben eine lange Tradition. Man kann sie pur einnehmen oder Speisen beifügen. Eines der bekanntesten Bitterpulver ist das Heidelberger Bitterpulver. Ich bereite für meine Kunden ein Bitterpulver zu, das zur Anregung der Verdauung pur vor den Mahlzeiten eingenommen wird, indem man es auf der Zunge zergehen lässt. Aber auch wenn man einmal was Falsches oder zu viel gegessen hat, kann es Abhilfe schaffen.

Sieben-Kräuter-Bitterpulver

5 g Wermut / jeweils 10 g Wacholder, Kümmel und Fenchel / jeweils 15 g Engelwurz, Schafgarbe und Bibernelle

→ Alle getrockneten Zutaten in eine Kaffeemühle geben und zu einem feinen Pulver mahlen. Um die gewünschte Konsistenz zu erreichen, muss man die Mischung manchmal 2- bis 3-mal mahlen.

Bitterpulver

jeweils 10 g Engelwurz, Enzian, Kardamom, Kalmus, Ringelblume, Schafgarbe, Fenchel, Wacholder, Löwenzahnwurzel, Kümmel, Karottengrün, Beifuß und Artischocke

→ In der Kaffeemühle alle getrockneten Wurzeln, Gewürze und Kräuter zu einem feinen Pulver mahlen.

Kräutersalz

Salz wird in der Medizin häufig als problematisch eingestuft. In Kombination mit verarbeiteten industriellen Fetten, Speisen und Süßigkeiten kann es zu Herz-Kreislauf-Problemen führen. Dies hängt wohl letztlich auch damit zusammen, dass das Speisesalz mittlerweile so sehr gereinigt wird, dass es fast ausschließlich aus Natriumchlorid besteht. Gute natürliche Salze enthalten bis zu 85 Elemente, die in derselben Zusammensetzung im menschlichen Blut, Fruchtwasser und in den Meeren zu finden sind. Diese Kombination an Elementen wäre für unseren Körper wichtig, wie auch wissenschaftliche Studien erwiesen haben. Deshalb achte ich darauf, ein gutes Produkt für meine Kräutersalze zu verwenden. Für deren Zubereitung kann man das Salz direkt mit den Kräutern verreiben oder die Kräuter vorab trocknen und pulverisiert einarbeiten. Ausschlaggebend ist auch hier nicht die Menge, sondern die Qualität des Salzes.

Bittersalz

20 g getrocknete bittere Kräuter nach Wahl / 100 g Salz

→ Die Kräuter im Mörser pulverisieren und dem Salz beimengen.

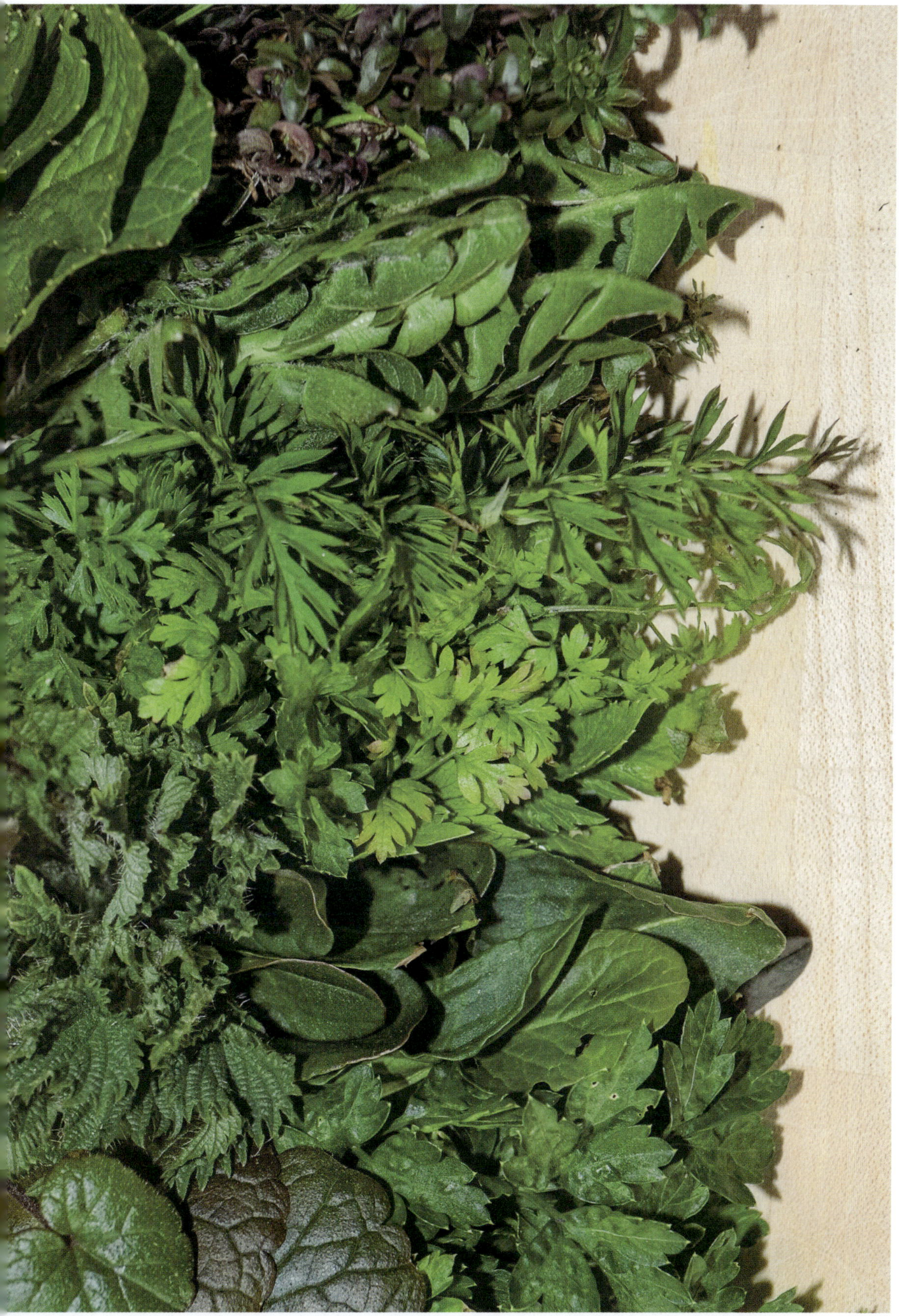

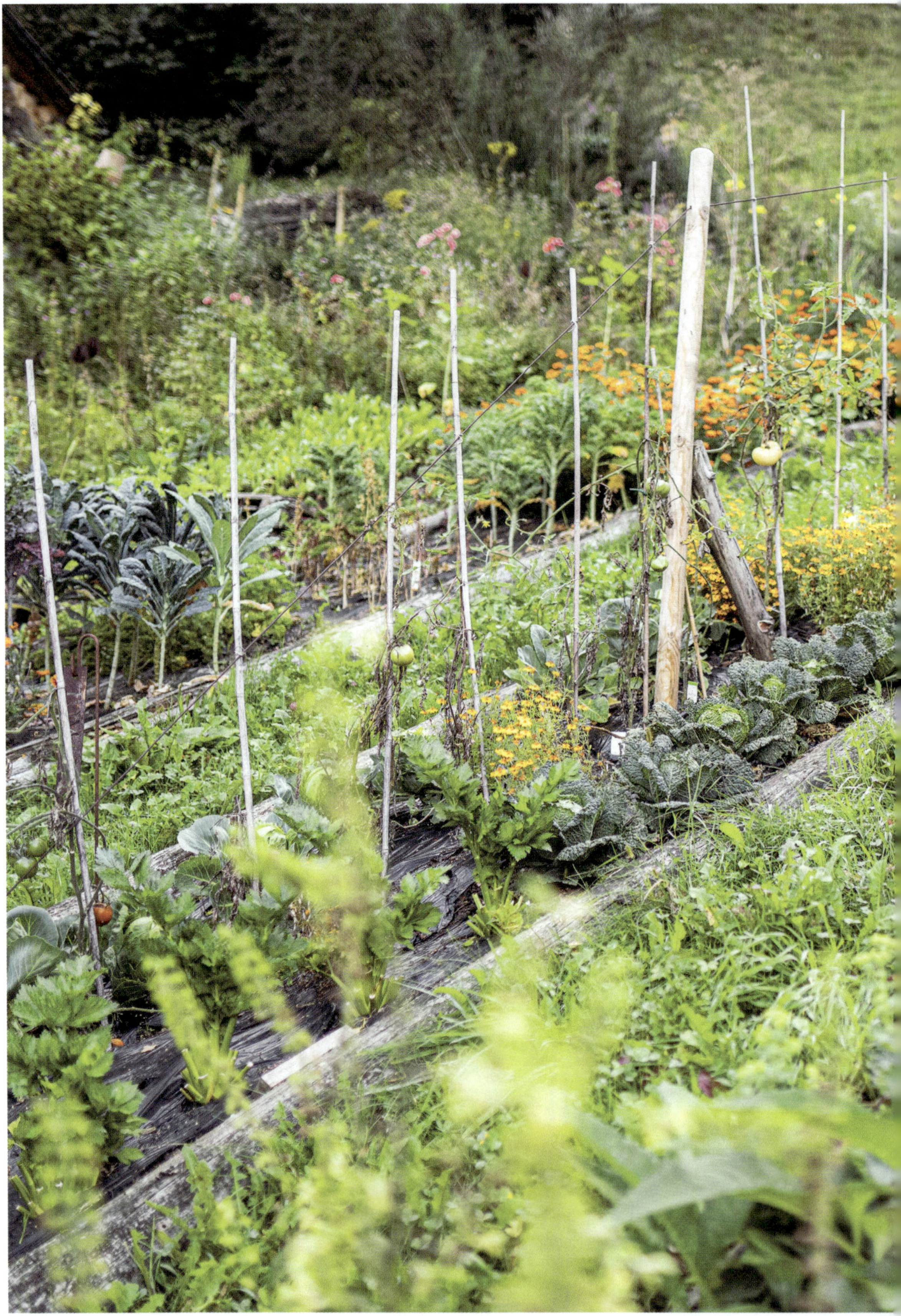

Bittere Wild- und Gartenkräuter für Küche und Hausapotheke

— Viele der Kräuter und Wildkräuter, die ich in diesem Kapitel beschreibe, sind bekannt, manche hingegen fast unbekannt. Ich habe hier eine ausgewogene Mischung von typischen bitteren Garten- und Wildkräutern zusammengestellt. Einige davon kann man nur für die Hausapotheke verwenden, andere wiederum lassen sich in der Küche gut zu diversen Speisen verarbeiten.

Andorn

Lat.: Marrubium vulgare

> Einst wurde der Andorn von Heilern als Wunderkraut gepriesen, dann geriet er in Vergessenheit. Wäre er nicht 2018 zum Heilkraut des Jahres gekürt worden, wäre er wohl auch heute noch wenig bekannt. Jahrhundertelang wurde dieses Kraut gehütet, denn es war ein potentes Gegenmittel bei Vergiftungen, wie viele Aufzeichnungen aus dem Mittelalter bezeugen.

Verwendung: In der herkömmlichen Volksmedizin wurde der Andorn bei Erkrankungen der Atemwege und des Verdauungssystems angewandt.

Mein Wissen: In meinem Garten gedeiht der Andorn seit einigen Jahren wieder. Er hat dort und vor allem in meiner Hausapotheke seinen festen Platz. Ich setze ihn bei Erkältungen, Katarrhen und Husten ein, aber auch für den Magen, die Leber, die Galle und bei Krämpfen des Magen-Darm-Traktes. Selbst bei Muskelproblemen und Hauterkrankungen ist mir das bittere Kraut dienlich.

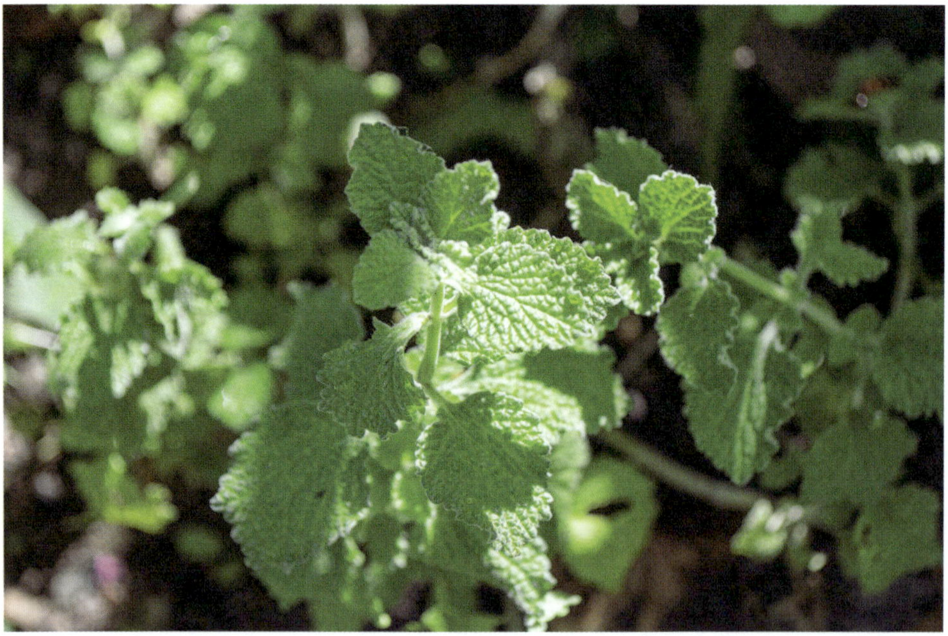

Andornpillen

jeweils 2 g getrocknetes Andornkraut, Salbei und Thymian / 20 g Ingwerpulver / 3 EL Honig

→ Die Kräuter im Mörser zu einem Pulver zerreiben. Dann das Ingwerpulver und den Honig dazugeben und alles gut zusammenmischen, bis sich eine zähe Masse bildet. Diese zu einer dünnen Rolle drehen und in kleine Stücke schneiden. Mit der Hand zu kleinen Kugeln formen und in etwas zusätzlichem Ingwerpulver wälzen. Kühl und trocken aufbewahrt sind die Pillen ca. 2 Monate haltbar. Ich lutsche sie gerne, um den Magen zu unterstützen, verwende sie aber auch gegen Husten und Erkältung.

Andorn-Essig-Einreibung

5 g getrocknetes Andornkraut / 5 g getrocknetes Tausendgüldenkraut / 80 g Dinkel- oder Weizenkleie / ½ l Apfelessig

→ Die Kräuter sowie die Kleie in einen Topf geben und mit dem Essig übergießen. Dann die Flüssigkeit auf ein Drittel einkochen lassen, abfiltern und abfüllen. Die Einreibung dunkel und kühl aufbewahren. Ich verwende sie bei Geschwüren, Ekzemen und Hauterkrankungen, da sie beruhigend, entzündungshemmend und antimikrobiell wirkt.

Andorn-Gurgellösung

3 Handvoll frisches Andornkraut / 5 frische Salbeiblätter / 1 ½ l Wasser

→ Die Kräuter klein schneiden und mit dem Wasser in einen Topf geben. So lange köcheln lassen, bis sich das Wasser auf ein Drittel reduziert hat, dann abfiltern und abfüllen. Kühl und dunkel lagern. Ich verwende diese Lösung bei Zahnfleischproblemen, Entzündungen im Rachenraum und zur Festigung der Zähne.

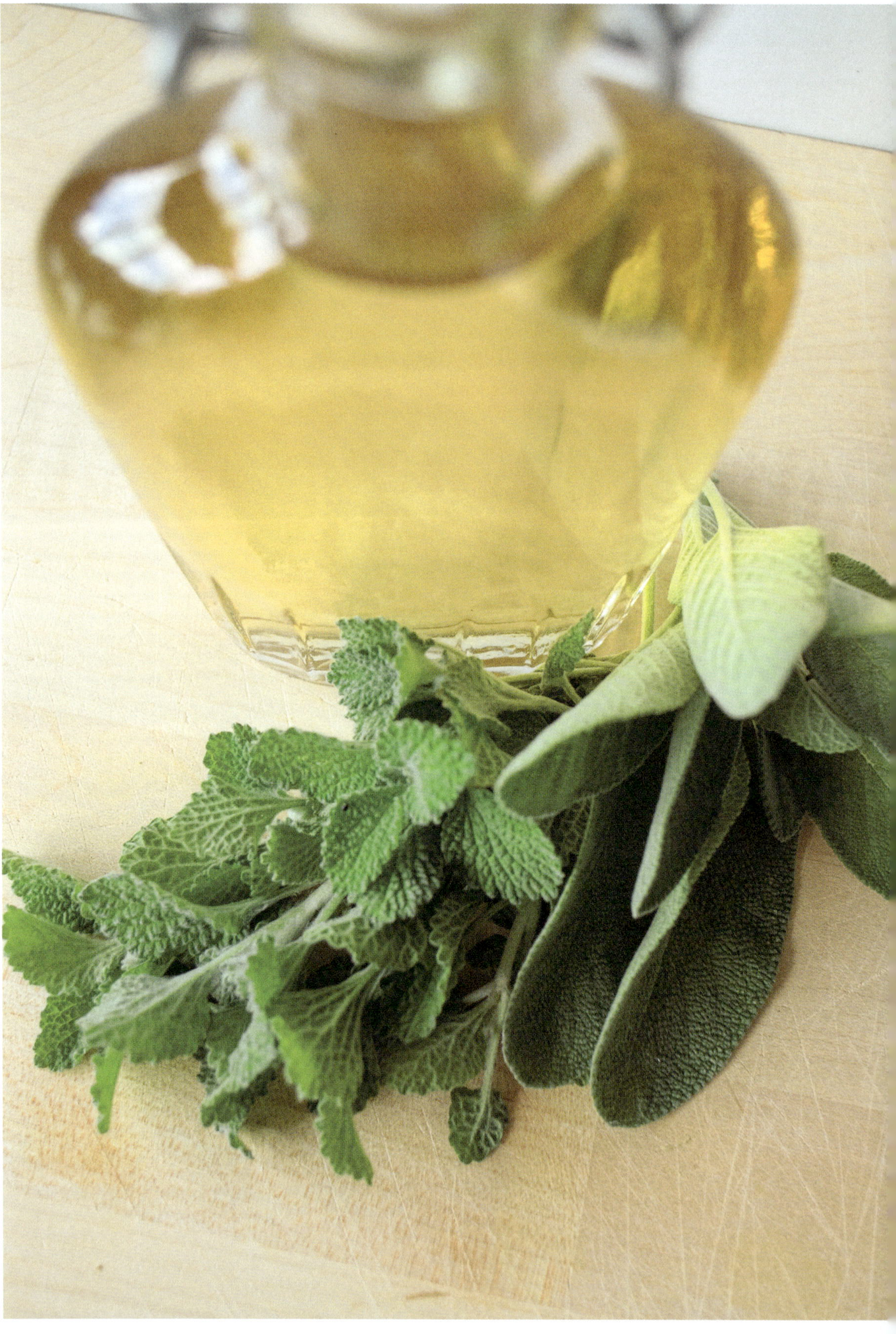

Andornöl

jeweils 1 Handvoll frisches Andorn- und Beifußkraut / Hagebuttenkernöl (ersatzweise Olivenöl)

→ Zuerst das frische Kraut im Mörser so lange zerstoßen, bis sein Saft hervortritt. Dann den Saft und das Kraut durch ein Tuch abfiltern und den restlichen Saft gut herausdrücken. Den gepressten Saft abmessen und im Verhältnis 1 : 1 mit dem Öl vermischen. Kühl und dunkel gelagert hält das Andornöl ca. 4 Monate. Ich verwende es bei müden und schwachen Beinen, da es die Durchblutung fördert.

Andorn-Erkältungshonig

jeweils 1 Teil gemörsertes Andorn- und Süßholzpulver (ersatzweise Eibischwurzelpulver) / 3 Teile Honig

→ Die beiden Kräuterpulver zum Honig geben und so lange rühren, bis sich alles gut vermengt hat. In ein Glas abfüllen und kühl lagern. Ich setze den Honig sowohl gegen trockenen als auch feuchten Husten ein.

Andorn-Hustenwein

10 g Fenchelsamen / 5 g Dillsamen / 5 g Anissamen / 3 g getrockneter Andorn / ½ l Weißwein / 3 EL Honig

→ Zunächst die Samen im Mörser anquetschen. Dann alle Zutaten bis auf den Honig in einen Topf geben und kurz köcheln lassen. Den Wein auf 40 °C abkühlen lassen, abfiltern und den Honig einrühren. Danach abfüllen und kühl lagern. Erwachsene nehmen bei Husten 3- bis 4-mal täglich 1 Likörglas davon, Kinder 1 EL.

☐ Andorn-Gurgellösung

Andornwein

6 g getrocknetes Andornkraut / 20 g Anissamen / 1 l Weißwein

→ Die Kräuter im Mörser pulverisieren und in den Wein geben, kurz aufkochen und 2–3 Stunden ziehen lassen, dann abseihen. Hilft bei Atemwegserkrankungen. Von diesem Wein nehme ich für die Verdauung 1 Likörglas vor dem Essen ein.

Andorn-Schmerzsalbe

jeweils 10 g getrockneter Salbei, Majoran und Fenchel / 30 g Andorn / 100 ml Olivenöl / 5 g Bienenwachs / 5 g Kakaobutter

→ Zunächst die Kräuter im Öl ansetzen und 4 Wochen an einem warmen Ort durchziehen lassen. Danach das Öl abfiltern und 25 ml davon in ein Glas abmessen. Das Öl im Wasserbad erwärmen, das Bienenwachs dazugeben und unter ständigem Rühren schmelzen. Die geschmolzene Masse aus dem Wasserbad nehmen und die Kakaobutter einrühren. Abfüllen und kühl lagern. Diese Salbe verwende ich gegen Krämpfe, Schmerzen und Kopfschmerzen.

Andornmet

jeweils 10 g getrockneter Andorn, Wermut und Bitterfenchel / 1 Flasche Honigwein (Met) vom Imker

→ Die Kräuter im Wein kurz auf 40 °C erwärmen und etwas ziehen lassen, dann den Wein abfiltern und in Flaschen füllen. Kühl und dunkel gelagert ist er bis zu 4 Wochen haltbar. Ich nehme bei Verdauungsproblemen und zur Kräftigung meines Magen-Darm-Traktes 3-mal täglich 1 Likörglas davon ein. Honigwein kann auch durch Kombucha mit 1 EL Honig ersetzt werden.

Andorntrunk

jeweils 10 g Andorn, Fenchel und Süßholzwurzel / 1 l Wein / 1–2 EL Honig

→ Die getrockneten Kräuter in einen Topf geben und mit dem Wein übergießen, dann köcheln lassen, bis der Sud auf ein Drittel einreduziert ist. Abseihen und auf etwa 40 °C abkühlen lassen, dann den Honig einrühren, abfüllen und kühl lagern. Ich nehme bei Darmkoliken, gereiztem Magen-Darm-Bereich und Harnwegsinfektionen täglich 1 Likörglas davon ein, bei Kindern reicht 1 EL.

Andornsaft

2–3 Handvoll frische Andornblätter

→ Die Blätter im Mörser zerstoßen, bis der Saft austritt. Diesen abfiltern und in eine Pipettenflasche füllen. Der Saft sollte schnell verbraucht werden, da er sich nur maximal 2 Tage im Kühlschrank hält. Ich träufle bei Ohrenschmerzen 1–2 Tropfen ins Ohr – er wirkt schmerzlindernd und entzündungshemmend.

Beifuß

Lat.: Artemisia vulgaris

Dieses Kraut ist seit mindestens 70.000 Jahren in Gebrauch. Auf der ganzen nördlichen Erdhalbkugel heilten und räucherten die Menschen mit diversen Beifußarten. So finden wir die Pflanze in der Traditionellen Chinesischen Medizin, im Ayurveda, aber auch in unserer Volksheilkunde. Unsere Vorfahren vergötterten dieses Kraut, was sich auch in der Mythologie widerspiegelt. Sein lateinischer Namen geht auf Artemis, die griechische Göttin der Jagd, Keuschheit und Geburt, zurück. Bei uns in Südtirol hat der Beifuß einen prominenten Nutzer – bereits Ötzi, der Mann aus dem Eis, trug ihn bei sich.

Verwendung: Durch seine leichten Bitterstoffe wird Beifuß für die Behandlung des Magen-Darm-Trakts und in der Küche verwendet. Er wirkt fiebersenkend, appetitanregend, entkrampfend, magenstärkend, beruhigend, schlaf- und menstruationsfördernd und macht müde, schwere Beine wieder munter.

Mein Wissen: Ich verwende Beifuß nun seit vielen Jahren und möchte ihn nicht mehr missen. Nicht nur in der Heilkunde ist er mir wichtig, auch in der Küche ist er mittlerweile unumgänglich. Viele schwer verdauliche Gerichte werden mit Beifußkraut gewürzt, damit dem Magen die Arbeit erleichtert wird. Nicht umsonst gab man früher getrocknete Blätter in die Schweinswürste, die man selbst auf dem Bauernhof herstellte. Auch ein fetter Schweine-, Lamm-, Ziegen- oder Gänsebraten bekommt einen besonderen würzigen Geschmack, wenn man ein wenig Beifuß hinzufügt.

Beifußwürze

50 g getrockneter Beifuß / 50 g getrocknetes Bohnenkraut / 10 g Pfeffer

→ Die Kräuter und den Pfeffer im Mörser vermischen und pulverisieren. In ein Glas abfüllen und kühl lagern. Das Pulver benutze ich zum Anregen der Verdauung und zum Würzen von fetten Speisen.

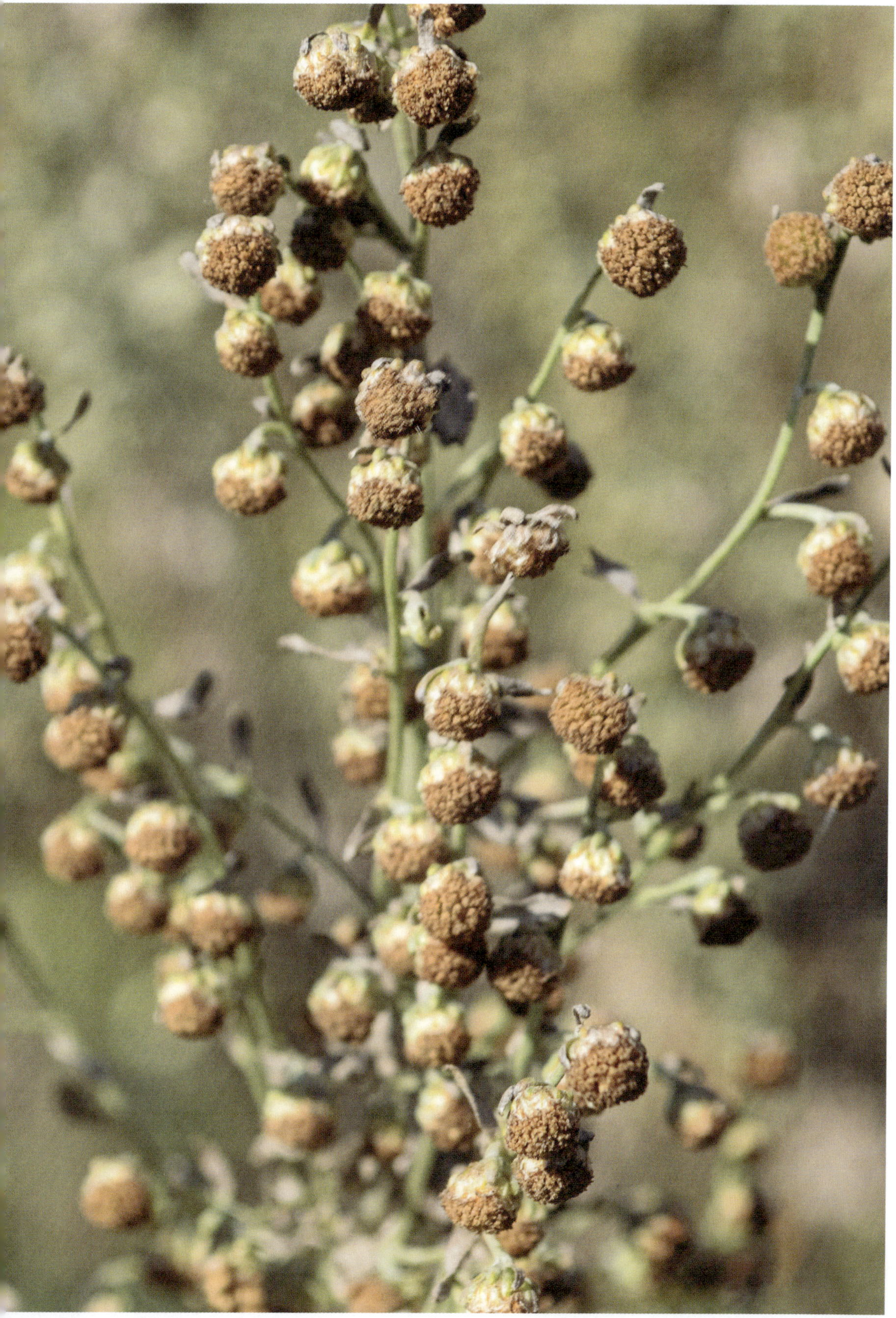

Benediktendistel

Lat.: Cnicus benedictus

> Mittlerweile ist diese bittere Distelart in vielen Gebieten als Heilpflanze in Vergessenheit geraten. Ich baue sie seit Jahren in meinem Garten an und verwende sie gerne. Bei den Germanen war sie ein typisches und wichtiges Feldkraut. Sie stand in Bezug zur Tagundnachtgleiche, welche am bzw. um den Gedenktag des heiligen Benedikt von Nursia am 21. März stattfindet. An diesem Tag wurde die Distel auf den Feldern gesät, deshalb trägt sie den Namen Benediktendistel. Lange Zeit war es üblich, die Pflanze als Amulett um den Hals zu tragen. Dieses sollte vor bösen Geistern schützen und das andere Geschlecht anziehen.

Verwendung: Dieses bittere Kraut wurde bereits im Mittelalter in der Klostermedizin eingesetzt und sollte dort stärkend, appetitfördernd, blasenstärkend, schleimlösend, stuhlfördernd, fiebersenkend, wurmtreibend und antiseptisch wirken.

Mein Wissen: In meiner Familie bin ich die Erste, die sich mit diesem Kraut beschäftigt. In den letzten 15 Jahren konnte ich einige Rezepte zusammentragen und diese ausprobieren. Dabei stellte ich fest, dass die Benediktendistel in vielen Bereichen sehr nützlich ist. Zudem finde ich ihre Blüte unglaublich interessant. Sobald die Pflanze voll erblüht ist, ernte ich das gesamte Kraut und trockne es. Danach wird es gerebelt und für diverse Rezepte verwendet. Nur für die Tinktur verwende ich es im frischen Zustand.

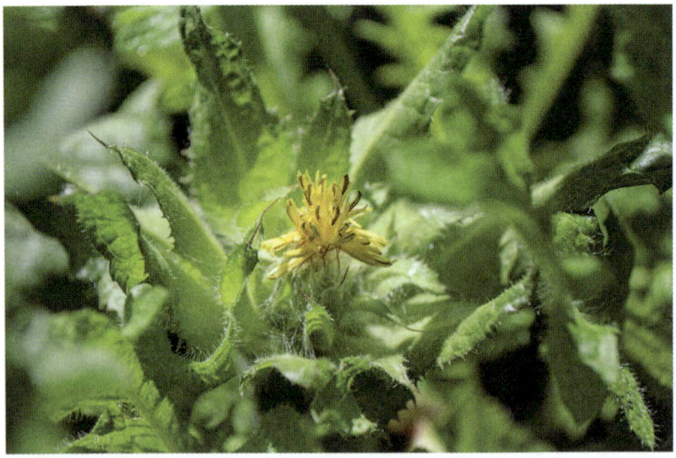

Benediktendisteltee

1 TL getrocknetes Benediktenkraut

→ Das Kraut mit 1 Tasse heißem Wasser übergießen und 10 Minuten ziehen lassen, dann abfiltern und schluckweise über den Tag verteilt trinken. Diesen Tee verwende zur Unterstützung von Magen, Dickdarm und Leber, zudem aktiviert er die Tätigkeit der Milz und vertreibt innere Kälte, die man meist bei einer beginnenden Erkältung oder im Winter verspürt.

Benediktendistelwein

10 g getrocknetes und zerkleinertes Benediktenkraut / 1 l Wein

→ Das Kraut kurz im Wein aufkochen und 1 Stunde ziehen lassen, dann abfiltern und abfüllen. Von diesem Wein nehme ich ½ TL vor dem Essen ein. Achtung: Eine größere Menge kann Brechreiz auslösen.

Benediktendisteltinktur

10 g getrocknetes oder 20 g frisches Benediktenkraut / 100 ml Wodka

→ Das Kraut mit dem Wodka überschütten und 3–4 Wochen ziehen lassen, dann abfiltern und abfüllen. Von dieser Tinktur nehme ich täglich 3-mal 5 Tropfen bei Magen-Darm-Problemen sowie zur Unterstützung von Milz und Leber ein.

Benediktendistel-Kalmus-Tee

10 g Benedikten- und Kalmuswurzelkraut zu gleichen Teilen

→ Das Benedikten- und das Kalmuswurzelkraut vermischen. 1 TL davon mit heißem Wasser überbrühen und 5–10 Minuten ziehen lassen. Diesen Tee trinke ich bei Magenkatarrhen.

Bertram

Lat.: Anacyclus officinarum

Der Bertram ist ein weiteres Kraut, das uns nicht mehr geläufig ist. Nur jene, die sich mit der Medizin der Hildegard von Bingen beschäftigen, dürften es kennen. Bei diesem Kraut verwendet man die Wurzel, die Blätter und die Blüten. Es ist sehr aromatisch und leicht bitter. Zudem enthält es den Ballaststoff Inulin. Da das Sammeln in freier Natur nicht möglich ist, wird es im Garten angebaut. Wir unterscheiden zwei Arten dieser Pflanze: den Römischen und den Deutschen Bertram.

Verwendung: Hildegard von Bingen setzte das Kraut sehr gerne ein, da es die Verdauung anregt, die Blutbildung fördert und zu den Gedächtniskräutern gehört. Auch Diabetes wird damit behandelt.

Mein Wissen: Ich liebe den aromatischen Geruch dieses Krautes und setze es vielseitig ein, da es bei uns schon lange Tradition hat. Es unterstützt nicht nur den Magen-Darm-Trakt, sondern wirkt auch gegen Kopfschmerzen, Mund- und Rachenentzündungen, Zahnschmerzen sowie müde Beine.

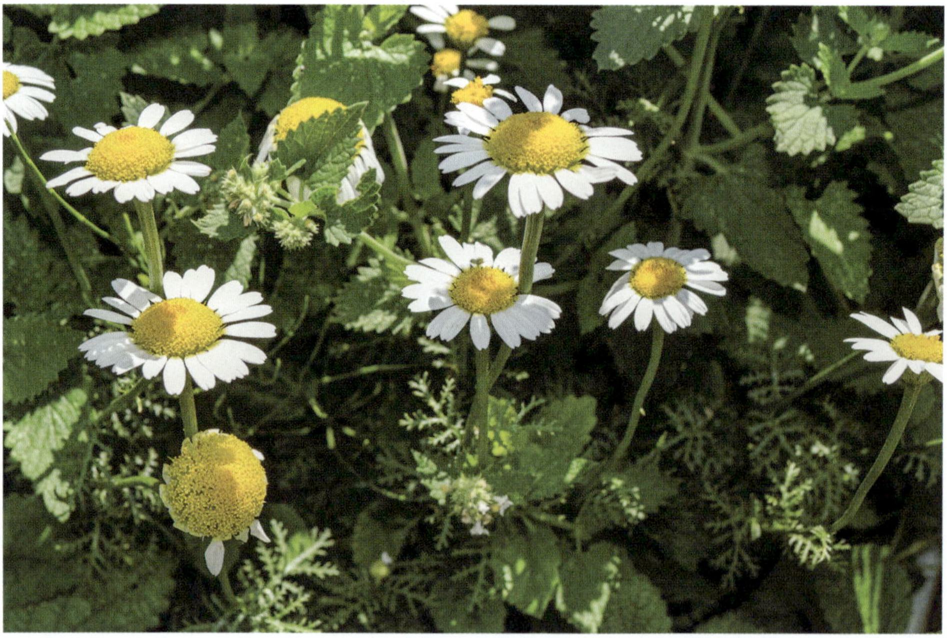

Bertrampulver

20 g Bertramkraut oder -wurzel

→ Die getrocknete Pflanze im Mörser so lange zerstoßen, bis ein feines Pulver entstanden ist, dann in ein Glas umfüllen. Das Pulver verwende ich bei schweren Beinen und Schlappheit, indem ich 3-mal täglich 1 Msp. davon einnehme.

Bertram-Mundwasser

25 g getrocknete, geschnittene Bertramwurzel / ¼ l Wodka / 1–2 Tropfen ätherisches Salbeiöl

→ Die Bertramwurzel und den Wodka in ein Schraubglas füllen und für 4 Wochen zum Durchziehen an einen warmen Ort stellen. Nach dieser Zeit abfiltern und in eine Flasche umfüllen. Das Salbeiöl hinzugeben, gut durchschütteln und kühl lagern. Ich verwende diese Tinktur bei Mund-Rachen-Entzündungen, indem ich einige Tropfen in etwas Wasser gebe und den betroffenen Bereich damit durchspüle. Bei Zahnschmerzen tauche ich ein Stückchen Baumwolltuch oder Watte in die Tinktur und beiße darauf. Für die letztere Anwendung empfiehlt es sich, statt des Salbeiöls das ätherische Öl der Gewürznelke beizufügen.

Bertramtinktur

insgesamt 10 g Bertramwurzel und -kraut / 100 ml Wodka

→ Das getrocknete Kraut und den Wodka in ein Schraubglas füllen und 4 Wochen an einem warmen Platz stehen lassen, dann abfiltern und in eine Flasche abfüllen. Dunkel und kühl lagern. Diese Tinktur nehme ich bei Appetitlosigkeit sowie Magen-Darm-Problemen und Kopfschmerzen ein.

Bohnenkraut

Lat.: Satureja hortensis (einjährig), Satureja montana (mehrjährig)

> Bereits die alten Römer schätzten dieses Kraut in ihrer Küche, da es Speisen mit seinem pfeffrigen, leicht herben Geschmack eine besondere Note gibt. Man sagt ihm auch eine aphrodisierende Wirkung nach, deshalb wird es seit Langem bei Unlust und Schwäche eingesetzt. In meinem Garten habe ich gleich mehrere Sorten angepflanzt, da sie unterschiedlich schmecken und riechen.

Verwendung: Schon Dioskurides und Galen nutzten das Kraut, da es als wärmend und trocknend galt. Es wurde bei der Reinigung der Atemwege und im Magen-Darm-Trakt verwendet. Auch schmerzende Erkrankungen wurden damit behandelt.

Mein Wissen: Da es würzig schmeckt und eine sanfte Schärfe besitzt, kommt das Bohnenkraut sowohl kulinarisch bei diversen Gerichten als auch medizinisch bei vielen Krankheiten zum Einsatz. Bei manchen Gerichten ist es fast schon ein Muss, denn Hülsenfrüchte wie Bohnen werden durch die Beigabe des Krautes besser verdaulich und Winden wird vorgebeugt. So behandle ich mit diversen Mitteln aus Bohnenkraut auch Durchfall, Koliken und Krämpfe der Galle, der Niere, des Magens und des Darms. Bei Brechreiz, Unlust und Schwäche wird es ebenso eingesetzt. Aber auch die Leber unterstütze ich mit dem Kraut. Ich verwende sowohl das frische bzw. getrocknete Kraut als auch das ätherische Öl.

Bohnenkrauthonig

20 g getrocknetes Bohnenkraut / 10 g getrockneter Salbei / 10 g Kümmelsamen / 120 g Honig

→ Die Kräuter im Mörser zu Pulver zerstoßen und sorgfältig in den Honig einmengen, sodass sich alles gut vermischt. Danach kühl lagern. Ich verwende diesen Honig bei Gicht und zur Anregung des Stoffwechsels.

Bohnensalat mit Bohnenkrautdressing

1–2 EL gehackte Bohnenkrautblätter / Saft von ½ Zitrone / 1 EL Honig / Olivenöl, Salz, Pfeffer und Essig nach Belieben / gekochte Bohnen nach Wahl

→ Alle Zutaten bis auf die Bohnen in ein Schraubglas geben und gut schütteln, bis eine homogene Flüssigkeit entstanden ist. Anschließend das Dressing über die gekochten Bohnen gießen und gut vermengen.

Bohnenkrauttee

1–2 TL getrocknetes Bohnenkraut / ¼ l heißes Wasser

→ Das Bohnenkraut mit dem heißen Wasser übergießen und abgedeckt 5 Minuten ziehen lassen, dann abfiltern und schluckweise trinken. Ich setze diesen Tee gegen Blähungen und Völlegefühl, bei Magen-Darm-Beschwerden, zur Verdauung und bei Appetitlosigkeit ein.

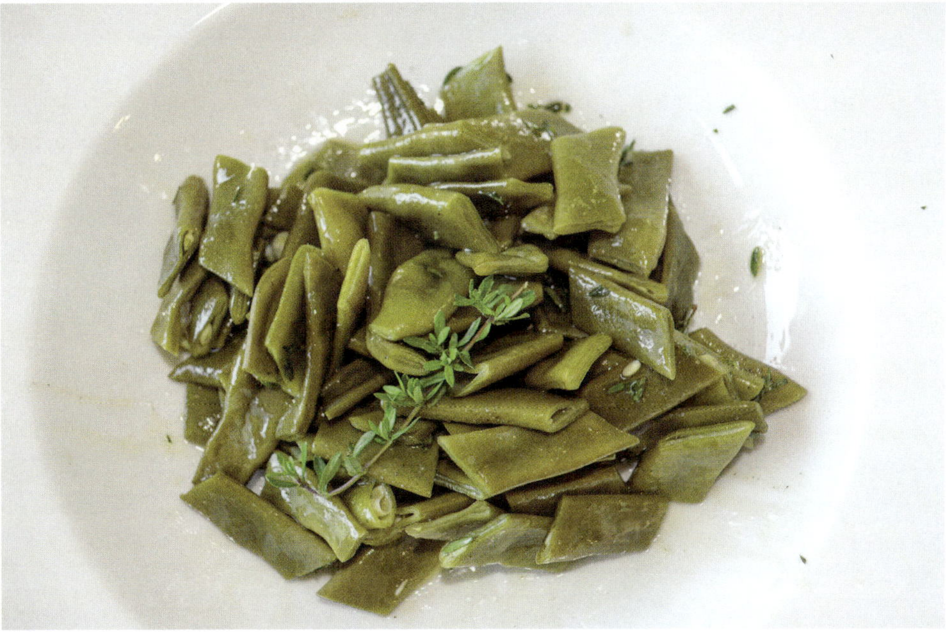

Bohnensalat mit Bohnenkrautdressing

Bohnenkraut-Gurgeltee

2–3 gehäufte TL getrocknetes Bohnenkraut / ¼ l heißes Wasser

→ Das Bohnenkraut mit dem heißen Wasser übergießen und ca. 10 Minuten ziehen lassen. Der Tee sollte zum Gurgeln etwas intensiver sein. Ich benutze ihn bei Entzündungen im Mundbereich. Da man auch über die Mundschleimhäute Bitter- und Scharfstoffe aufnimmt, unterstützt man selbst beim Gurgeln die inneren Organe.

Bohnenkraut-Teemischung

6 g Bohnenkraut / 6 g Brennnesselwurzel / 2 g Rosmarin / 2 g Minze / 2 g Ysop

→ Alle getrockneten Kräuter gut zusammenmischen und 1 TL davon mit 1 Tasse heißem Wasser überbrühen. Abgedeckt 5 Minuten ziehen lassen. Diese Teemischung wurde in meiner Familie immer schon bei Potenzstörungen und Verdauungsproblemen eingesetzt. Kleiner Tipp: Wer keinen Tee zubereiten möchte, kann die getrockneten Kräuter im Mörser zu Pulver zerstoßen und in 36 g Honig einrühren.

Feine herbe Kräutermischung

30 g Bohnenkraut / jeweils 10 g Rosmarin, Salbei, Schnittlauch, Kerbel, Petersilie und Thymian

→ Alle getrockneten Kräuter zerkleinern, dann gut zusammenmischen und in ein Glas füllen. Diese Mischung verwende ich zum Würzen von Pilzen, Gemüse, Eintöpfen, Suppen, Salaten, Soßen, Fisch und Fleisch. Sie hilft, die Magensäfte anzuregen, und unterstützt die Verdauung.

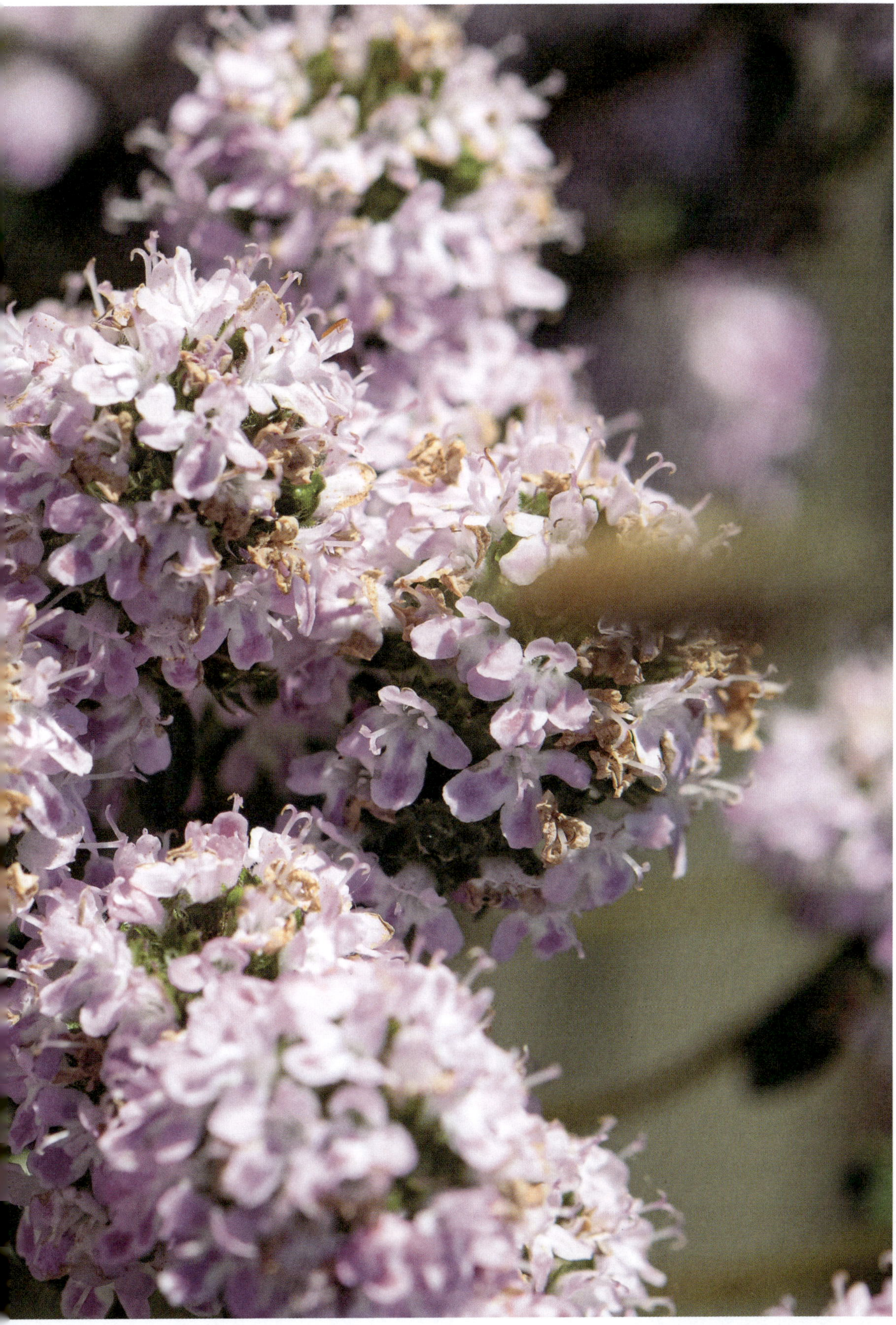

Eberraute

Lat.: Artemisia abrotanum

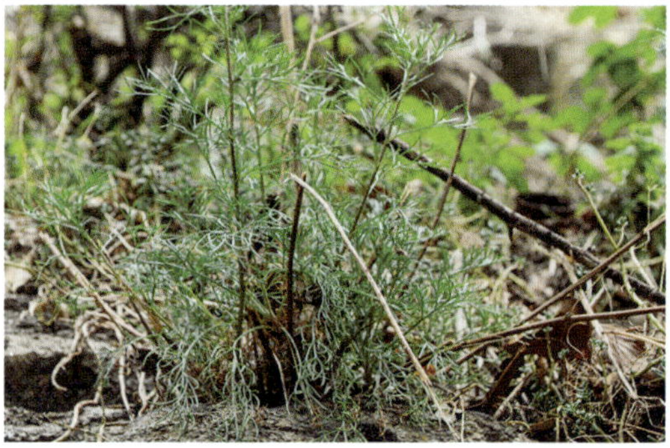

Dieses Kraut finde ich in der freien Natur nur mehr selten, daher habe ich es in meinem Garten angepflanzt. Unter den Wermutgewächsen ist es für mich das sanfteste, es duftet leicht nach Zitrone und wird genauso wie seine Verwandten verwendet: bei Magen-Darm-Problemen, Verdauungsstörungen, Appetitlosigkeit, Blähungen, Durchfall und Darmparasiten. Ich persönlich setze lieber die Eberraute ein als den Wermut, da sie auch in Speisen eingearbeitet werden kann. In kleinen Dosen verleiht sie Fisch, Fleisch, aber auch Gemüse eine frische, zitronige Note.

Magenbitter

10 g Eberraute / 8 g Tausendgüldenkraut / 8 g Veilchenwurzel / 8 g Benediktendistel / 100 g Orangenabrieb / 4 g Zimtrinde / 4 g Muskatnuss / 4 g Piment / 4 g Ingwer / 2 l Wodka

→ Alle Zutaten in ein großes Bügelglas füllen und 3 Wochen an einem warmen Ort durchziehen lassen. Danach abfiltern, abfüllen und kühl und dunkel lagern. Zusätzlich weitere 6 Wochen lang ruhen lassen. Diesen Schnaps kann man als Aperitif vor dem Essen genießen.

Eberrautenessenz

2–3 Handvoll frische Eberraute / ca. 100 ml Wodka

→ Das frische Kraut mörsern und durch ein Safttuch pressen, abfiltern und abmessen, dann mit der sechsfachen Menge an Wodka versetzen. Tröpfchenweise eingenommen lindert die Essenz Magenverstimmungen.

Engelwurz

Lat.: Angelica archangelica

Viele kennen diesen Doldenblütler nur vom Hörensagen. In der Volksheilkunde war die Engelwurz hoch angesehen, wie uns bereits ihr Name verrät. Sie gehört zu den Alleskönnern und wurde lange Zeit auch so eingesetzt. Mir sind zwei einheimische Arten bekannt: die Echte Engelwurz (*Angelica archangelica*) und die Waldengelwurz (*Angelica sylvestris*), die vermutlich beide in den Alpen verwendet wurden. In meinem Garten ziehe ich vorwiegend die Echte und die Chinesische Engelwurz, die in diversen Anwendungen in meiner Hausapotheke ihren Platz gefunden haben. Aber auch die Waldengelwurz schätze ich sehr und sammle auch diese gerne. Die zahlreichen Volksnamen sagen sehr viel über die Kräfte dieser Pflanze aus: Brust-, Angst-, Liebes-, Teriakwurz ... Einer alten Legende zufolge soll der Erzengel Raphael, der Engel der Heilung, diese Pflanze persönlich den Menschen gebracht haben. Deshalb wird sie im christlichen Glauben ihm zugewiesen. Wer diese Pflanze zu benutzen wusste, sollte sogar die tödliche Pest überstehen!

Verwendung: Dieses alte Heilkraut wurde schon sehr lange verwendet, um den Magen zu stärken. Auch bei Blähungen, Frauenleiden, Blasenentzündungen, zur Kräftigung der Nerven und zum Blutreinigen wurde es eingesetzt.

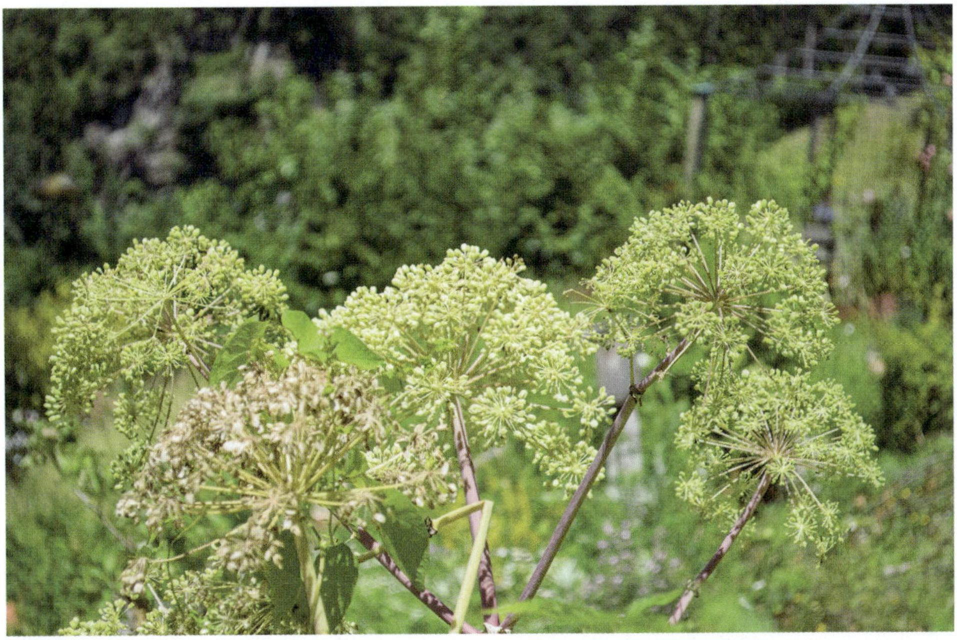

Mein Wissen: Bei der Engelwurz wird die gesamte Pflanze verwendet. Samen, Blatt und Jungstängel sind nicht zu unterschätzen, am heilkräftigsten ist jedoch die Wurzel. In vielen Familien wird die Engelwurz bis heute bei Potenzstörungen, aber auch als allgemeines Liebesmittel verwendet; ihr intensiver Geruch und ihr Geschmack lassen erahnen, dass sie die Lebensgeister anregt. Zudem wirkt sie allgemein kräftigend auf den Körper und die Nerven. Sie regt die Verdauung an, unterstützt durch die Bitterstoffe den Magen, den Darm und die Leber. Sie ist appetitanregend, blähungswidrig und sekretionsanregend (Galle, Bauchspeicheldrüse). Doch nicht nur das: Als Tee oder Hustensaft hilft sie bei Bronchialkatarrhen, Erkältungen, Husten, Schnupfen und grippalen Infekten, wirkt wärmend und kräftigend für den gesamten Körper. Sie fördert die Menstruation und lindert Schmerzen. Zudem verwendet man sie zur Nachbehandlung von Vergiftungen. Äußerlich als Salbe, Tinktur, Bad und Waschung angewandt fördert sie die Durchblutung der Haut, wirkt schmerzstillend bei Entzündungen, Gicht und Rheumatismus sowie bei Muskelverspannungen. Als Salbe auf die Lymphknoten aufgetragen lindert sie Schwellungen und Entzündungen. Wer generell eine schwache Konstitution hat, sollte regelmäßig einige Tropfen der Tinktur zu sich nehmen, denn auch bei Anstrengung und schwacher Herzleistung kann Engelwurz helfen.

Engelwurztee

1 TL getrocknetes Engelwurzkraut

→ Das Kraut mit 1 Tasse Wasser in einem Topf zu köcheln bringen, dann vom Herd nehmen und 10 Minuten ziehen lassen. Abfiltern und schluckweise über den Tag verteilt trinken. Ich verwende den Tee zur Kräftigung meines Körpers und Magens, aber auch bei Entzündungen der Blase.

Engelwurztinktur

100 g getrocknete und zerkleinerte Engelwurzwurzel / ½ l Wodka

→ Alle Zutaten in ein Schraubglas füllen und 3–4 Wochen an einem warmen Ort durchziehen lassen. Danach abfiltern und abfüllen. Ich nehme bei Magenproblemen und zur allgemeinen Kräftigung täglich 3-mal 5 Tropfen davon ein.

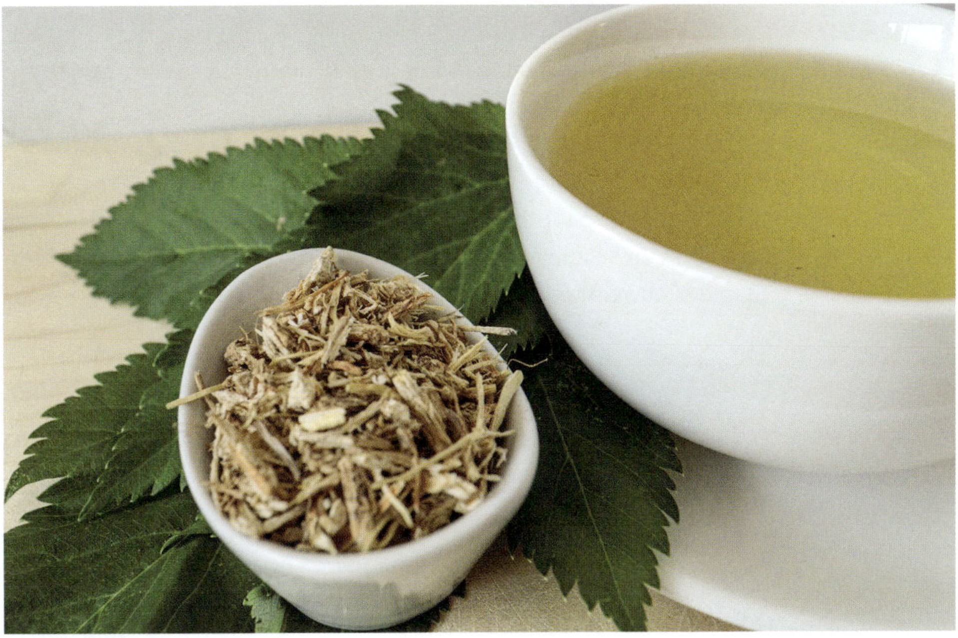

Engelwurztee

Engelwurzwein

100 g Engelwurzwurzel / 1 l Weißwein

→ Die Wurzel in ein Glas geben und mit dem Wein übergießen, dann 10 Tage ziehen lassen. Danach abfiltern, abfüllen und kühl lagern. Bei Verdauungsproblemen täglich 1 Likörglas davon vor dem Essen trinken.

Engelwurz-Gesichtswasser

1 frisch geschnittene Engelwurzwurzel / ¼ l Gundermann-Hydrolat oder -Tee / 1 TL Honig

→ Alle Zutaten in einem Topf erwärmen, kurz köcheln und 20 Minuten ziehen lassen, dann abfiltern, abfüllen und kühl lagern. Nun kann man das Wasser zur Gesichtsreinigung verwenden.

Engelwurzessig

jeweils 10 g Engelwurz- und Alantwurzel / jeweils 4 g Rosmarin, Salbei und Minze / 1 kleines Stück Ingwer / 1 l Apfelessig

→ Alle Zutaten in ein Glas füllen und 3–4 Wochen an einem warmen Ort ziehen lassen. Abfiltern, abfüllen und kühl lagern. Dieser Essig kann sowohl zum Verfeinern von Salaten als auch zum Desinfizieren von Hautstellen verwendet werden. Zudem dient seine Einnahme der Kräftigung der Abwehrkräfte.

Engelwurz-Magenbitter

12 g Engelwurzwurzel / 7 g Anis / 7 g Kurkumawurzel / 12 g Sternanis / 4 g Tausendgüldenkraut / 4 g Enzianwurzel / 1 l Wodka / ½ kg Zucker / 1 l Wasser

→ Alle Kräuter in ein Glas geben, mit dem Wodka auffüllen, 4 Wochen ziehen lassen und dann abfiltern. Den Ansatz wieder in das Glas geben und kühl lagern. Weitere 6 Wochen ruhen lassen, dann den Zucker im Wasser auflösen und zum Ansatz geben. Gut verrühren, in Flaschen abfüllen und 1 weitere Woche ruhen lassen. Dieser Magenbitter sollte als Aperitif genossen werden.

Estragon

Lat.: Artemisia dracunculus

> Dieses würzige, leicht bittere Kraut gehört zur Familie der Wermutgewächse und wurde von Seefahrern aus Asien mit nach Europa gebracht. Sie nannten es Drachenkraut, da sie glaubten, es könne schlangenhafte Wesen fernhalten. Da Estragon sehr eigen schmeckt, ist er bei vielen nicht sonderlich beliebt, dabei macht er Fleischsorten, welche sehr fett oder nur schwer verdaulich sind, für unseren Magen bekömmlicher. Wir unterscheiden bei diesem Gewächs drei Arten: den Französischen, Deutschen und Russischen Estragon. Letzterer ist mir der liebste – nicht wegen seines Geschmackes, sondern wegen seiner Ausdauer im Garten.

Verwendung: Ursprünglich wurden die Blätter des Estragons auf Giftbisse gelegt, da man ihm eine entgiftende Wirkung zuschrieb. Später verwendete man ihn zum Anregen des Appetites und der Magensäfte.

Mein Wissen: Ich verwenden Estragon bei Magen-Darm-Leiden, Blähungen, Nierenträgheit, Schluckauf und Appetitlosigkeit. Das ätherische Öl und die Bitterstoffe wirken bereits im Mund appetitanregend. Nach einer Krankheit dient

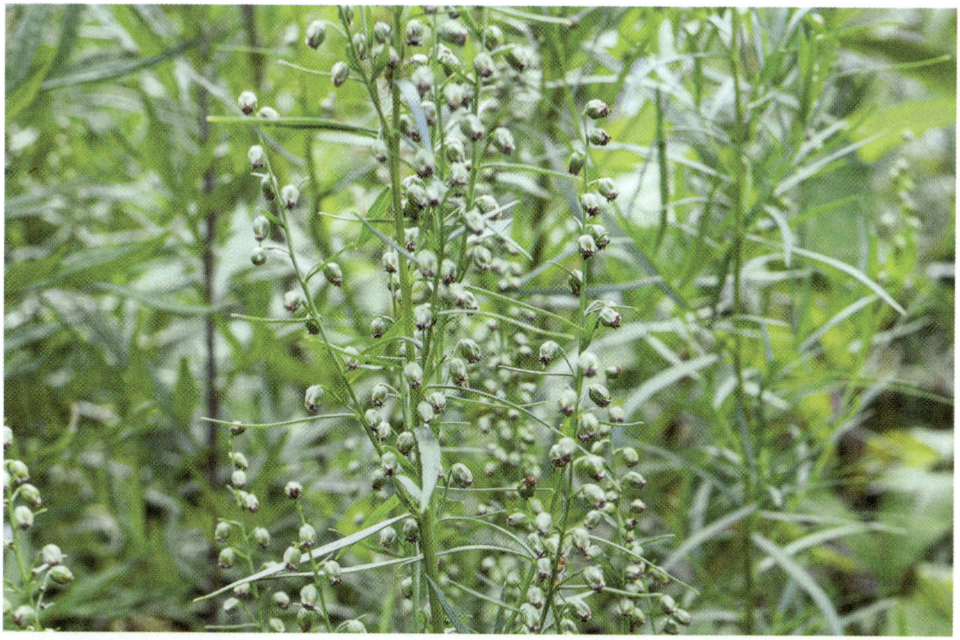

das Kraut der Kräftigung, zudem lindert es Angstzustände. Am liebsten ist mir Estragon aber in der Küche – ob in einer Suppe, im Salat, in Fisch-, Fleisch- oder Gemüsegerichten, spielt dabei keine Rolle. Da er aber intensiv würzig und leicht bitter ist, gehe ich sparsam damit um.

Estragonessig

2 Handvoll frisches Estragonkraut / 1 l Apfelessig

→ Das Kraut fein zupfen oder schneiden und in ein Schraubglas geben, dann mit dem Essig auffüllen und an einen warmen Ort stellen. Nach 3–4 Wochen abfiltern und in Flaschen füllen. Kühl und dunkel lagern. Diesen Essig verwende ich für Salate und Dressings. Gerne gebe auch einen kleinen Schuss davon in meine Saure Suppe.

Estragondressing

1 TL fein gehacktes frisches Estragonkraut / 4 EL Olivenöl / 4 EL Nuss- oder Traubenkernöl / ½ TL Honig / ½ TL Senf / Saft von ½ Zitrone / Salz / Pfeffer

→ Alle Zutaten in ein Schraubglas geben und gut schütteln, bis eine homogene Masse entstanden ist. Das Dressing verwende ich für Salate, Gemüse und Spargel.

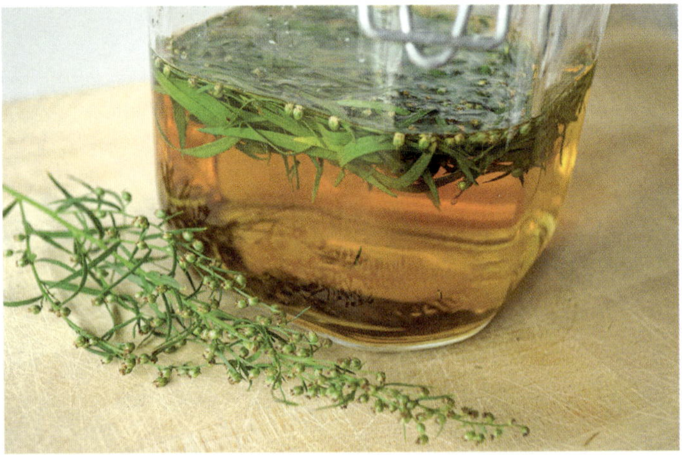

Estragonessig

Estragon-Kräuter-Salz

10 g Estragon / jeweils 2 g Fenchelkraut, Dillspitzen, Quendel, Rosmarin und Petersilie / Abrieb von 1 unbehandelten Zitrone / 100 g Salz

→ Die getrockneten Kräuter in einem Mörser zerstoßen, mit dem Zitronenabrieb zum Salz geben, gut vermischen und abfüllen. Alternativ kann man auch frische Kräuter verwenden, dann muss man das Salz jedoch nachtrocknen. Ich verwende dieses Salz für Fisch- und Fleischgerichte.

Estragonöl

jeweils 20 g Estragon und Petersilie / 1 l Öl nach Wahl

→ Die frischen Kräuter hacken und 1 Tag antrocknen lassen, damit nicht zu viel Wasser in den Pflanzen verbleibt. Danach die Kräuter in ein Schraubglas füllen und mit dem Öl übergießen. Für 3–4 Wochen an einen warmen Ort in der Küche stellen, dann in Flaschen abfiltern und kühl stellen.

Estragontinktur

20 g gezupftes frisches Estragonkraut / 100 ml Wodka

→ Die Kräuter mit dem Alkohol übergießen und 1 Woche stehen lassen. Dann abfiltern und in eine Tropfflasche abfüllen. Ich nehme täglich vor den Mahlzeiten 8 Tropfen davon ein, das regt den Appetit an.

Gelber Enzian

Lat.: Gentiana lutea

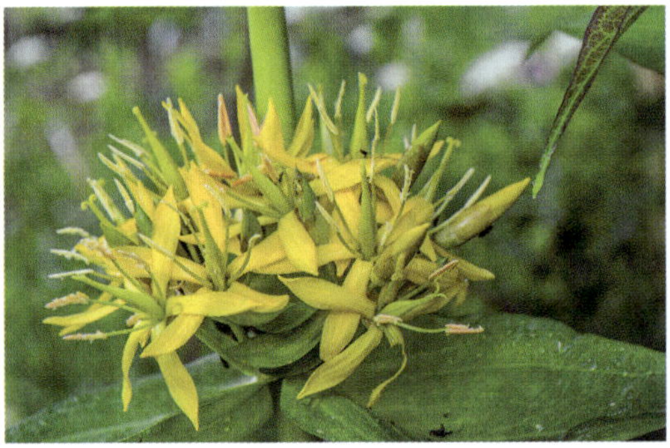

Enzian ist strengstens geschützt, deshalb sollte man ihn im Garten ziehen. Das Aussäen der Pflanze erweist sich als schwierig, daher rate ich dem Laien, schon die Staude zu kaufen. Einmal gepflanzt vermehrt sich der Gelbe Enzian recht gut, denn auch wenn man die Wurzel entnimmt, verbleiben kleine Seitenwurzeln im Boden und kommen im folgenden Jahr als Jungpflanze wieder. Er hatte im Alpenraum einen hohen Stellenwert. In meinem Buch „Das Kräuterwissen meiner Großmutter" könnt ihr nachlesen, was der Enzian alles kann, zudem findet ihr dort weitere Rezepte.

Verwendung: In der Volksheilkunde und im heutigen medizinischen Gebrauch wird Enzian bei Verdauungsbeschwerden, Magen- und Darmleiden eingesetzt. Er regt die Gallensaftproduktion an, wirkt bei Krämpfen im Bauchbereich, Magengeschwüren, Bandwürmern, Verstopfung, Blähungen, Appetitlosigkeit, Kopfschmerzen, Fieber, Husten, Lungenerkrankungen, Muskelschwäche, Wundbehandlung, Malaria und Zahnschmerzen.

Mein Wissen: Ich verwende die Enzianwurzel seit geraumer Zeit bei vielen Leiden, die mit Magen, Darm, Galle, Leber und Milz zu tun haben, da die extremen Bitterstoffe für diese Organe unglaublich wichtig sind. Als Faustregel gilt: 20 Minuten vor dem Essen eingenommen wirkt Enzian appetitzügelnd, 5 Minuten davor hingegen appetitanregend.

Enziantinktur

20 g Enzianwurzel / 100 ml Wodka

→ Die Zutaten in ein Schraubglas füllen und bei Zimmertemperatur 3–4 Wochen ziehen lassen. Abfiltern, abfüllen und kühl lagern. Ich nehme vor den Mahlzeiten 5 Tropfen davon ein, um die Magensäfte und den Gallenfluss anzuregen.

Enzianwein

60 g geschnittene Enzianwurzel / 20 g Grapefruitabrieb / 20 g Weidenrinde / 20 g Brennnesselkraut / 5 g Ingwer / 1 l guter, kräftiger Rotwein

→ Alle Zutaten in ein großes Schraubglas füllen und bei Zimmertemperatur 1 Woche ziehen lassen. Danach abfiltern, abfüllen und kühl lagern. Täglich 1 Likörglas vor dem Essen bringt den Magen in Schwung.

Enzianlikör

20 g Enzianwurzel / 10 g Alantwurzel / 25 g Sternanis / 8 g Tausendgüldenkraut / jeweils 50 g Zesten einer unbehandelten Orange und Grapefruit / 1 kg Kandiszucker / 4 l Wodka / 8 g Weinsteinsäure

→ Alle Zutaten in ein Bügelglas füllen und 3–4 Wochen stehen lassen. Immer wieder umrühren, damit sich der Kandiszucker auflöst. Danach abfiltern, abfüllen und dunkel lagern. Sollte der Likör etwa zu süß sein, eventuell mit etwas abgekochtem Wasser verdünnen.

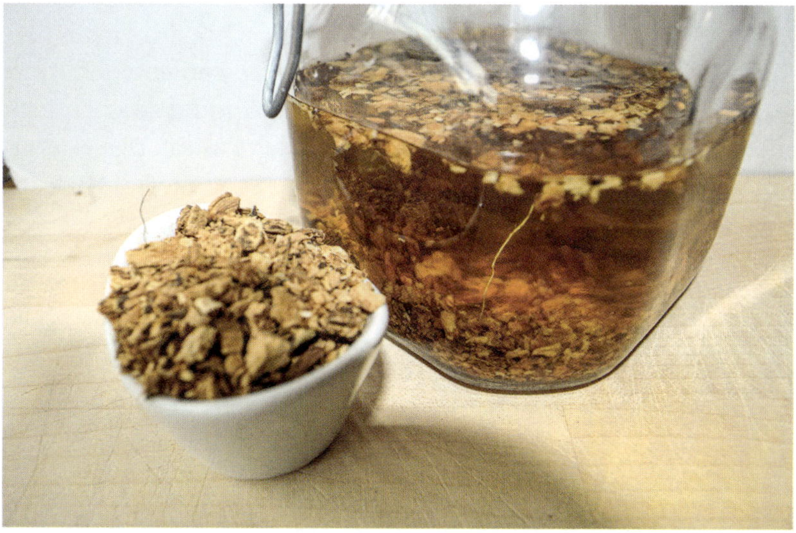

Enziantinktur

Heiligenkraut

Lat.: Santolina chamaecyparissus

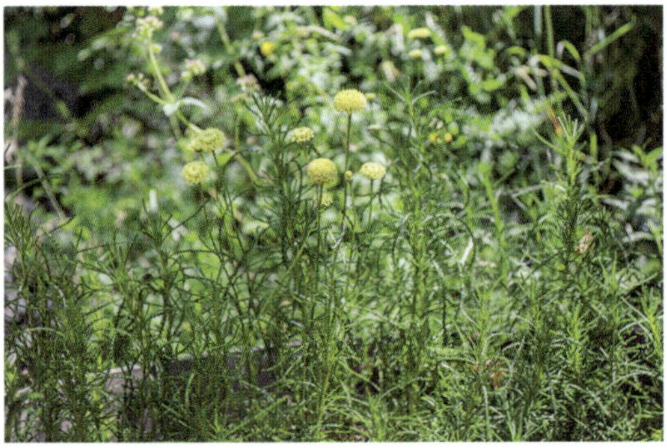

Diese Pflanze ist eine Einwanderin in unseren heimischen Gärten. Normalerweise finden wir das aromatische, würzig-bittere Kraut in der Macchiavegetation des Mittelmeerraumes. Ich liebe seinen Geschmack und seinen herben Duft, doch ist es in der heimischen Volksheilkunde und in unserer Küche fast gänzlich unbekannt. Meist wird das schöne silbrige Kraut Dekorationen, einem Potpourri (einer Duftmischung) oder auch der Wäsche beigegeben. Seinen Namen erhielt es wohl wegen seines Duftes, der mich immer etwas an Weihrauch erinnert.

Verwendung: In der Volksheilkunde des Alpengebietes ist es nicht bekannt, aber in der Klostermedizin kam es - wenngleich selten - bei Gelbsucht, Leberproblemen und Harnwegsinfektionen zum Einsatz.

Mein Wissen: Ich lernte das Heiligenkraut auf einer Reise nach Frankreich kennen. In der dortigen Macchia stach es durch seine feinen silbrigen Nadeln hervor und erinnerte mich an Zypressen. Als ich daran roch, verliebte ich mich augenblicklich. Seitdem benutze ich das Kraut in meiner Sommerküche. Noch lieber habe ich seine Unterart, das Olivenkraut (*Santolina viridis*). Dieses erinnert mich an frisch eingelegte Oliven und an das Meer. So greife ich jetzt des Öfteren zu diesen beiden Schätzen des Mittelmeers.

Mittelmeersalz

10 g Heiligenkraut und Olivenkraut zu gleichen Teilen / 10 g Rosmarin, Basilikum und Zitronenthymian zu gleichen Teilen / Abrieb von ½ unbehandelten Zitrone / 100 g Salz

→ Die Kräuter vorab trocknen und klein rebeln, dann mit den anderen Zutaten vermengen und in Gläschen abfüllen. Dieses Salz passt gut zu Sommersalaten, Fisch und Fleisch.

Insalata Caprese

2 reife Tomaten / 1 Mozzarella / ½ Handvoll frisches Heiligen- oder Olivenkraut / Öl / Salz / Pfeffer / Balsamicoessig nach Belieben

→ Die Tomaten und den Mozzarella in schöne dünne Scheiben schneiden und auf einen Teller legen. Danach das Heiligen- oder Olivenkraut klein zupfen, wenn es zu groß sein sollte, und zusätzlich klein hacken. In einer Schüssel Öl, Salz und Pfeffer zusammenrühren, dann das Kraut dazugeben und über die Tomaten und den Mozzarella träufeln. Nach Belieben noch einige Tropfen Balsamicoessig darübergeben.

Pesto Mare

1 Handvoll Pinienkerne / 1 Handvoll Heiligenkraut und Olivenkraut zu gleichen Teilen / 1 Handvoll Basilikum und Petersilie zu gleichen Teilen / 100 ml Olivenöl / Salz / Pfeffer

→ Die Pinienkerne kurz in einer Pfanne anrösten, dann in den Mörser schütten. Danach alle Zutaten bis auf das Olivenöl im Mörser zerstoßen. Ist eine feine Paste entstanden, das Öl zugießen und gut vermengen. Ich mache immer etwas mehr von diesem Pesto, da ich damit auch mal ein Dressing für einen Salat zubereite oder Sommergemüse damit würze oder befülle. Manchmal lasse ich auch die Pinienkerne weg und hacke ich die Zutaten nur. Diese Mischung verwende ich dann zum Würzen von Suppen, Fisch und Fleisch.

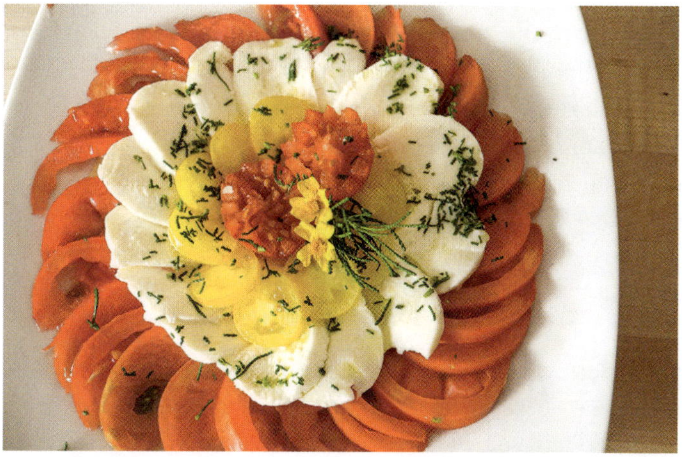

Insalata Caprese

Hirtentäschel

Lat.: Capsella bursa-pastoris

Das Hirtentäschel erkennen die meisten Menschen erst dann, wenn es in Blüte geht und seine unverkennbaren herzförmigen Samenstände trägt. Dabei ist es sehr häufig anzutreffen – seine Blätter kann man bereits im zeitigen Frühjahr von den Rosetten zupfen und in Salate, Suppen und Pestos geben. Unsere Vorfahren sprachen dem Hirtentäschel immer schon eine besondere Wirkung zu. So benutzte man es als Liebesorakel, indem man seine Herzen abzupfte und das Sprüchlein „Ich lieb dich von Herzen, mit Schmerzen, ein wenig, fast gar nicht, überhaupt nicht" sprach. Als Kind liebte ich dieses Spiel, denn es war immer lustig, was dabei herauskam. Bei zahnenden Kindern band man ein Säckchen dieses Krautes um den Hals oder nähte ein Kissen und legte dieses unter den Kopf. Wenn dann die Zähne da waren, warf man das Säcken über die Schulter in den Fluss.

Verwendung: Da es in rauen Mengen zu finden war, verwendete die Landbevölkerung das Hirtentäschel bei vielerlei Krankheiten und Leiden. Es wirkt blutstillend, zusammenziehend und stuhlfördernd.

Mein Wissen: In meiner Familie wurde das Hirtentäschel schon immer verwendet, vor allem zum Blutstillen. Noch heute benutze ich das Kraut für diesen Zweck, zum einen als frische Blattauflage, zum anderen als Tinktur. Zum Gurgeln oder als Tee bei Erkältungen ist es mir auch bestens bekannt. Meine Großmutter setzte es auch bei Unterleibsblutungen ein, indem sie ein Sitzbad machte oder eine Art Tampon. Aber auch bei anderen Frauenleiden wusste sie sich damit zu helfen. Bei Ohrenschmerzen tropfte man den frisch gepressten Saft ins Ohr. Die Blätter und Samenstände, aber auch die ganz jungen, noch saftigen Blüten wandern in meine Küche. Das leicht herbe, nach Kresse oder Senf schmeckende Kraut ist eine Bereicherung für jede Speise. Im zeitigen Frühjahr verwende ich die Blätter für Salate, Pestos oder Kräuterquark.

Hirtentäscheltee

2 TL frisches Hirtentäschelkraut

→ Das Kraut mit 1 Tasse heißem Wasser übergießen und 10 Minuten ziehen lassen. Diesen Tee trinke ich bei Menstruationsbeschwerden und Erkältungen und verwende ihn als Umschlag oder Bad zur Behandlung von Wunden.

Hirtentäscheltinktur

30 g Hirtentäschelkraut / 100 ml Wodka

→ Das Kraut klein schneiden und in ein Schraubglas geben, dann mit dem Wodka auffüllen und 3 Wochen an einem warmen Ort ziehen lassen. Danach abfiltern und abfüllen, dunkel und kühl lagern. Diese Tinktur nehme ich zum Blutstillen: Bei Nasenbluten tauche ich einen kleinen Wattebausch in die Tinktur und stecke diesen in die Nase. Meist hört das Bluten innerhalb weniger Sekunden auf.

Hirtentäschelessenz

30 g Hirtentäschelsamen / 100 ml Wodka

→ Die Zutaten in ein Schraubglas füllen und 10 Tage durchziehen lassen. Dann abfiltern und in eine Tropfflasche abfüllen. Bei Menstruationsbeschwerden nehme ich 15–25 Tropfen dieser Essenz ein.

Hirtentäschelwein

100 g frisches Hirtentäschelkraut / ¾ l Rotwein

→ Das Kraut klein schneiden und in den Wein geben, dann 7 Tage an einem kühlen Ort ziehen lassen. Danach abfiltern und in Flaschen umfüllen. Ich verwende diesen Wein zur Kräftigung meines Magens, indem ich täglich 2- bis 3-mal ½ Likörglas davon trinke.

Hirtentäschel-Frauentee

jeweils 20 g Hirtentäschelkraut, Gänsefingerkraut, Frauenmantel, Beifuß und Jakobskraut

→ Die getrockneten Kräuter zusammenmischen und 1 TL davon mit 1 Tasse heißem Wasser übergießen und 5 Minuten ziehen lassen. Diesen Tee trinke ich bei Störungen der Unterleibsorgane.

Hirtentäschelessig

1–2 Handvoll frisches Hirtentäschelkraut / 1 l Apfelessig

→ Das Kraut klein zupfen und zusammen mit dem Essig in ein Schraubglas geben, dann 3–4 Wochen an einem warmen Ort durchziehen lassen. Anschließend abfiltern, in Flaschen abfüllen und kühl stellen. Diesen Essig verwende ich zum Verfeinern von Salaten, aber auch bei fiebrigen Infekten für Wickel oder zum Waschen des Körpers.

Hirtentäschelsalat

jeweils 100 g Hirtentäschelrosetten, Vogerlsalat (Feldsalat) und Löwenzahnrosetten / Salz / Pfeffer / Essig / Öl / 1–2 EL Kürbiskerne

→ Die Blattrosetten waschen und trocken schleudern, dann mit dem Salz, Pfeffer, Essig und Öl anrichten. Zuletzt noch die Kürbiskerne darüberstreuen. Diesen Salat esse ich gerne, um den Magen und die Leber zu unterstützen. Seine leichte Bitterkeit, aber auch die frischen Vitamine im zeitigen Frühjahr sind wichtig für diese Organe.

Hirtentäschelpesto

1 Handvoll Hirtentäschelkraut / 1 Handvoll gemischte Kräuter (Vogelmiere, Brunnenkresse, Feldsalat, Löwenzahn) / 100 ml Olivenöl / 1 Knoblauchzehe / ein paar geröstete Kürbiskerne / Salz / Pfeffer

→ Alle Zutaten mörsern, bis eine feine, homogene Masse entstanden ist. Ich esse dieses Pesto zu Nudeln, Fleisch oder Pellkartoffeln. Ohne Kürbiskerne zubereitet verwende ich es zum Verfeinern von Gemüse und Salaten.

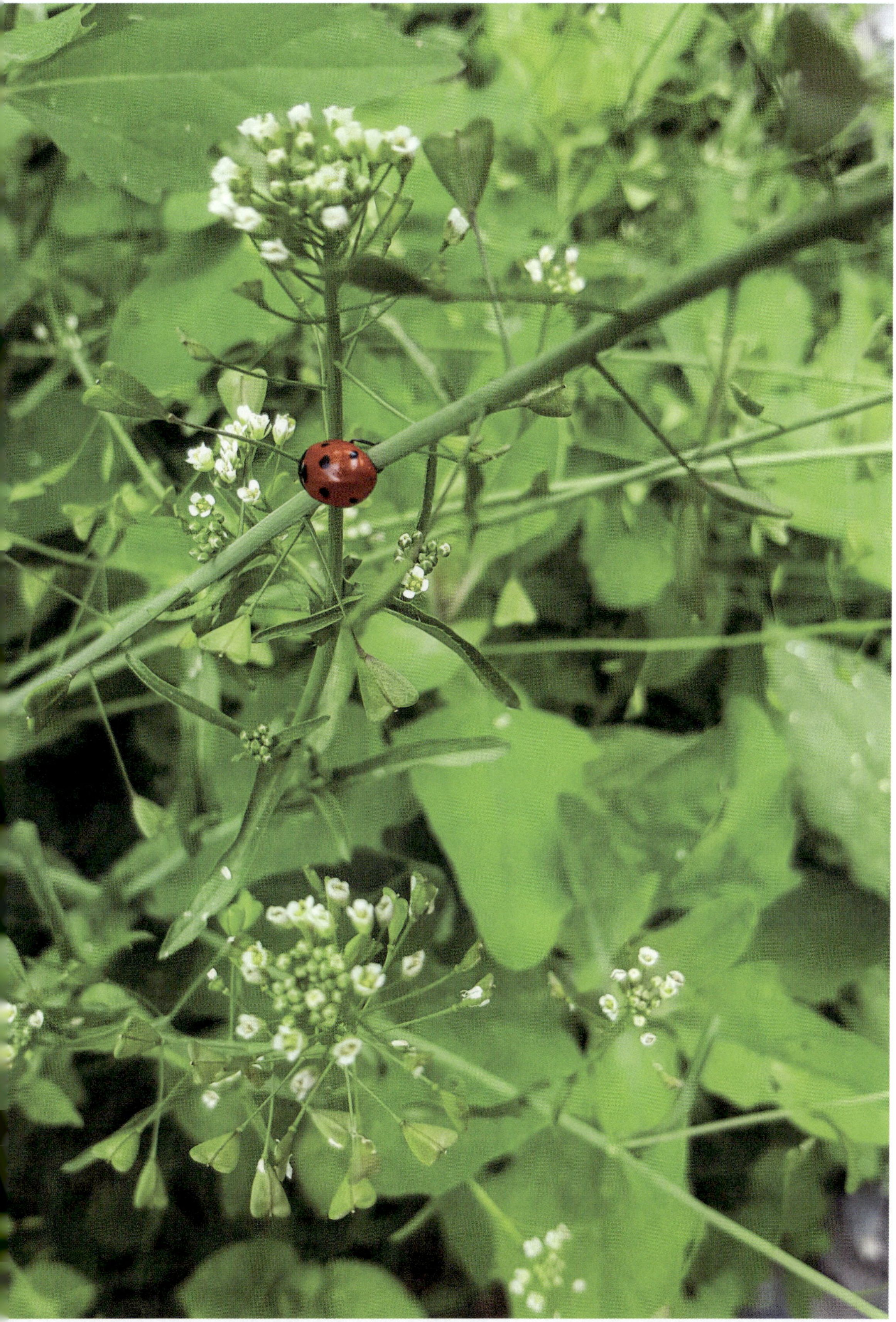

Hopfen

Lat.: Humulus lupulus

Der Hopfen war schon immer ein Symbol der Fruchtbarkeit. So glaubte man, dass eine gute Hopfenernte eine gute Kornernte im nächsten Jahr bringe oder dass Schnee in der Christnacht eine ertragreiche Hopfenernte ankündige. In derselben Nacht, so die Legende, sollte der Hopfen um 23 Uhr unter dem Schnee frische Triebe ausbilden, um nur eine Stunde später – zu Mitternacht – wieder zu verschwinden. Man brachte dies mit dem Treiben der germanischen Götter in Zusammenhang, die dem Volksglauben zufolge in dieser Nacht mit ihrem wilden Heer durch die Lüfte zogen und die armen Seelen einsammelten, wobei ihnen die Hopfenranken als Zaumzeug für ihr Gespann dienten. So ist es nicht verwunderlich, dass dieses Gewächs auch manche magische Anwendung fand. Junge Frauen, die eine lange, wallende Mähne haben wollten, schnitten ein Stück ihrer Haare ab und banden es um Hopfenranken. Heute spülen viele ihre Haare nach dem Waschen mit Bier, damit sie kräftiger werden.

Verwendung: In der Volksheilkunde und in der Klostermedizin war der Hopfen ein wichtiges Würzmittel. Die reifen Zapfen wurden geerntet und getrocknet, um damit das Bier zu würzen. Dabei sollte der Hopfen die sexuelle Lust, vor allem der männlichen Klostereinwohner, dämpfen. Das Bier oder ein Tee aus dem Hopfen wirkt beruhigend, schlaf- und verdauungsfördernd.

Mein Wissen: In meinen zahlreichen Ausbildungen begann ich, auch mit Hopfen zu experimentieren. Dabei stellte ich fest, dass dieser bei Frauen aphrodisierend wirkt, bei Männern hingegen die Lust senkt. Deshalb wende ich Hopfen unterschiedlich an und beachte immer, ob für Mann, Frau oder Kind. Bei einer Pubertierenden kann ein Hopfenkissen, -tee oder -bad das innere Gleichgewicht wiederherstellen. Dies ist auf die Wirkung der im Hopfen reichlich enthaltenen pflanzlichen Östrogene zurückzuführen. Bei Frauen in den Wechseljahren setzte man jahrelang Hopfen ein, um die Hormone zu steuern. Seine beruhigende Wirkung sollte man immer unter Beachtung des Geschlechts und Alters einsetzen. Die Bitterstoffe in diesem Gewächs verwende ich nicht nur für medizinische Zwecke, sie wandern auch gerne in meinen Kochtopf. Im zeitigen Frühjahr sammle ich die Hopfenspargel (Triebe) ab und verarbeite sie.

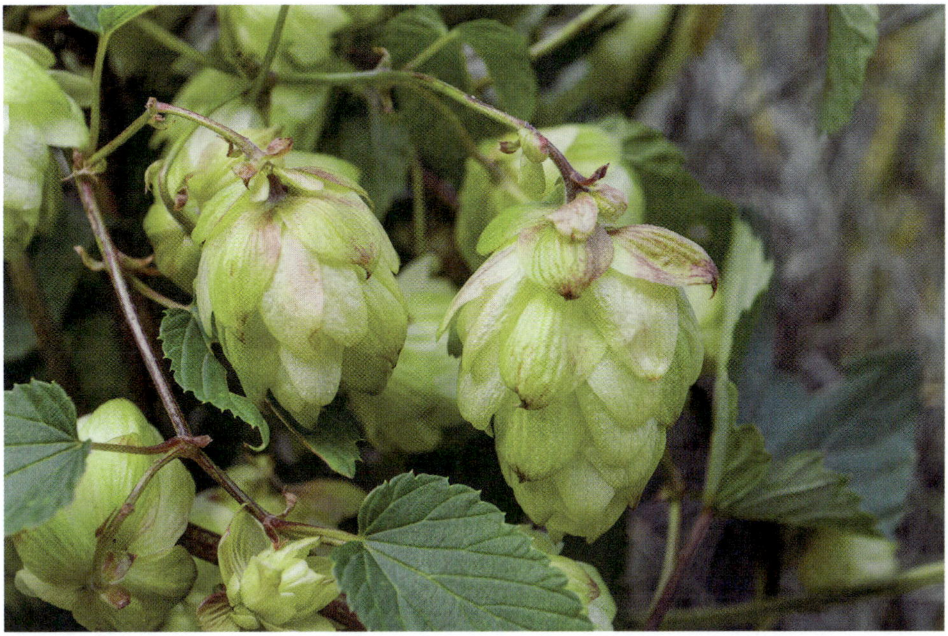

Hopfentinktur

1 EL getrocknete Hopfenzapfen / 100 ml Wodka

→ Den Hopfen in ein Schraubglas geben und mit dem Alkohol aufgießen, dann 3 Wochen bei Zimmertemperatur ziehen lassen, abfiltern und in eine Tropfflasche umfüllen. Diese Tinktur verwende ich bei Schlafstörungen.

Hopfensalbe

1 Handvoll frische Hopfenzapfen / 100 ml Olivenöl / 5 g Bienenwachs / 5 g Kakaobutter

→ Die Hopfenzapfen in das Olivenöl geben und alles im Wasserbad erwärmen, dabei nicht heißer als 60 °C werden lassen. Dann über Nacht ziehen lassen, am folgenden Morgen abfiltern und 25 ml Ansatz abmessen. Erneut im Wasserbad erwärmen und das Bienenwachs einrühren. Sobald dieses geschmolzen ist, aus dem Wasserbad nehmen und die Kakaobutter einrühren, abfüllen und kühl lagern. Diese Salbe verwende ich zur Festigung meiner Haut.

Hopfentee

1 TL Hopfenzapfen

→ Die Hopfenzapfen mit 1 Tasse heißem Wasser übergießen. Diesen Tee trinke ich bei Leber- und Gallenleiden, Verdauungsschwäche, Appetitlosigkeit, Bauchschmerzen sowie Nieren- und Blasenentzündungen.

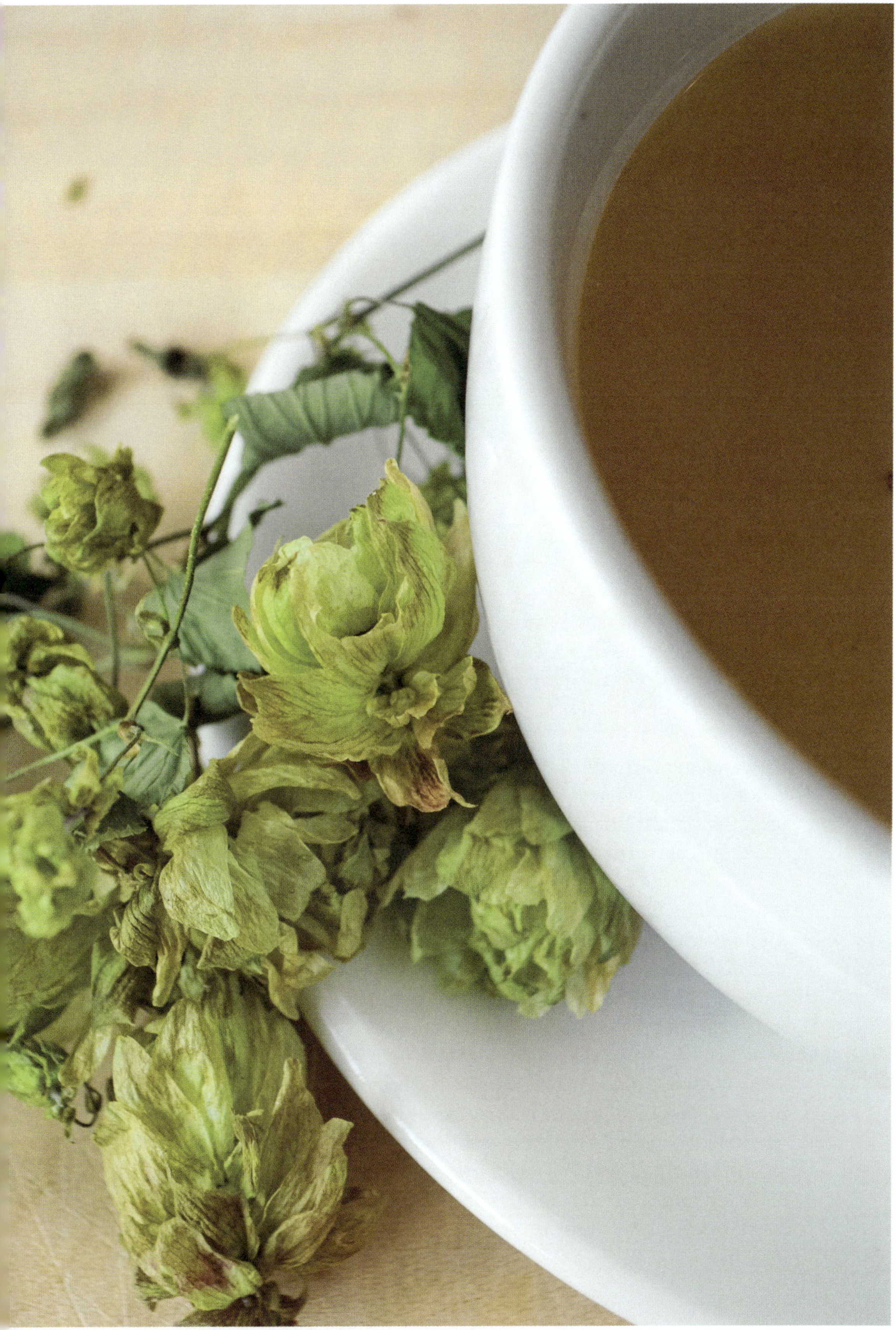

Huflattich

Lat.: Tussilago farfara

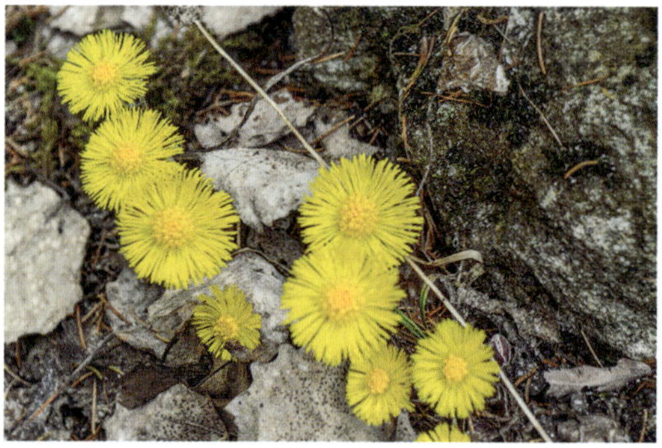

Wenn die ersten milden Sonnenstrahlen den Schnee schmelzen und die Erde erwärmen, treten als Allererstes die Blüten dieses Gewächses hervor. Der Huflattich gehört zur Familie der Korbblütler und bevorzugt sandige und lehmige Böden. Die grob geschuppten Stängel tragen sonnengelbe Blüten, die nach Honig riechen und den Bienen auch als eine der ersten Frühlingsboten Nahrung bieten. Abends schließen sich diese wieder, verblühen nach kurzer Zeit und machen ab April den wolligen Blättern Platz. Anfangs sind die gesamten Blätter beidseitig wollig behaart. Wenn die Blätter ausgewachsen sind, löst sich die dünne Wollschutzhaut auf der Oberseite und darunter tritt eine ledrige Blattoberfläche hervor. Dies ist ein wichtiges Erkennungszeichen, um den Huflattich nicht mit der Pestwurz oder dem Alpenlattich zu verwechseln.

Verwendung: Vermutlich weil die Blüte vor den Blättern zum Vorschein kommt, gab man dieser Pflanze den Namen *Filius ante patrem* („Der Sohn vor dem Vater"). Der Gattungsname *Tussilago* leitet sich vom lateinischen *tussis ago* ab und bedeutet „Ich vertreibe den Husten". Schon im 1. Jahrhundert n. Chr. empfahl der Militärarzt Dioskurides die zerriebenen Blätter mit Honig bei Entzündungen der Brust. Der römische Autor Plinius gab genauere Anweisungen: Bei Atemnot und Husten sollte man die Wurzel in glühende Zypressenkohlen legen und den Rauch inhalieren. Diese Art der Anwendung war bis zum Zweiten Weltkrieg üblich, heute bereitet man sich einen Teeauszug oder einen Hustensaft aus Huflattich zu.

Mein Wissen: Jedes Frühjahr sammle ich die gelben Blütenköpfchen und ab April die handtellergroßen Blätter. Die Blüten verwende ich wegen des hohen, leberschädigenden Pyrrolizidingehaltes nur für Salben, während ich die Blätter als Tee zubereite. Bei der Trocknung muss man nur aufpassen, dass die Blätter nicht schimmeln. Durch das Zusammenspiel der diversen Inhaltsstoffe wirken sie innerlich bei Reizhusten, Heiserkeit, Husten, chronischen Lungenleiden und

Bronchitis sowie bei Entzündungen im Mund- und Rachenraum. Äußerlich auf die Brust aufgelegt wirken sie schleimverflüssigend und erleichtern das Abhusten. Meine Großmutter setzte sie bei ihrer Tuberkulose ein. Bei Wunden auf die Haut gelegt oder als Bad wirkt Huflattich antiseptisch, entzündungshemmend und hautklärend. Das ist auch bei Akne sehr dienlich, da die Fettproduktion gedrosselt wird. Aber auch seine Bitterstoffe sind nicht zu verachten und man kann seine Blätter zum Füllen und Dämpfen verwenden. Sie schmecken ähnlich wie Artischocken, die den Dickdarm anregen. Wer wegen des Pyrrolizidingehaltes Bedenken hat, schwanger ist oder etwas für Kinder zubereitet, kann in der Apotheke einen Huflattichtee erwerben, da dieser pyrrolizidinfrei ist. Ansonsten gilt, ihn maximal 2-mal im Jahr für 3 Wochen zu verwenden.

Huflattichessenz

1 Handvoll Huflattichblüten oder -blätter / 1 l Wodka

→ Die Blüten oder Blätter im Alkohol ansetzen und 5–6 Wochen bei Zimmertemperatur ziehen lassen. Danach abfiltern, abfüllen und kühl lagern. Bei Husten nehme ich 25 Tropfen dieser Essenz auf 1 TL Honig ein, bei Dickdarmproblemen dieselbe Menge ohne Honig.

Huflattichsirup

je nach Glasgröße 4–6 Handvoll Huflattichblüten oder -blätter / ½ kg Honig

→ Die Blüten oder Blätter klein schneiden und abwechselnd mit dem Honig schichtweise in ein Glas füllen. Dann das Glas dicht verschließen, sodass nichts eindringen kann. Ein ca. 50 cm tiefes Loch in die Erde graben und das Glas dort hineinstellen. Nach 8–12 Wochen wieder aus dem Loch holen, den Sirup abfiltern, umfüllen und kühl lagern. Dieser Sirup wird bei Husten eingesetzt.

Kalmus

Lat.: Acorus calamus

Der Kalmus ist bei uns in Europa kaum mehr bekannt, doch man sollte ihn nicht links liegen lassen. So wird er unter Pflanzenkundigen auch als heimischer Ingwer bezeichnet. Er wächst gerne an feuchten Stellen und bildet ein Rhizom aus. Wir unterscheiden das Gewächs in vier Arten: den Europäischen, den Amerikanischen, den Indischen und den Lakritz-Kalmus. Alle vier Gewächse lassen sich an einem feuchten Ort im Garten ziehen.

Verwendung: Kalmus wird schon seit der Antike als beliebtes Magen-Darm-Mittel eingesetzt. Die ätherischen Öle und die Bitterstoffe stimulieren die Darmbewegung und regulieren die Verdauungssäfte. Ebenso wirken sie gegen Krämpfe und Bauchkoliken und können zur Raucherentwöhnung dienen.

Mein Wissen: In meinem Garten wachsen drei Arten dieser Gattung. Leider sind sie nach der Ernte eine Zeit lang etwas mickrig, doch die Bestände erholen sich schnell. Ich nutze Kalmus gerne in meiner Hausapotheke, denn er besitzt ein weites Anwendungsspektrum und hat mir bei so manchem Leiden gute Dienste erwiesen. Ich setze ihn nicht nur bei den typischen Magen-Darm-Problemen ein, sondern auch als Badezusatz oder zum Inhalieren. Man sollte die Wurzel aber nicht zu hoch dosiert und bedenkenlos verwenden, denn sie enthält einen Giftstoff namens Beta-Asaron. Während sich dieser im Amerikanischen Kalmus nicht findet, der deshalb als ungefährlich gilt, ist er im Indischen Kalmus sehr hoch dosiert. Man sagt ihm nach, dass er krebserregend und erbgutschädigend sein soll. Dennoch wird das Kraut in Indien seit Generationen als Stimmungsaufheller und Aphrodisiakum verwendet.

Kalmustinktur

100 g getrocknete und zerkleinerte Kalmuswurzel / 1 l Wodka

→ Die Wurzel in Schraubglas geben, mit dem Wodka übergießen und 3 Wochen an einem warmen Ort stehen lassen. Dann abfiltern, in eine Flasche füllen und an einem kühlen, dunklen Ort aufbewahren. Bei Verdauungsstörungen 3-mal täglich 20–30 Tropfen davon einnehmen.

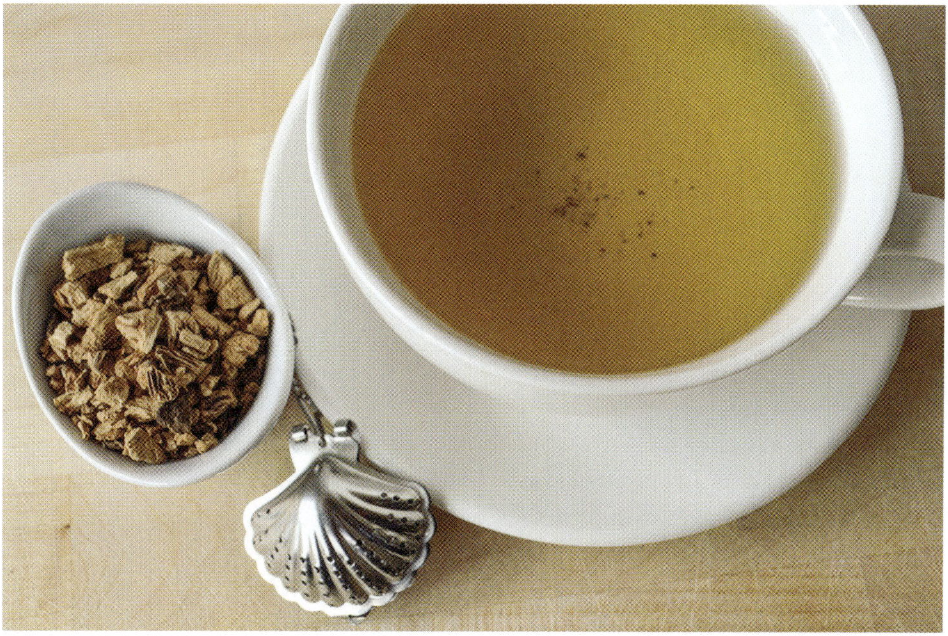

Kalmustee

Kalmuswein

100 g getrocknete und zerkleinerte Kalmuswurzel / 1 l Weißwein

→ Die Wurzel mit dem Weißwein übergießen und 10 Tage an einem warmen Ort ziehen lassen. Danach abfiltern und abfüllen. Bei Erschöpfung und Appetitlosigkeit trinke ich täglich vor jedem Essen 1 Likörglas davon.

Kalmustee

2 TL getrocknete Kalmuswurzel

→ Die Wurzel mit 150 ml kochendem Wasser übergießen und 3–5 Minuten abgedeckt ziehen lassen. Vor jeder Mahlzeit 1 Tasse davon trinken, um Magen-Darm-Probleme zu lindern.

Kalmus-Raucherentwöhnung

→ Zur Raucherentwöhnung mehrmals täglich ein kleines Stück Kalmuswurzel kauen. Auch Asthmatikern dient dies zur Unterstützung der Atemwege.

Kalmus-Badeöl

100 g getrocknete und zerkleinerte Kalmuswurzel / ½ l Mandel- oder Aprikosenöl

→ Die Wurzel im Öl ansetzen und an einem warmen Ort 4 Wochen durchziehen lassen. Danach abfiltern, in eine dunkle Flasche füllen und kühl lagern. Für ein Bad ca. 10 ml dieses Öls abnehmen und in das Badewasser schütten. Zur besseren Aufnahme durch die Haut einen Schuss Sahne hinzufügen. Ich verwende es bei Rheuma, Muskelschmerzen, Erkältungen und Erfrierungen.

Kalmuswurzelbad

200 g getrocknete und zerkleinerte Kalmuswurzel

→ Die Wurzel mit 1 l Wasser aufkochen und gute 10 Minuten ziehen lassen. Dann abfiltern und in das Badewasser gießen. Ein solches Bad genehmige ich mir nach einem stressigen Tag, bei Erschöpfung und zum Entgiften meines Körpers.

Knoblauchrauke

Lat.: Alliaria petiolata

Die 1 Meter hohe Pflanze mit den kleinen, weißen Blüten ist für die meisten unscheinbar. Ihr intensiver Knoblauchgeruch überrascht jedoch viele. Bereits im zeitigen Frühling schauen ihre ersten Triebe aus dem Boden. Im Laufe des Jahres erreicht sie eine beträchtliche Höhe. Dann ist es Zeit für sie, ihre Samen abzuwerfen und so für das Sprießen neuer Pflanzen im kommenden Frühjahr zu sorgen. Wer sie nicht kennt, kann sie leicht mit einer Nacht- oder Mondviole verwechseln, die aber beide keineswegs nach Knoblauch riechen und schmecken. Die Pflanze findet man in lichten Wäldern, an Waldrändern, Hecken und auf Brachflächen. Im Garten benötigt sie einen halbschattigen Platz mit gut durchlässigem Boden.

Verwendung: Die Knoblauchrauke hat auswurffördernde, leicht antiseptische und atmungsfördernde Eigenschaften. Verwenden kann man die gesamte Pflanze. Sie wird zwischen Mai und Juni gesammelt und ausschließlich frisch verwendet, denn zur längeren Aufbewahrung eignet sie sich nicht.

Mein Wissen: Ich bin vermutlich die Erste in meiner Familie, die diese Pflanze anwendet. In der Küche nehme ich die jungen Blätter zum Verfeinern von

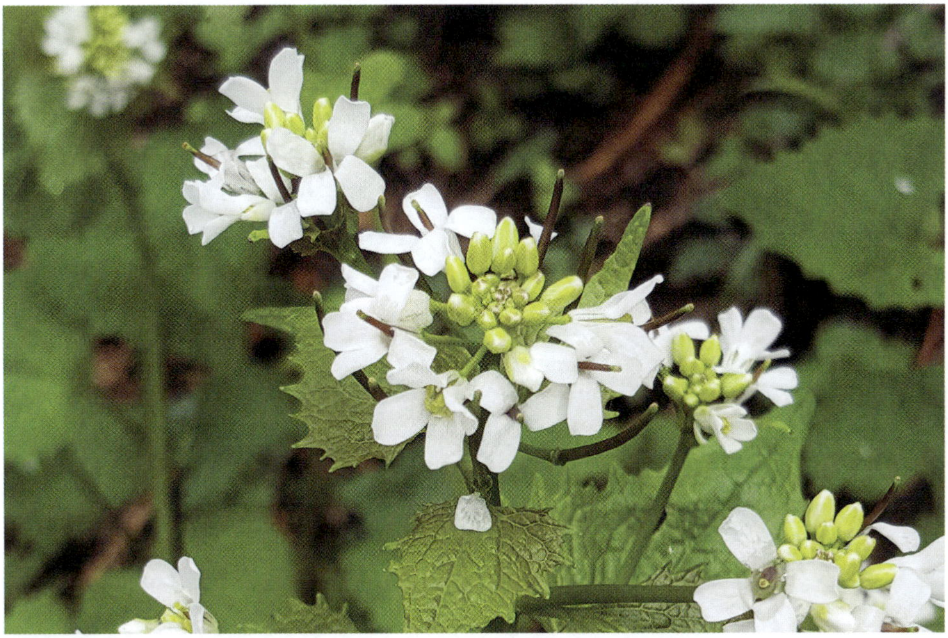

Salaten, Quark, Kräuterbutter, Suppen und Quiches. Die Wurzel lässt sich wie Meerrettich verwenden, die Schoten können als Senfersatz dienen. Da das Kraut ein wichtiger Frühjahrsputzer ist, verwende ich es zur Kräftigung meines Organismus. Zudem unterstützt es den Entgiftungsprozess der Leber, kräftigt den Magen, heilt kleinere Wunden und Schnitte. Als Blattauflage dient es mir auch bei Insektenstichen. Ein aus der Pflanze gewonnener Tee hilft bei Zahnfleischproblemen und Mandelentzündung, Husten und Erkältungen.

Knoblauchraukentee

1 TL frische Knoblauchraukenblätter

→ Das Kraut mit 1 Tasse heißem Wasser übergießen und 10 Minuten ziehen lassen, dann abfiltern und noch lauwarm für Mundspülungen oder zum Gurgeln nehmen.

Knoblauchraukentinktur

1 Handvoll frische Knoblauchraukenblätter / 100 ml Wodka

→ Das Kraut in ein Schraubglas geben und mit dem Alkohol aufgießen, dann 3 Wochen bei Zimmertemperatur ziehen lassen, abfiltern und in eine Tropfflasche umfüllen. Diese Tinktur verwende ich bei Verdauungsstörungen.

Knoblauchraukenöl

jeweils 1 Handvoll frische Knoblauchrauken- und Bärlauchblätter / 1 Knoblauchzehe / 1 l gutes Olivenöl

→ Die frischen, aber nicht feuchten Blätter klein zupfen und in ein Glas geben, dann den Knoblauch schälen, anquetschen und dazugeben. Nun mit dem Olivenöl aufgießen, das Glas mit einem Stoffstück abdecken und bei Zimmertemperatur stehen lassen. Nach guten 3–4 Wochen abfiltern und abfüllen, dann kühl lagern. Dieses Öl duftet herrlich nach Knoblauch und verfeinert meine Salate, Suppen, Gemüse-, Fisch- und Fleischgerichte. Eine damit angerührte Mayonnaise ist ein wahrer Genuss.

Knoblauchrauken-Wildkräuter-Salat

6 mittelgroße Kartoffeln / 2 kleine rote Zwiebeln / 1 Knoblauchzehe / ca. 40 Knoblauchraukenblätter / 1–2 Handvoll Wildkräuter (wie Wilde Möhre, Löwenzahn, Schafgarbenblätter) / 4 EL Öl / 4 EL Balsamicoessig / 2 EL Sahne / Salz / Pfeffer

→ Die Kartoffeln kochen, nach dem Abkühlen schälen und in feine Blätter schneiden oder hobeln. Danach die Zwiebeln in feine Ringe schneiden, den Knoblauch hacken und die Blätter der Knoblauchrauke sowie die Wildkräuter fein schneiden. Alles zu den Kartoffeln geben. Nun aus dem Öl, dem Essig, der Sahne, dem Salz und dem Pfeffer das Dressing zusammenrühren und unter die Kartoffelscheiben heben.

Knoblauchraukenpesto

200 g Knoblauchraukenblätter / 100 g Parmesan / 50 g Mandeln / 50 g Sonnenblumenkerne / 400 ml Olivenöl / Salz / Pfeffer

→ Die Knoblauchrauke mit dem Parmesan, den Mandeln und den Sonnenblumenkernen sowie dem Öl in einen Mixer geben und kurz durchmixen, dabei die Masse nicht zu fein werden lassen. Nun mit Salz und Pfeffer abschmecken und servieren. Mit diesem Pesto verfeinere ich so manchen Salat, aber auch zu Gemüse, Pellkartoffeln, Fisch und Fleisch passt es hervorragend.

Kohl-Kratzdistel

Lat.: Cirsium oleraceum

Die jungen Blätter dieser heimischen Distelart, die auch einfach Kohldistel genannt wird, standen früher regelmäßig auf dem Speiseplan der Landbevölkerung. Heute fast gänzlich in Vergessenheit geraten, findet sie unter den Kräuterfachleuten neuen Anklang. Ihre Blätter erinnern uns an Kohl und können – je nach Alter – mehr oder weniger bitter sein.

Volksmedizin: In der alten Volksheilkunde wurde die Kohldistel zur Beruhigung und als Nierenmittel eingesetzt.

Mein Wissen: Meine Großmutter benutzte die Blätter für diverse Speisen; diese kann man bereits im Sommer ernten und als Gemüse, aber auch für einen Tee oder Sud verwenden. Aus den Wurzeln bereitete sie eine Abkochung zu. So ist die Kohldistel meiner Familie bis heute bekannt. Ich selbst baue sie in meinem Garten an. Ihre Blätter verfeinern meine Salate, Suppen, Knödel oder werden wie Spinat gekocht.

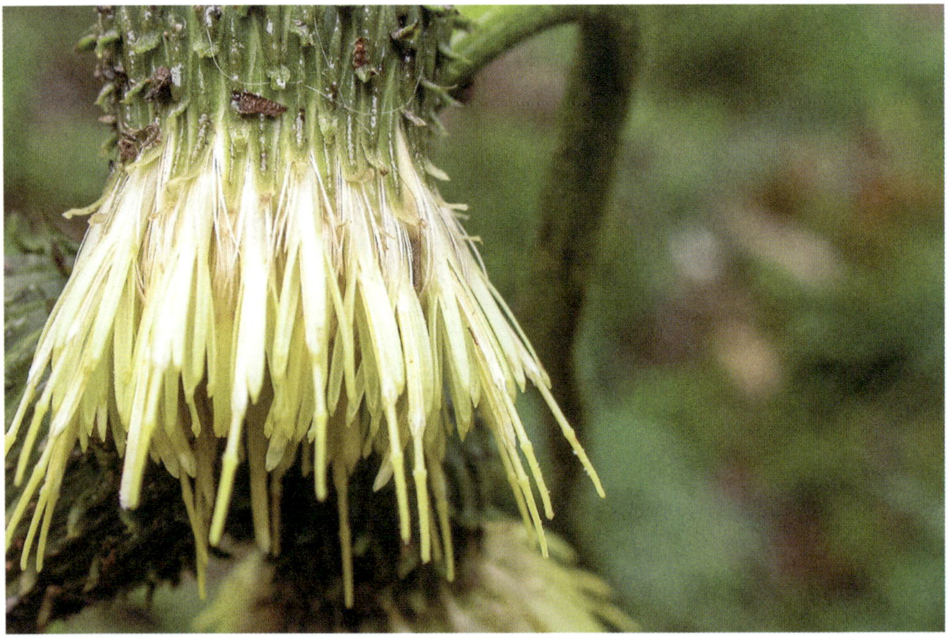

Kohldisteltee

1 TL Kohldistelwurzel

→ Die Wurzel mit ¼ l Wasser aufkochen und 10 Minuten ziehen lassen, dann abfiltern und trinken. Ich gebrauche diesen Tee bei Muskelkrämpfen, Rheuma und Gicht. Durch seine Bitterstoffe kurbelt er den Stoffwechsel an. Zudem wir diese Abkochung bei Zahnschmerzen als Mundspülung verwendet. Aber auch zur Behandlung von Schockerlebnissen war er in meiner Familie nicht unbekannt.

Kohldistel-Blattauflage

1–2 Handvoll frische Kohldistelblätter

→ Die Blätter gut mit dem Nudelholz quetschen und auf die Krampfadern auflegen.

Kohldistel-Roggenbrei-Auflage

1 Tasse Roggenmehl / Abkochung der Kohldistelwurzel (siehe oben unter Kohldisteltee)

→ Das Mehl in eine Schüssel geben. Vorsichtig mit der Abkochung aufschütten und vermengen, sodass eine homogene Masse entsteht; sie darf nicht zu flüssig sein. Dann den Brei auf ein Leinentuch aufstreichen und auf die Krampfadern auflegen.

Kornblume

Lat.: Centaurea cyanus

Früher, als es noch Getreidefelder gab, die nicht gedüngt oder gespritzt wurden, wuchs mitten im Korn eine wunderschöne blaue Blume. Heute ist sie durch die Verwendung von chemischen Mitteln in den Feldern gänzlich verschwunden. Ihren Namen erhielt sie von dem Zentauren Chiron, der halb Mensch, halb Pferd war. Er heilte die Wunden des Achilles mit dieser Blume. Da sie blau blüht, galt sie wie der Rittersporn, die Wegwarte oder die blaue Akelei als Augenheilpflanze. An Johanni band man deshalb einen Kranz aus diesen Blumen, blickte durch diesen hindurch und sprach: „Johannisfeuer, stärk mir meine Augenlider, dass ich dich aufs Jahr seh wieder."

Verwendung: In der Volksheilkunde hatte die Kornblume noch eine wichtige Bedeutung, die sie heute jedoch fast gänzlich verloren hat. So setzte man sie bei Magen-Darm-Leiden ein, zum Treiben von Harn, bei Nieren- und Blasenentzündungen, bei Husten und zur Blutreinigung.

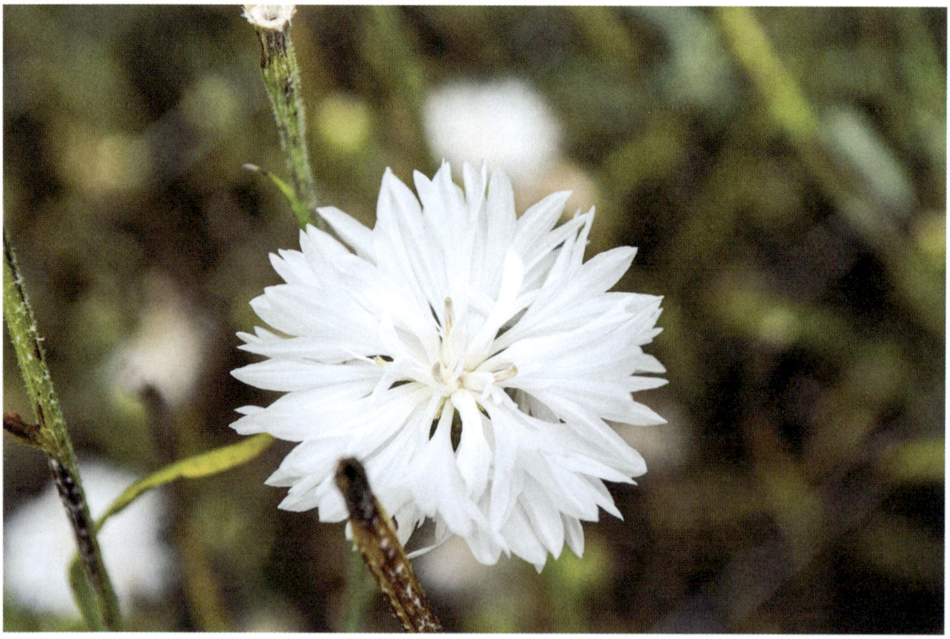

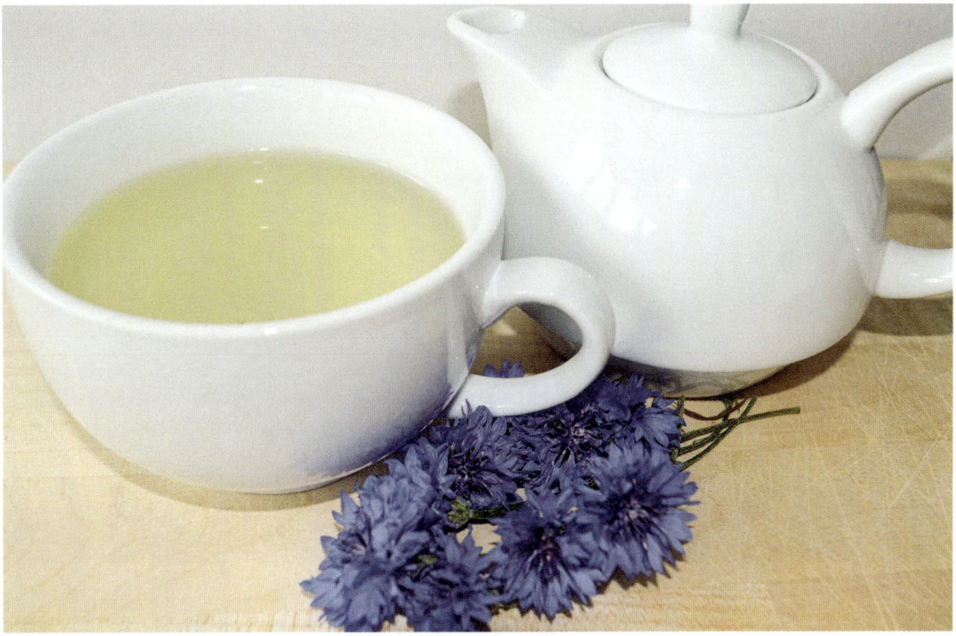

Kornblumentee

Mein Wissen: In meinem Kräutergarten darf diese wunderschöne Blume nicht fehlen. Sie findet nicht nur regen Anklang bei den diversen Insekten, sondern auch eifrige Verwendung in meiner Hausapotheke, Küche und bei der Kosmetikherstellung. Ich nutze sie nicht nur wegen ihrer schönen Blüten, sondern auch wegen ihrer Heilkraft. Als Heilpflanze sollte sie aus ihrem Schattendasein treten und wieder die Wertschätzung erfahren, die ihr gebührt.

Kornblumentee

1 TL Kornblumenblüten

→ Die Blüten mit 1 Tasse heißem Wasser überbrühen und 5 Minuten ziehen lassen. Sobald der Tee lauwarm ist, ein kleines Tuch darin eintauchen und als Augenkompresse auflegen. Diese Anwendung mache ich gerne bei müden, roten und entzündeten Augen. Aber auch bei Husten, Magenleiden und zum Harntreiben kann dieser Tee verwendet werden. Zudem hilft er mir bei leichten Kopfschmerzen, Nieren- und Blasenschwäche.

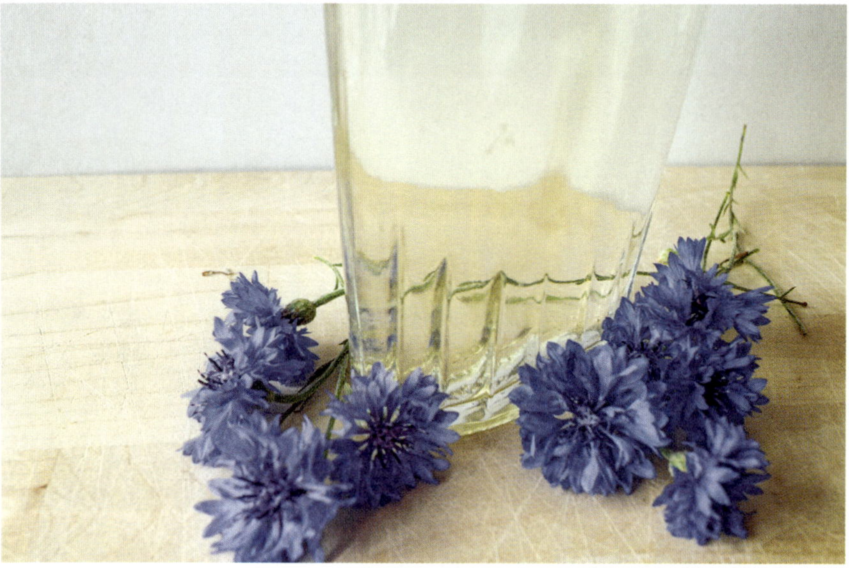

Kornblumen-Gesichtswasser

Kornblumen-Gesichtswasser

¼ l Kornblumentee / 1 TL Honig

→ Den noch warmen Tee in einem Topf mit dem Honig verrühren und 20 Minuten ziehen lassen, dann abfiltern, abfüllen und kühl lagern. Nun kann man das Kornblumenwasser zum Reinigen des Gesichtes verwenden. Das Gesichtswasser ist eine Woche lang haltbar, für eine längere Konservierung empfiehlt es sich, 5 % eines 70-prozentigen Alkohols beizumengen.

Farbiges Kornblumensalz

2–3 Handvoll Kornblumenblüten / 100 g Salz

→ Die Blüten vorab trocknen, dann die Zungenblüten auszupfen und im Mörser verreiben. Das Salz beimengen und in Gläser abfüllen. Ich verwende dieses Salz bei Gemüse, Salaten, Suppen, Kräuterbutter, Quark und Pesto. Je nach Blütenfarbe ist es blau, rosa, schwarz, weiß oder rot.

Kresse

Lat.: Lepidium sativum, Lepidium latifolium, Barbarea vulgaris, Tropaeolum majus

In den verschiedenen Kressearten finden wir neben den Bitterstoffen auch die sogenannten Senfölglykoside, die die Pflanzen nicht nur bitter, sondern auch scharf machen. Kapuzinerkresse, Brunnenkresse, aber auch unsere Gartenkresse werden meist unterschätzt, dabei sind sie weit mehr als nur leckeres scharfes Grünzeug. Leider gehören sie zu den schnell verderblichen Kräutern und müssen deshalb konservierend angesetzt werden. Unter den Kressen finden wir viele unterschiedliche Arten, bei der Lagerung verlieren sie jedoch ihre Schärfe, deshalb konserviere ich sie in diversen Auszugsmöglichkeiten und Rezepten.

Verwendung: Die Gartenkresse besitzt eine keimtötende Wirkung, die den zwei anderen oben genannten Arten in nichts nachsteht, zudem gehört sie zu den antibiotischen Pflanzen. Sie wirkt blutreinigend, stoffwechselanregend und blutbildend.

Mein Wissen: Ich esse fast jeden Tag Kresse, da ihre Inhaltsstoffe (einschließlich der Bitter- und Scharfstoffe) eine Wohltat für meinen Körper sind. Jedoch sollte man bei schwachem Magen etwas vorsichtig damit sein.

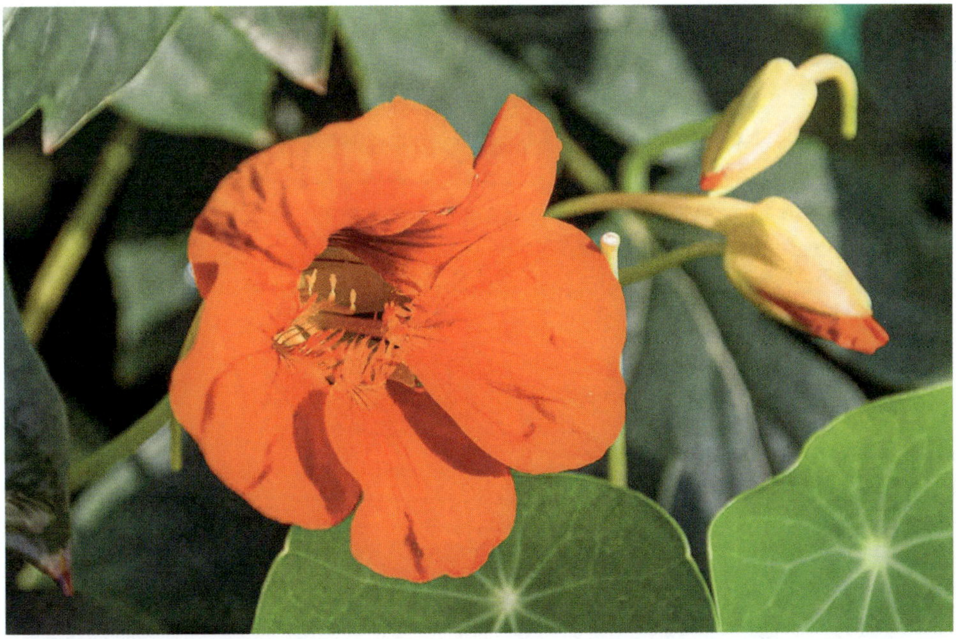

Kressetinktur

1 Handvoll frische Kresse / 100 ml Wodka

→ Die Kresse in ein Schraubglas geben und mit dem Alkohol aufgießen, dann 3 Wochen bei Zimmertemperatur ziehen lassen, abfiltern und in eine Tropfflasche umfüllen. Diese Tinktur verwende ich bei Verdauungsstörungen.

Kresseessig

2 Handvoll frische Kresse / 1 l Apfelessig

→ Die Kresse im Essig ansetzen und 3 Wochen ziehen lassen. Dann abfiltern, abfüllen und kühl lagern.

Paprika-Muffins mit Kressehaube

1–2 Handvoll Kresse / 1 grüne Paprika / 100 g Feta / 250 g Mehl / 1 Päckchen Backpulver / 1 Ei / 6 EL weiche Butter / ¼ l Buttermilch / 1 Becher Schmand / 1 Prise Salz / 1 Msp. Pfeffer

→ Die Kresse, die Paprika und den Feta fein schneiden. Nun das Mehl mit dem Backpulver vermischen. Das Ei, die Butter, die Buttermilch und ca. die Hälfte der geschnittenen Kresse gut verquirlen. Nach und nach das Mehl unterrühren und zuletzt die Paprika und den Feta mit einem Kochlöffel unterheben. Nun den Teig in die eingefettete Muffinform füllen und im vorgeheizten Backofen 30 Minuten bei 180 °C backen. In der Zwischenzeit den Schmand mit Salz und Pfeffer abschmecken. Nach dem Backen die Muffins noch 5 Minuten ruhen lassen, dann jeden Muffin mit 1 EL Schmand und etwas geschnittener Kresse verzieren.

Leberblümchen

Lat.: Hepatica nobilis

Als einer der ersten Farbtupfer im Jahr erscheint dieses Blümchen in leuchtendem Blau, selten in Weiß oder Rosa. Unter den kahlen Bäumen findet es noch genügend Licht, um zu wachsen. Im Sommer ist es nur für geübte Augen zu erkennen. Dann sind nur noch seine an die Leber erinnernden lappenförmigen Blätter zu entdecken. Da das Leberblümchen zu den geschützten Pflanzen gehört und leicht giftig ist, wird es nur mehr selten eingesetzt. Beim Trocknen wird das giftige Protoanemonin in das heilsame Anemonin verwandelt. Deshalb sollte man die Pflanze im Garten ziehen und für Heilanwendungen trocknen. Während der Ernte sollte man vorsichtig sein, denn das Leberblümchen kann die Haut reizen und zu Bläschenbildung führen. In früheren Zeiten aß man die ersten drei Blüten, die man im Frühjahr fand. Im Volksglauben der Bauern sollte dies gegen Krankheiten vorbeugen. Dies war umso wichtiger, als jede helfende Hand in einer Familie dringend gebraucht wurde.

Verwendung: In erster Linie wird das Leberblümchen bei Leberleiden eingesetzt, dieser Anwendung verdankt es auch seinen Namen. Manche hingegen sagen, es hieße wegen seiner leberförmigen Blätter so. Ein Tee des Krautes wirkt krampflösend, schmerzstillend und antibiotisch. Aber auch bei Lungen-, Kehlkopf- und Rachenentzündungen findet es Anwendung.

Mein Wissen: In meiner Familie wird das Kraut zur Behandlung von Leberleiden, zur Reinigung der Nieren und Blase sowie als Wundkraut verwendet.

Leberblümchen-Kaltauszug

5 TL getrocknetes Leberblümchenkraut / ½ l kaltes Wasser

→ Das Kraut mit dem Wasser ansetzen, 8 Stunden ziehen lassen und abseihen. Über den ganzen Tag verteilt 2–3 Wochen lang als Leberkur trinken. Aber auch als Gurgelwasser oder bei Hautleiden hat mir dieser Auszug gute Dienste erwiesen.

Leberblümchenwein

3 EL getrocknetes Leberblümchenkraut / ½ l Weißwein

→ Das Kraut mit dem Wein aufkochen, dann in ein Gefäß füllen, an einem warmen Ort2 Wochen ziehen lassen und ab und zu etwas schütteln. Sobald der Wein durchgezogen ist, abfiltern. Diesen Wein setze ich gegen Gallenleiden, Blasenentzündungen und zum Gurgeln bei Mandelleiden ein. Dabei nehme ich täglich 1 TL ein, das fördert den Gallenfluss.

Leberblümchentinktur

5 EL getrocknetes Leberblümchenkraut / ½ l Wodka

→ Das Kraut mit dem Alkohol in einem gut verschließbaren Glas ansetzen. Nach 3–4 Wochen Ziehzeit den Ansatz abfiltern und in eine dunkle Flasche füllen. Ich nehme 3-mal täglich 5 Tropfen gegen Gallensteine ein, für die äußerliche Behandlung von Entzündungen und Wunden löse ich die Tinktur in etwas Wasser auf.

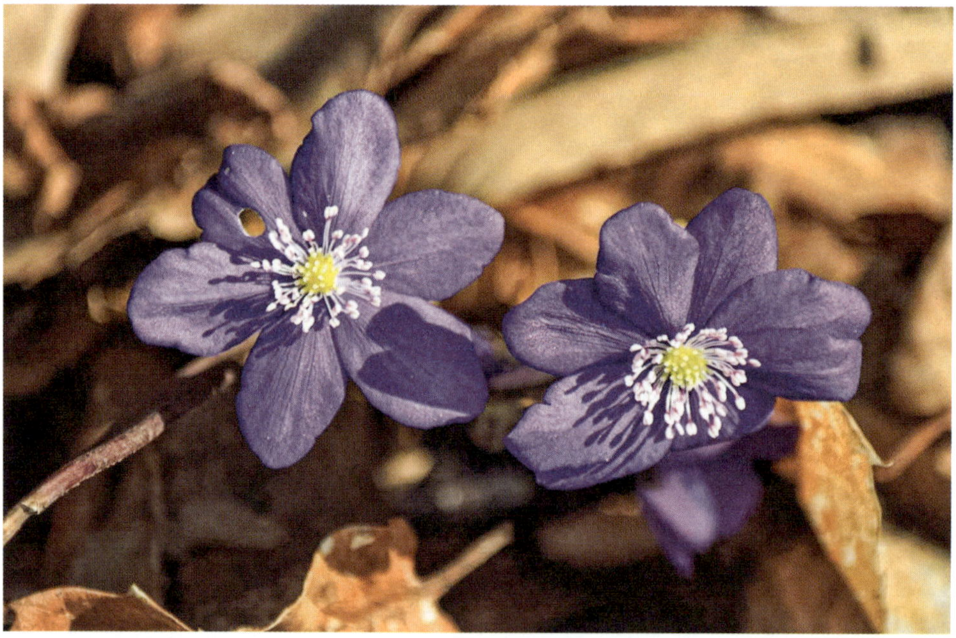

Löffelkraut

Lat.: Cochlearia officinalis

Dieses zugewanderte alte Kraut, das bitter-scharf nach Senf und Kresse schmeckt, war bei unseren Vorfahren ein beliebtes Garten- und Wildgemüse. Da es im zeitigen Frühjahr aus dem Boden schießt, wurde es immer schon als Entschlackungshilfe und Vitaminspender genutzt. Es galt als grüne Medizin gegen Frühjahrsmüdigkeit. In meinem Garten wachsen gleich zwei Sorten dieses Krautes.

Verwendung: In alten Kräuterbüchern wird das Löffelkraut gerne als Skorbutkraut bezeichnet, denn es ist reich an Vitamin C und verhindert somit einen Ausbruch der sogenannten Seefahrerkrankheit. Es wirkt stoffwechsel- und leberanregend sowie blutreinigend.

Mein Wissen: Je nach Anbauort und Alter der Pflanze ist der Geschmack leicht bis stark bitter. Wenn im Frühling die Leber wieder ihre entschlackende Arbeit voll aufnimmt, ist Löffelkraut ein guter Helfer. Ich unterstütze dies zusätzlich, ... indem ich die frischen Blätter sofort verarbeite und verspeise, so können sie am besten ihre Wirkung entfalten. Aber auch als Tee ist mir das bittere Kraut bekannt, hier verwende ich es zur Reinigung des Blutes. Durch seine stoffwechselanregende Wirkung hilft es auch vorbeugend gegen Erkrankungen wie Gicht und Rheuma. Heute weiß man, dass diese Krankheiten mit bestimmten Pflanzen, aber auch mit der richtigen Ernährung vermieden werden können.

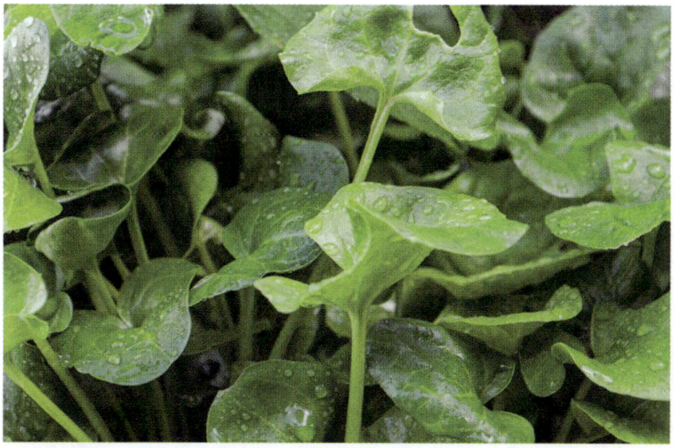

Löffelkrauttinktur

1 Handvoll frisches Löffelkraut / 100 ml Wodka

→ Das Löffelkraut in ein Schraubglas geben und mit dem Alkohol aufgießen, dann 3 Wochen bei Zimmertemperatur ziehen lassen, abfiltern und in eine Tropfflasche umfüllen. Diese Tinktur verwende ich bei Verdauungsstörungen.

Löffelkraut-Salbei-Tee

je 10 g Löffelkraut und Salbei

→ Die getrockneten Kräuter gut vermengen, 1 TL der Mischung mit 1 Tasse heißem Wasser übergießen und 5 Minuten abgedeckt ziehen lassen. Diesen Tee nehme ich zum Spülen des Mund- und Rachenraumes. Er beugt auch Zahnausfall vor.

Löffelkrauttee

1 TL getrocknetes oder 2 TL frisches Löffelkraut

→ Das Kraut mit 1 Tasse heißem Wasser übergießen, 10 Minuten ziehen lassen und trinken. Diesen Tee verwende ich zur Unterstützung des Stoffwechsels und der Leber.

Löffelkrautsalat

jeweils 1 Handvoll Löffelkraut, Vogelmiere, Feldsalat, Löwenzahn und Sauerampfer / 2–3 hartgekochte Eier / Orangenfilets nach Belieben / 1 EL Senf / Saft von 1 Zitrone / Olivenöl / Salz / Pfeffer

→ Die Kräuter putzen und kurz waschen, trocken schleudern und in eine Schüssel geben. Die Eier halbieren und mit den Orangenfilets zu den Kräutern geben. Senf, Zitronensaft, Öl, Salz und Pfeffer in ein Glas geben und gut schütteln. Das Dressing über den Salat gießen und vermengen. Dieser Salat passt als Beilage zu Fisch mit Salzkartoffeln oder zu gekochtem Rindfleisch.

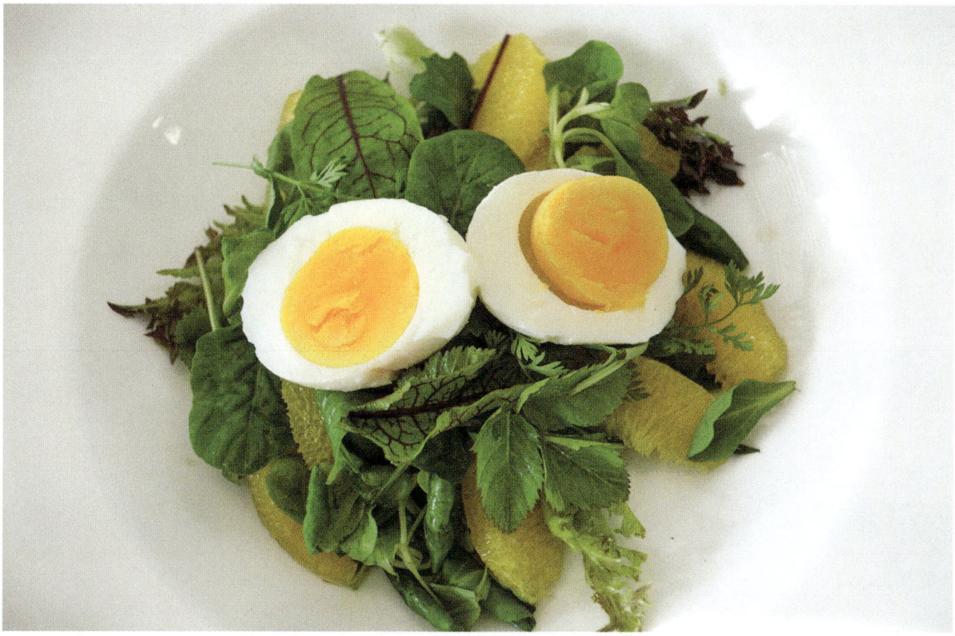

Löffelkrautsalat

Löffelkrautdressing

1 Handvoll Löffelkraut / Saft und Abrieb von ½ Orange / Apfelessig / Olivenöl / Salz / Pfeffer

→ Das Löffelkraut klein hacken und in eine Schüssel geben, dann die restlichen Zutaten dazugeben und gut verrühren. Dieses Dressing gebe ich gerne über meine Salate.

Löffelkrautessig

1 Handvoll Löffelkraut / 1 l Apfelessig

→ Das Löffelkraut im Essig ansetzen und 3 Wochen ziehen lassen. Dann abfiltern, abfüllen und kühl lagern.

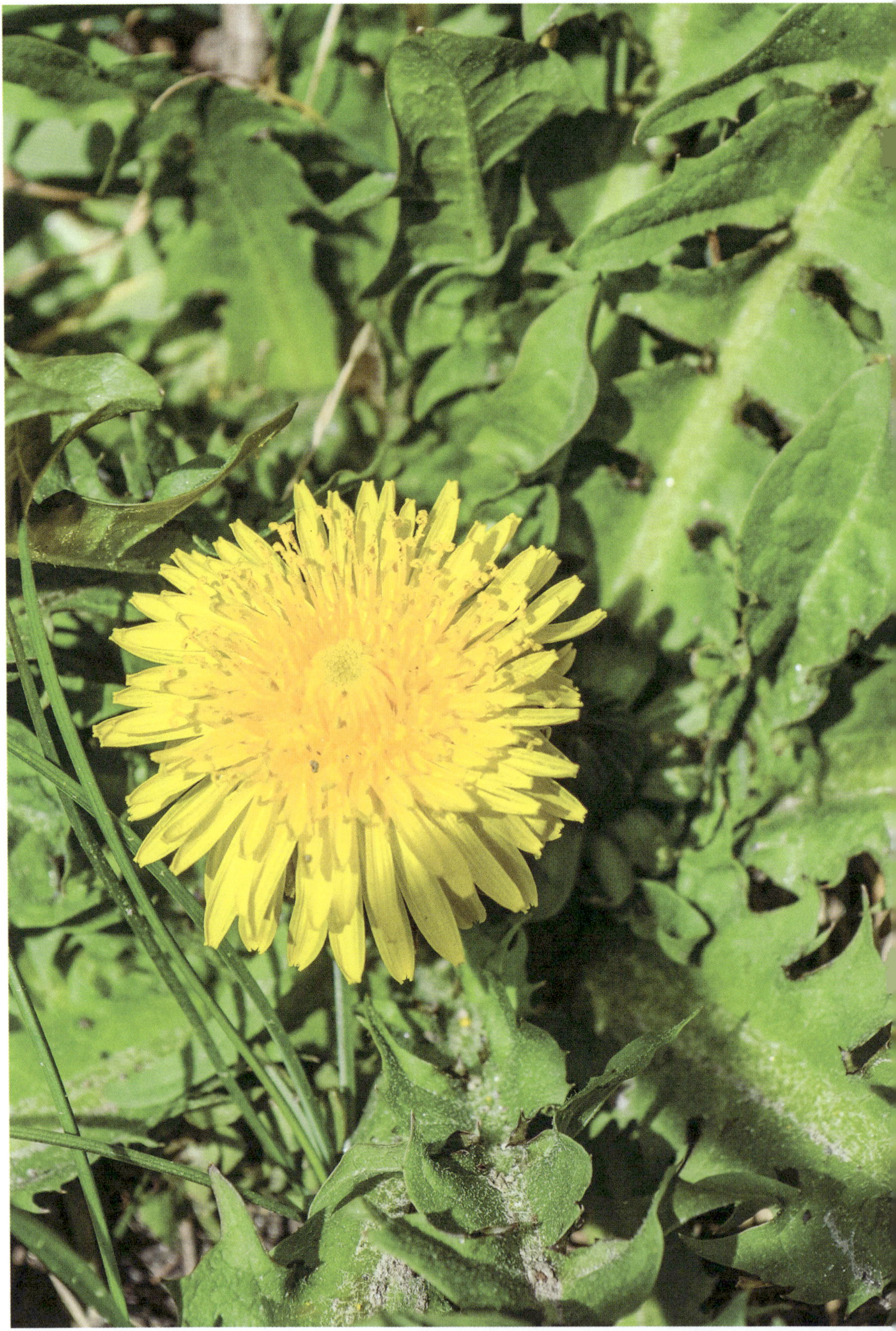

Löwenzahn

Lat.: Taraxacum officinale

Der Löwenzahn ist unter den Korbblütlern wohl das bekannteste und zugleich anpassungsfähigste Kraut. Seine Wurzeln werden bis zu 3 Meter lang, somit ist es unmöglich, ihn im Garten auszurotten. Jeder von uns hat mit dem Löwenzahn seine Erfahrungen gemacht, als Kind haben wir im zeitigen Frühling seine Rosetten geerntet und verzehrt. Zwar ist er bitter, aber für unseren Bauch allemal gesund. Wenn die ersten Löwenzahnteppiche erblühen, übermannen uns die Frühlingsgefühle, denn die Blume strotzt förmlich vor Vitalität und ist wohl deshalb eines der wichtigsten Frühjahrskräuter.

Verwendung: Aufgrund seiner bitteren Eigenschaften hat sich der Löwenzahn in der Volksheilkunde einen festen Platz erkämpft. Er wirkt schmerzstillend, beruhigend, stark harntreibend, abführend, blutreinigend und -fördernd, appetitanregend, kräftigend und wiederaufbauend.

Mein Wissen: In meinem Haus wird der Löwenzahn seit jeher als Frühjahrskur eingesetzt, indem wir seine blutreinigende und -fördernde Wirkung nutzen, die auf seinem hohen Eisengehalt basiert. Aber auch das Entschlacken und Entgiften mit den Bitterstoffen ist uns willkommen. Deshalb benutzen wir die gesamte Pflanze. Sobald der Schnee geschmolzen ist, stechen wir im zeitigen Frühjahr die Rosetten mit einem kleinen Stückchen Wurzel. Später ernten wir die Knospen und erblühten Blumen. Bis zum Herbst verwende ich seine Blätter als Gemüse und im Spätherbst steche ich die Wurzeln. Aber auch der bittere Stängel findet Anwendung. Bei meinen Wanderungen höre ich sehr häufig, Löwenzahn – vor allem die Milch im Stängel – sei giftig. Das wiederum widerspricht seiner Anwendung bei Magen-, Bauchspeicheldrüsen-, Gallen- und Darmproblemen. Ein altes Hausmittel ist es, den Stängel zu essen. Natürlich ist er bitter, aber auch sehr hilfreich bei solchen Problemen. Zudem kann man die Milch auf Warzen auftragen, um diese zu entfernen.

Entschlackungstee

30 g Löwenzahnblätter und -wurzel zu gleichen Teilen / 20 g Erdbeerblätter / 20 g Birkenblätter / 20 g Ackerschachtelhalm / 10 g Kornblumenblüten

→ Alle getrockneten Kräuter gut vermengen. 1 TL der Mischung mit heißem Wasser übergießen, ziehen lassen und täglich 2–3 Tassen davon trinken. Ich trinke diesen Tee am Vormittag, da er sehr harntreibend ist und ich in der Nacht nicht ständig zur Toilette laufen möchte.

Wurzel-Lebertee

20 g Löwenzahnwurzel / 10 g Kalmuswurzel / 20 g Brennnesselwurzel / 10 g Wegwartenwurzel

→ Alle getrockneten Kräuter gut vermengen und 1 TL der Mischung mit 1 Tasse Wasser in einem kleinen Kochtopf 20 Minuten köcheln lassen. Abseihen und täglich 2–3 Tassen von diesem Tee trinken. Er regt die Leberfunktion an.

Löwenzahnessenz

2–3 Handvoll Löwenzahnblütenköpfe / 5 kleine Wermutblätter / 75 ml Wodka

→ Die Kräuter in ein Schraubglas füllen und mit dem Alkohol übergießen. Danach 3 Wochen an einem warmen Ort in der Küche ziehen lassen. Anschließend abfiltern, abfüllen und kühl und dunkel lagern. Ich verwende diese Essenz bei Appetitlosigkeit und für die Verdauung. Dabei nehme ich täglich 10 Tropfen davon ein.

Löwenzahnwasser

1 Handvoll Löwenzahnblüten und -blätter zu gleichen Teilen / 2–3 Zitronenscheiben

→ Den Löwenzahn und die Zitronenscheiben in einen Krug geben und mit ½ l heißem Wasser übergießen. 10–15 Minuten ziehen lassen, dann abfiltern und mit 1 l kaltem Wasser verdünnen. Anschließend innerhalb von 15–20 Minuten das gesamte Wasser trinken. Ich benutze es zum Verbessern des Stoffwechsels sowie zum Ausleiten von Schlacken und kleineren Nierensteinen.

Mariendistel

Lat.: Silybum marianum

Ein marokkanischer Kunde von mir entdeckte das Kraut in meinem Garten und fragte ganz verdutzt, was ich mit diesem Eselfutter denn mache. Ich sah ihn an und sagte nur: „Das müssen aber intelligente Esel sein, die dieses Kraut fressen."
Er lachte dann und ich erklärte ihm, dass die Mariendistel in Europa eine lange Heiltradition besitzt. Bereits unsere Vorfahren glaubten, dass in ihr nicht nur Heilkräfte stecken, sondern sie auch magische Wirkung entfaltet. Der Legende zufolge sollen die weißen Flecken auf den Blättern daher rühren, dass einst Milch von Marias Brust herabtropfte, als sie das Jesuskind stillte. Daher rührt auch ihr Name.

Verwendung: Dieser stachligen, wehrhaften Pflanze und so manch anderer Distelart wird die Bezeichnung als lästiges Unkraut nicht gerecht, wird ihre Heilkraft doch schon in mittelalterlichen Büchern erwähnt. Ihre Wirkung ist krampflösend, gallentreibend, regenerierend, leberschützend, keimtötend, blutdrucksteigernd, zusammenziehend und beruhigend. Seit eh und je setzt man das Kraut und vor allem seine Samen als Heilmittel für die Leber, Milz, Galle und den Magen ein.

Mein Wissen: Da sie meist nicht in freier Natur anzutreffen sind, wachsen Mariendisteln und andere Distelarten in meinem Garten. Sie stechen besonders durch ihre schönen Blüten hervor und werden seit Generationen in meiner Familie verwendet. Schon meine Großmutter setzte die Mariendistel bei Leberproblemen ein, aber auch bei Gallenbeschwerden, Rheuma, Ischias und Venenentzündungen ist sie behilflich. Diese Distel aktiviert einen Reparaturmechanismus in der Leber und regt sie zur Bildung neuer Zellen an. Als wichtiges Entgiftungs- und Entschlackungsorgan sollten wir die Leber mit bitteren Gewächsen schützen.

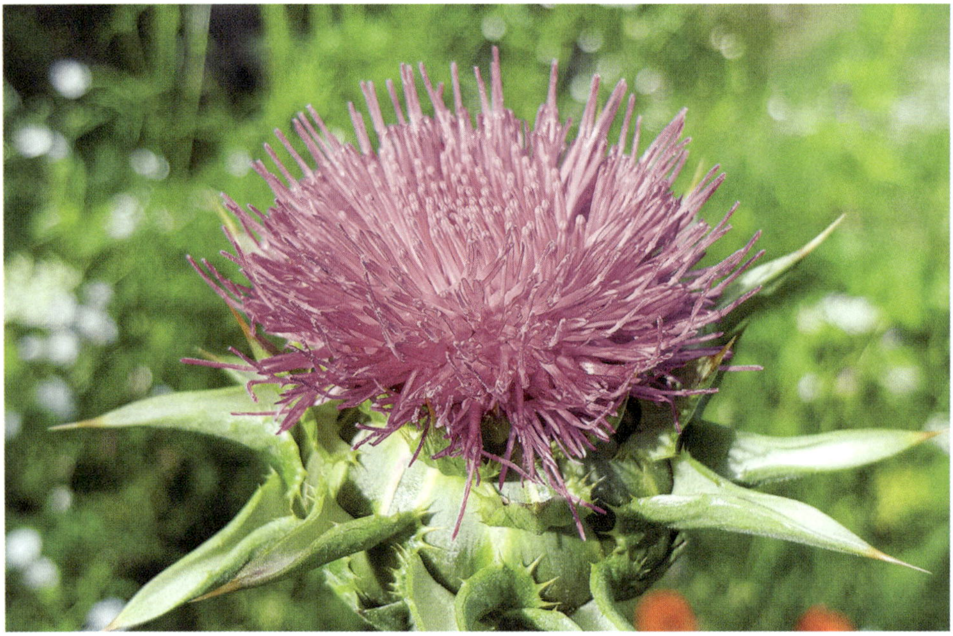

Mariendisteltrunk

150 g junge Mariendistelblätter / 1 Handvoll Brennnesselblätter / 200 g Wildbeeren der Saison / 1 Birne oder 1 Apfel / 150 ml Wasser / Saft von ½ Zitrone / 1 TL Olivenöl

→ Alle Zutaten in einen Mixer geben und vermixen. Mit diesem Trunk unterstütze ich meine inneren Organe.

Mariendistelsalz

20 g Mariendistelsamen / 100 g Salz

→ Die Distelsamen mit dem Salz mörsern und abfüllen. Dieses Salz wird zum Würzen von Salaten, Gemüse, Suppen und anderen Speisen verwendet. Es regt den Stoffwechsel an und wirkt krampflösend.

Mariendistelbad

4 EL Mariendistelsamen

→ Die Samen im Mörser etwas quetschen, dann in 1 l Wasser 20 Minuten köcheln lassen. Das Wasser abfiltern und in eine Wanne schütten. Ich verwende dieses Hand-Fuß-Bad gegen niedrigen Blutdruck, Migräne und Schwindelgefühle.

Mariendisteltinktur

5 EL getrocknetes Mariendistelkraut oder 3 EL Mariendistelsamen / ½ l Wodka

→ Das Kraut bzw. die Samen mit dem Alkohol in einem gut verschließbaren Glas ansetzen. Nach 3–4 Wochen Ziehzeit den Ansatz abfiltern und in eine dunkle Flasche umfüllen. Bei Leberproblemen, Krämpfen oder Gallenbeschwerden nehme ich 3-mal täglich 5 Tropfen der Tinktur ein, äußerlich aufgetragen verwende ich sie bei Krampfadern und Durchblutungsstörungen der Beine.

Mariendisteltee

3–4 EL Mariendistelkraut und -samen zu gleichen Teilen

→ Das Kraut und die Samen mit 1 l kochendem Wasser überbrühen und 10 Minuten ziehen lassen, dann abfiltern und schluckweise über den Tag verteilt trinken. Der Tee regt (besonders bei Allergikern) den Stoffwechsel an, fördert den Milchfluss bei stillenden Frauen und unterstützt die Verdauung.

Mariendistel-Lebertee

jeweils 20 g Mariendistelsamen, Wegwarte, Löwenzahn und Pfefferminze

→ 1 TL der Mischung mit 1 Tasse heißem Wasser überbrühen und 10 Minuten ziehen lassen. Abfiltern und trinken.

Moschus-Schafgarbe

Lat.: Achillea moschata

Im Volksmund wird diese Schafgarbe als Frauenraute, Jochkamille und Iva bezeichnet. Ihre schönen Blüten erinnern auch mehr an eine kleine Kamillenblüte als an eine Gemeine Schafgarbe. Die Moschus-Schafgarbe ist ebenfalls geschützt, wird aber wegen ihres hohen Gehalts an ätherischem Öl angebaut. Man kann sie bei schönem Wetter bereits von Weitem riechen. In der Schweiz wird aus ihr der Ivabitter, ein Kräuterlikör, hergestellt. Das Kraut wird bei Nervenschwäche und Nervenleiden, Lebererkrankungen, Magen-Darm-Störungen sowie als Wundheilmittel eingesetzt.

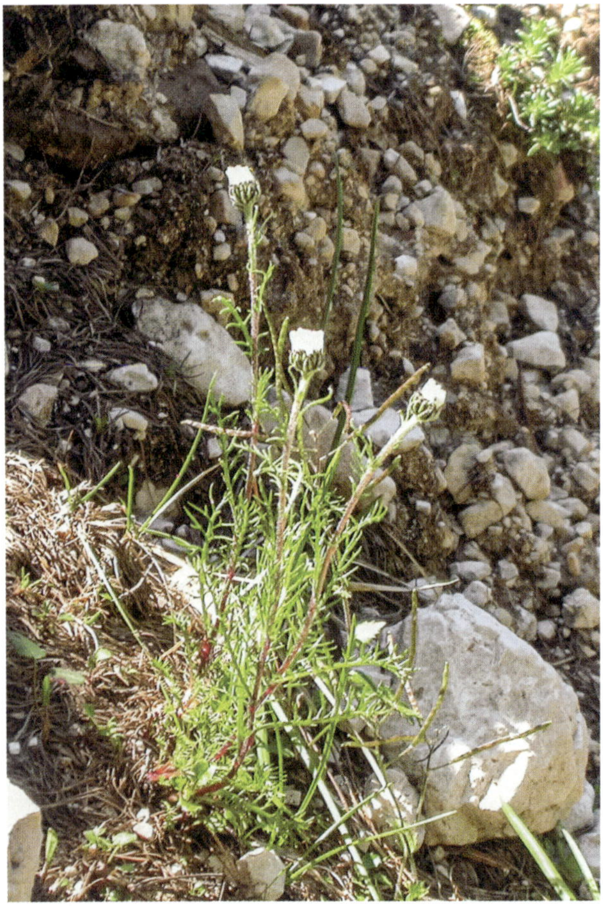

Nelkenwurz

Lat.: Geum urbanum

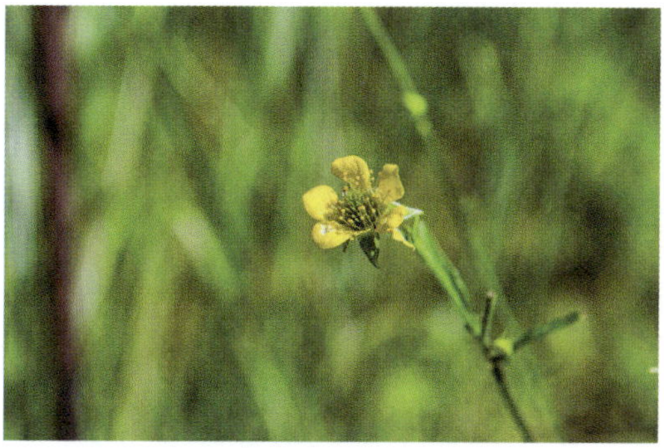

Im Volksglauben genoss die Nelkenwurz großes Ansehen: Sie war ein fixer Bestandteil des sogenannten Malefizpulvers, das gegen Hexen eingesetzt wurde. Flecken in den Augen sollten vertrieben werden, indem man acht Tage lang ein kleines Bündel des Krautes bei sich trug, das man anschließend über die Schulter in den Fluss schmiss. Um Holzdiebe ausfindig zu machen, legte man das Kraut unter das Kopfkissen. Damit die Kühe nicht krank wurden oder ihre Milch verloren, wurde es stets ins Heu gemischt. Ich könnte noch vieles dieser Art aufzählen, aber die Nelkenwurz besitzt weit mehr als nur magische Attribute. Ihren Namen kann man leicht erklären: Die im Herbst oder zeitigen Frühjahr gegrabene Wurzel wurde von der armen Landbevölkerung als Gewürznelkenersatz verwendet. Wenn ich an ihr rieche, erinnert sie mich immer an Milchreis, Apfelstrudel oder Weihnachtskekse. Dabei ist sie nicht nur ein wunderbares Gewürz, sondern auch ein gutes Heilkraut, das allerdings in Vergessenheit geraten ist.

Verwendung: Mit der Gewürznelke verbindet die Nelkenwurz nicht nur ihr Duft, sondern auch das im ätherischen Öl enthaltene Eugenol, das antiseptisch wirkt. Zudem wirkt die Pflanze blutstillend, stopfend, herzstärkend, zusammenziehend, anregend, nervenstärkend und verdauungsfördernd.

Mein Wissen: Wenn meine Großmutter keine Blutwurz oder Gewürznelke zur Hand hatte, griff sie zur Nelkenwurz. In vielen Bereichen wirkt diese ähnlich wie die Blutwurz. Deshalb kann man einige Rezepte mit der Blutwurz, die im Buch „Das Kräuterwissen meiner Großmutter“ angeführt sind, auch mit der Nelkenwurz umsetzen. Sie wurde als Tee gegen Blutungen, Durchfälle, Ruhr, zu starke Regelblutung, Gicht und zur Ausleitung von Harnsäure verwendet. Ihre enthaltenen Bitterstoffe kurbeln den Stoffwechsel an und ihre Gerbstoffe wirken zusammenziehend. Aber auch bei Leber-, Galle-, Magen- und Darmstörungen wirkt sie hervorragend. Die getrocknete Wurzel kann man pulverisieren und in Süßspeisen einarbeiten.

Nelkenwurztee

1 TL getrocknete Nelkenwurzwurzel und getrocknetes -kraut zu gleichen Teilen

→ Die Wurzel und das Kraut mit 1 Tasse heißem Wasser übergießen, 5 Minuten abgedeckt ziehen lassen, abfiltern und trinken. Der Tee hilft nicht nur bei den zuvor genannten Leiden, sondern kräftigt auch die Nerven.

Nelkenwurz-Herztee

jeweils 20 g Nelkenwurzkraut, Weißdorn, Herzgespann, Melisse und Benediktendistelwurzel

→ 1 TL der Mischung mit 1 Tasse heißem Wasser übergießen und 10 Minuten ziehen lassen. Abfiltern und schluckweise trinken. Dieser Tee kräftigt das Herz.

Nelkenwurztinktur

250 g Nelkenwurzwurzel / 1 l Wodka

→ Alle Zutaten in ein Glas geben und 3–4 Wochen bei Zimmertemperatur ziehen lassen. Abfiltern, abfüllen und kühl lagern. Täglich 3-mal 5 Tropfen bei Magen-Darm-Schwäche einnehmen.

Odermennig

Lat.: Agrimonia eupatoria

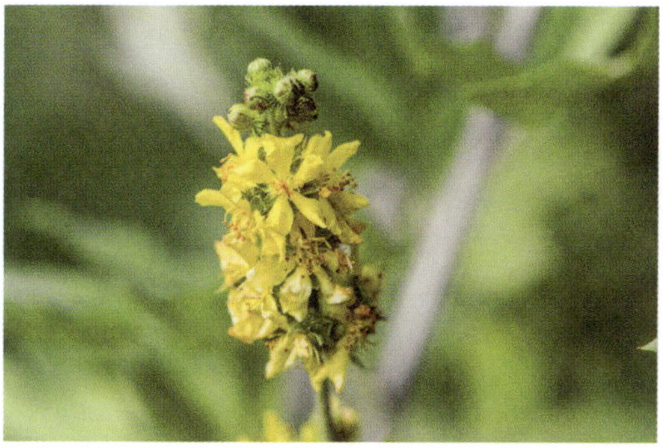

Der Odermennig gehört zu den alten Heil- und Zauberpflanzen. So bereitete man einen Trank aus Odermennig, Eisenkraut und Enzian zu, um die Liebe und Zuneigung einer Frau zu gewinnen. Zu demselben Zweck gruben Männer dieses Kraut am Karfreitag aus. Eine wichtige Rolle spielte der Odermennig auch als Orakelpflanzen der Bauern: Erblühte er erst spät im Jahr, würde es auch eine späte Erntezeit geben. Wohl aufgrund seiner Bedeutung als Heilpflanze, aber auch als Orakelblume wird er bis heute in den traditionell an Mariä Himmelfahrt (15. August) geweihten Kräuterbuschen eingebunden.

Verwendung: Odermennig wurde schon immer für fast alle Gebrechen eingesetzt. Das gab ihm wohl auch den alten Namen „Heil aller Schäden". Er wirkt stoffwechselanregend, entzündungshemmend, stopfend, heilungsfördernd, leber- und gallenanregend, harntreibend, appetitanregend und wurmwidrig.

Mein Wissen: Dieses Kraut findet man im Passeiertal kaum mehr, deshalb habe ich es mir in meinen Garten geholt. Seine kleinen gelben Blüten sind an einem langen Blütenschaft angeordnet, insgesamt wirkt es unscheinbar und wenig lässt darauf schließen, dass diese Pflanze tatsächlich zu den Rosengewächsen gehört. Der Tee aus diesem Kraut erinnert mich im Abgang an reife Marillen. Ich nutze den Odermennig für zahlreiche Anwendungen, die mit den Verdauungs- und Atemwegsorganen zusammenhängen. Bereits meine Familie setzte es als Lungenkraut ein, denn als altes Mittel gegen Tuberkulose erwies es sich stets als williger Helfer. Äußerlich angewandt bei Wunden und Augenleiden ist es mir auch nicht unbekannt. Wenn man regelmäßig singt oder mal die Stimme versagt, sollte man auf jeden Fall zu dieser Pflanze greifen – bis heute wird sie zur Kräftigung der Stimmbänder eingesetzt.

Odermennigauflage

1 Handvoll Odermennigblätter

→ Die Blätter im Mörser quetschen und auf die Wunde oder Abschürfung auflegen. Ich trage den Brei nicht direkt auf, sondern gebe ihn in ein Baumwolltuch und befestige dieses an der wunden Stelle oder tupfe die Wunde mit ein wenig Saft ab.

Odermennigtee

1 TL getrocknetes Odermennigkraut

→ Das Kraut mit 1 Tasse heißem Wasser übergießen, 5 Minuten abgedeckt ziehen lassen und abfiltern. Bei Erkältungen, Atemwegskatarrhen, Halsschmerzen und zur Kräftigung der Stimmbänder trinken. Für die Unterstützung des Magen-Darm-Traktes, der Leber, Galle, Milz und Niere den Tee 10 Minuten ziehen lassen.

Odermennigtinktur

20 g Odermennigblüten und -blätter / 100 ml Wodka

→ Die Blüten und Blätter mit dem Alkohol übergießen, 3–4 Wochen bei Zimmertemperatur ziehen lassen, abfiltern, abfüllen und kühl lagern. 10–15 Tropfen vor dem Essen regen den Appetit an.

Odermennigwein

3 EL getrocknetes Odermennigkraut / ½ l Weißwein

→ Das Kraut mit dem Wein aufkochen und in ein Gefäß füllen, dann 2 Wochen ziehen lassen und ab und zu etwas schütteln. Sobald der Wein durchgezogen ist, abfiltern. Diesen Wein setze ich gegen Blasenentzündungen, zum Gurgeln bei Mandelleiden und gegen Gallenprobleme ein. Dabei nehme ich täglich 1 TL ein, das fördert den Gallenfluss. 1 Likörglas Wein etwa 1 Stunde nach dem Essen genossen hilft gegen Erbrechen und Brechreiz.

Schafgarbe

Lat.: Achillea millefolium

> Als Bestandteil des Kräuterbuschens, der alljährlich an Mariä Himmelfahrt in der Kirche geweiht wird, schützt die Pflanze vor bösem Zauber aller Art. Das glaubten nicht nur unsere Vorfahren, auch heute noch wird der Schafgarbe im Alpengebiet diese magische Verwendung zuteil. Wie wichtig Kräuter immer schon waren, zeigen auch die Deckenmalereien in vielen Kirchen. In meiner Heimatkirche St. Leonhard in Passeier finden wir eine solche Malerei, unter anderem mit der Schafgarbe. Sie entfaltet bei vielen Gebrechen und Krankheiten ihre Wirkung.

Verwendung: Die Schafgarbe wird nicht nur in der europäischen Volksheilkunde verwendet, sondern auch in der Traditionellen Chinesischen Medizin. Dort wird sie den Organen Leber, Milz und Blase zugeordnet. Sie wirkt entzündungshemmend, anregend, antiseptisch, krampflösend, harntreibend, blähungswidrig, verdauungsfördernd und menstruationsregulierend.

Mein Wissen: Dieses Kraut setze ich gerne in meiner Küche ein. Durch die leichte Bitterkeit und das besondere Aroma passt es gut als Würze von Suppen, Salaten, Pestos, Knödeln, Gemüse, Fleisch und Fisch.

Schafgarben-Teemischung

jeweils 10 g Schafgarbe, Johanniskraut, Kamille, Zinnkraut und Frauenmantel

→ Die getrockneten Kräuter vermischen. 1 TL davon abnehmen und mit 1 Tasse heißem Wasser übergießen. 5 Minuten ziehen lassen, abfiltern und trinken. Ich verabreiche diesen Tee Kindern mit schwacher Blase, welche zum Bettnässen neigen.

Schafgarben-Holunderblüten-Tee

jeweils 20 g Schafgarbe und Holunderblüten

→ Die getrocknetenKräuter vermischen, dann 1 TL davon mit 1 Tasse heißem Wasser übergießen und abgedeckt 5 Minuten ziehen lassen, abfiltern und trinken. Mir erweist dieser Tee gute Dienste bei einem beginnenden Schnupfen.

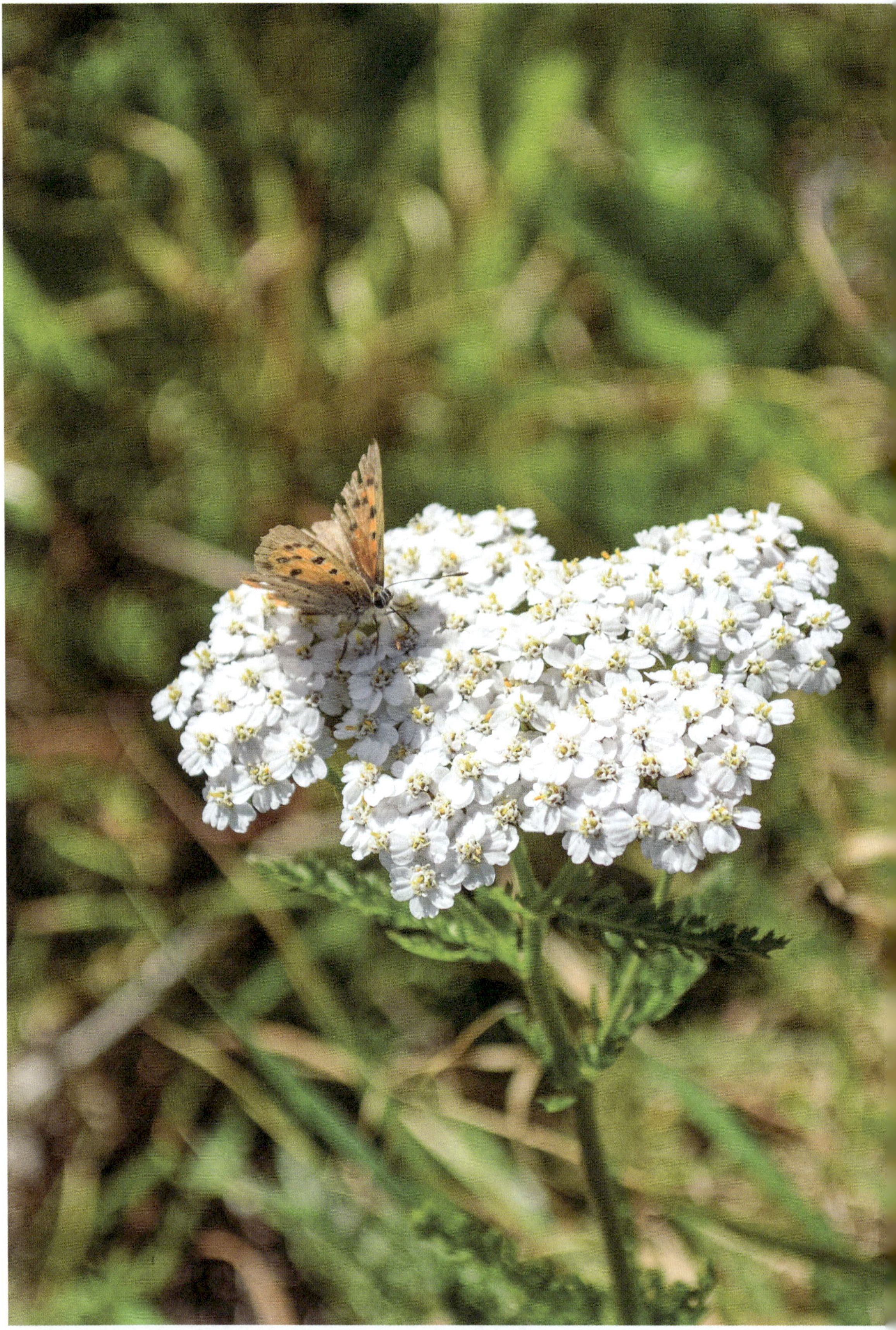

Schafgarben-Dampfbad

jeweils 10 g Schafgarbe, Kamille und Lavendel

→ Die getrockneten Kräuter vermischen, 2 EL davon mit 1 l heißem Wasser übergießen und 10 Minuten ziehen lassen. In eine Schüssel geben und etwas abkühlen lassen. Sobald die Teemischung die gewünschte Temperatur besitzt, mit einem Handtuch über dem Kopf die Dämpfe auf das Gesicht wirken lassen. Ich verwende dieses Dampfbad bei unreiner Haut und Akne.

Schafgarben-Inhalation

jeweils 10 g Schafgarbe, Kamille, Salbei, Arnika, Engelwurz und Thymian

→ Die getrockneten Kräuter vermischen, 2 EL davon mit 1 l heißem Wasser übergießen und 10 Minuten ziehen lassen. Dann in eine Schüssel geben und etwas abkühlen lassen. Sobald die Teemischung die gewünschte Temperatur erreicht hat, mit einem Handtuch über dem Kopf die Dämpfe inhalieren. Ich verwende dieses Dampfbad bei Heiserkeit, Schnupfen und Husten.

Tausendgüldenkraut

Lat.: Centaurium erythraea

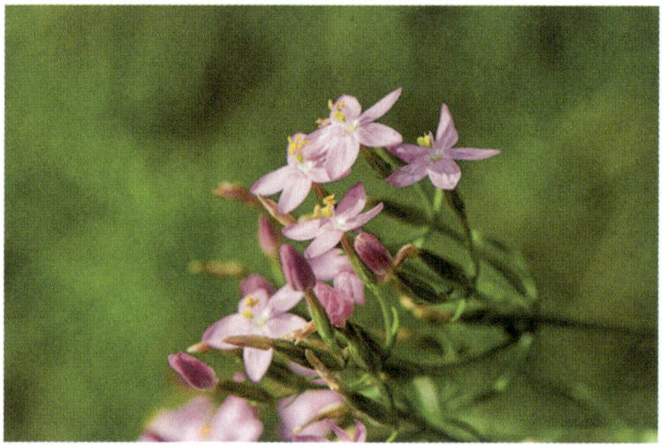

Das Tausendgüldenkraut soll seinen Namen dem Umstand verdanken, dass einst ein reicher Mann an Fieber litt und demjenigen 1.000 Gulden bot, der ihm ein wirksames Heilmittel brächte. Tatsächlich handelt es sich um eine Missinterpretation des Namens *centaurium*, der auf den heilkundigen Zentauren Chiron als Verwender hinweist. Lange Zeit wurde das Kraut am Johannitag in die Hosentasche gesteckt, um einem Geldmangel während des Jahres vorzubeugen. Als Heilkraut soll es sogar gegen die Pest gewirkt haben.

Verwendung: Hildegard von Bingen setzte das Kraut bei Knochenbrüchen ein. Generell gehört es zu den Magen-, Gallen-, Leber- und Milzkräutern. Seine Wirkung ist appetitanregend, verdauungsfördernd, fiebersenkend, reinigend, entzündungshemmend sowie magen- und kreislaufanregend.

Mein Wissen: Das Tausendgüldenkraut ist ein potentes Mittel bei Sodbrennen, Appetitmangel, Gallen- und Leberbeschwerden, Gallensteinen und zur Magensaftbildung. Vorsicht ist jedoch bei Gastritis und Darmentzündungen geboten, denn eine zu starke Magensaftausschüttung kann diese Krankheiten noch verstärken. Auch als Mittel bei Blutarmut und niedrigem Blutdruck sowie bei Keuchhusten und Fieber ist mir dieses Kraut geläufig. Leider ist es in freier Natur kaum mehr anzutreffen, deshalb muss es im Garten gezogen werden.

Tausendgüldenkraut-Tinktur

20 g getrocknetes Tausendgüldenkraut / 150 ml Wodka

→ Das Kraut im Alkohol ansetzen und 3 Wochen bei Zimmertemperatur ziehen lassen, abfiltern und abfüllen. Dann lichtgeschützt und kühl aufbewahren. 2- bis 3-mal täglich 15–20 Tropfen in etwas Wasser gelöst einnehmen, um die Magen-Darm-Tätigkeit anzuregen und die Leber zu unterstützen.

Tausendgüldenkraut-Wein

1 g Tausendgüldenkraut / 1 g Wermutkraut / 3 g Kamillenblüten / ½ in Scheiben geschnittene Orange / 1 l Weißwein

→ Alle Zutaten in ein Bügelglas geben und bei Zimmertemperatur 2 Wochen ziehen lassen. Abfiltern, abfüllen und kühl lagern. Bei Magenschwäche täglich 1 Likörglas davon einnehmen.

Tausendgüldenkraut-Sirup

jeweils 1 TL Tausendgüldenkraut und Wermutkraut / 250 g Honig

→ Die Kräuter pulverisieren, mischen und gut mit dem Honig verrühren. Bei Husten und Keuchhusten täglich 3–4 TL davon einnehmen.

Tausendgüldenkraut-Tee

1 TL Tausendgüldenkraut

→ Das Kraut mit 1 Tasse kaltem Wasser übergießen und über Nacht ziehen lassen. Abfiltern, kurz erwärmen und ½ Stunde vor dem Essen trinken. Dieser Tee regt die Verdauung an, er kann aber auch als Waschung oder Kompresse bei unreiner Haut verwendet werden.

Tausendgüldenkraut-Teemischung

10 g Tausendgüldenkraut / 10 g Kamille / jeweils 20 g Mädesüß und Eibisch

→ Die Kräuter gut vermischen und 1 TL davon mit 1 Tasse heißem Wasser überbrühen. 5 Minuten ziehen lassen und abfiltern. Diese Mischung wird bei Magen-Darm-Leiden eingesetzt.

Wegwarte

Lat.: Cichorium intybus

Die Germanen verehrten die Wegwarte als Zauberpflanze und bis heute hat sie nichts von dieser verzaubernden Wirkung eingebüßt. Wer sich die himmelblauen Blüten einmal genauer ansieht, der hat das Gefühl, als würde er von blauen Augen angeschaut. Deshalb galt die Pflanze lange Zeit auch als Augenkraut. Besonders schön finde ich die aus der Volkssage stammende Vorstellung, dass die blaue Blume die Augen einer auf ihren Liebsten wartenden Jungfrau symbolisiert, die täglich morgens ihre Augen öffnet und abends wieder schließt. Selten finden wir eine weiß blühende Wegwarte, die nach altem Aberglauben als besonders heilkräftig galt. Sie durfte nur von einem Sonntagskind mit einem Hirschgeweih gegraben werden, das dabei folgendes Sprüchlein aufsagen musste: „Grüß Gott euch, ihr lieben Wegwarten, die ihr hinter und vor mir seid. Stillt Blut, heilt Wunden und behaltet eure Kraft, die Gott und Maria gegeben hat." Bis heute wird die Wegwarte als Schutzpflanze gegen Blitzeinschlag und Feuer benutzt, indem man sie räuchert. Die Pflanze ist auch deshalb besonders interessant, weil ihre Blätter immer nach Norden zeigen und ihre Blüten sich immer um 5 Uhr öffnen und nach 5 Stunden wieder schließen.

Verwendung: Lange Zeit trug man die Wegwarte als Amulett um den Hals, aber auch als Tee und andere Zubereitungen war sie sehr dienlich. Dabei wurde sie bei Magen-Darm-Problemen, für Leber und Niere eingesetzt. Sie wirkt verdauungsfördernd, appetitanregend, harntreibend, abführend und blutstillend.

Mein Wissen: Bei der Wegwarte ernte ich die gesamte Pflanze, also im Sommer die Blätter und Blüten (die gut vom morgendlichen Tau getrocknet sein sollen), im Herbst dann die Wurzel. Diese sollte sofort gut gereinigt und geschnitten werden. Auch die Blätter und Blüten sollten schnell getrocknet werden. Das bittere Kraut sowie ihre Wurzel können vielseitig verwendet werden, zum einen als Heilpflanze, zum anderen in der Küche. Aus dieser Pflanze haben sich unsere Wintersalate entwickelt, zu welchen Zuckerhut, Endivie, Radicchio und Chicorée gehören. Die Wegwarte benötigt Fett, um einige ihrer Inhaltsstoffe besser zu lösen, deshalb trank man den Wegwartenkaffee mit viel Milch. Als Blattgemüse zubereitet wurde die Wegwarte mit Käse, Béchamelsoße oder Sahne überbacken. Die Wurzel wurde 2 Stunden eingewässert, um danach als Wurzelgemüse verkocht zu werden. Dieses wurde dann gerne Diabetikern verabreicht, da die Wurzel den Ballaststoff Inulin enthält.

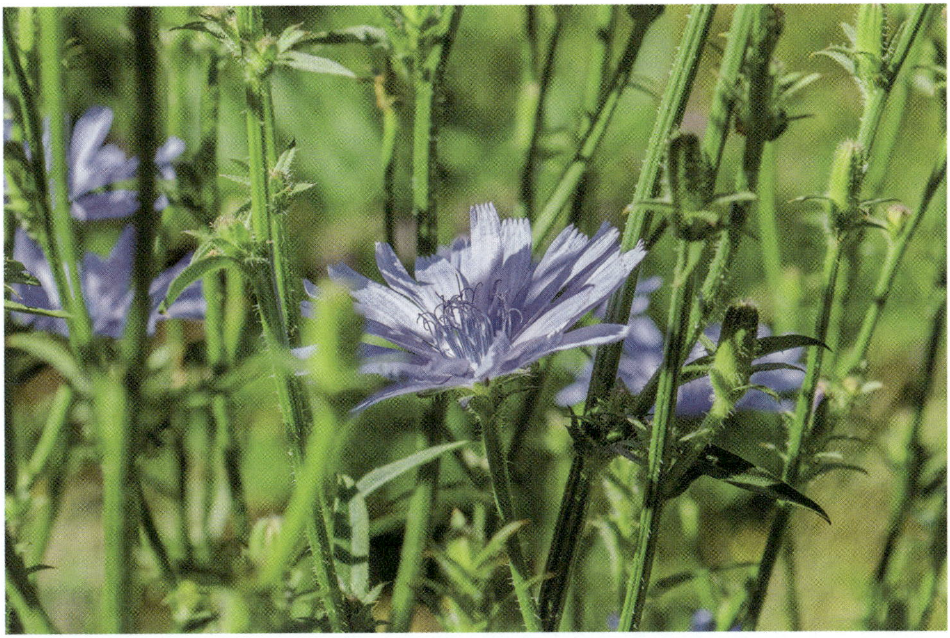

Wegwartentinktur

20 g frische Wegwartenwurzel / 100 ml Wodka

→ Die Wurzel säubern, im Alkohol ansetzen und 3 Wochen bei Zimmertemperatur ziehen lassen. Abfiltern, abfüllen und kühl lagern. Bei Leber- und Gallenproblemen sowie Entzündungen der Bauchspeicheldrüse täglich 10–15 Tropfen einnehmen.

Wegwartenwaschung

1 Handvoll Wegwartenwurzel

→ Die Wurzel mit 1 l heißem Wasser übergießen und 20 Minuten leicht köcheln lassen. Abfiltern, abkühlen lassen und für das Waschen von Wunden verwenden.

Wegwartenkraut-Tee

1 TL Wegwartenkraut

→ Das Kraut mit 1 Tasse heißem Wasser übergießen und 10 Minuten ziehen lassen, abfiltern und bei Leber- und Magenproblemen, Blähungen, Stoffwechselstörungen, Nierenentzündungen und Kopfschmerzen trinken. Zudem heben Bitterstoffe die Laune und lösen Verstimmungen.

Wegwartenwein

2 EL Wegwartenwurzel / jeweils 1 Handvoll blaue Wegwartenblüten, blühendes Ysopkraut, Zitronenmelisse / 1 Vanilleschote (halbiert) / 3 EL Kandiszucker / 1 l Rotwein

→ Alle Zutaten in ein Glas füllen und 3 Wochen bei Zimmertemperatur ziehen lassen. Abfiltern, abfüllen und kühl lagern. Bei Melancholie und leichten Depressionen täglich 1 kleines Likörglas davon trinken.

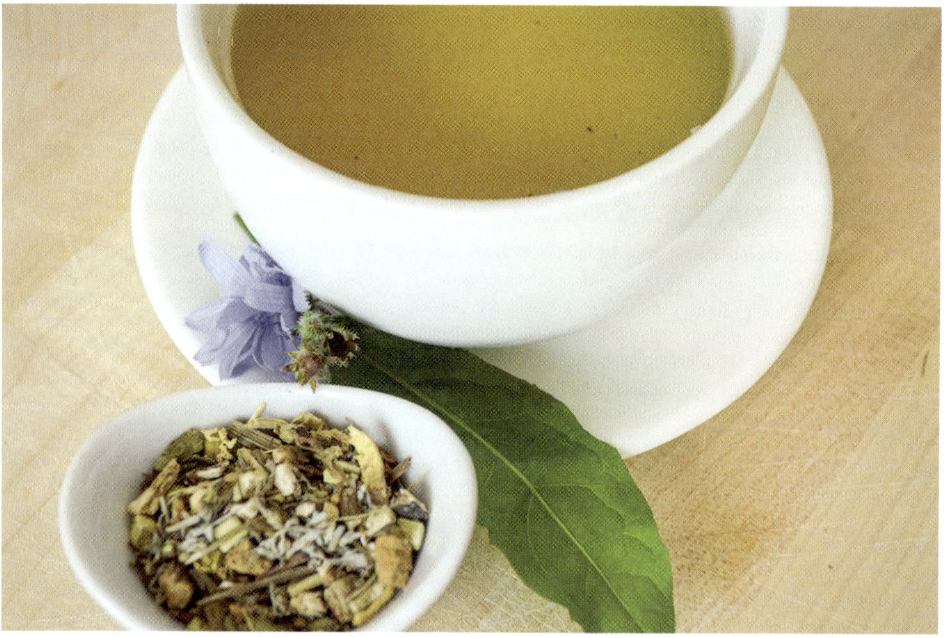

Wegwartentee

Wegwartenzucker

1 Tasse frische blaue Wegwartenblüten / 3 Tassen Zucker

→ Die Blüten mit dem Zucker im Mörser verreiben, in ein Glas füllen und an die Sonne stellen, bis sich der Zucker verflüssigt und eine Art Honig entsteht. Bei Sodbrennen sowie Herzklopfen täglich 1 TL davon einnehmen.

Wegwartenkaffee

3–6 Handvoll gesäuberte Wegwartenwurzeln

→ Die Wegwartenwurzeln im Herbst graben, säubern und klein schneiden. Danach gut trocknen, bei geringer Temperatur in einer Pfanne rösten und mit einer Kaffeemühle zu Pulver mahlen. Beim Lagern sollte das Pulver zwar kühl aufbewahrt werden, aber ein wenig Luftfeuchtigkeit lässt es nachbräunen. Nun kann man das Pulver mit Wasser oder auch Feigenkaffee aufgießen. Das bittere Getränk unterstützt die Arbeit unserer Verdauungsorgane.

Wegwartenwurzel-Tee

1 TL getrocknete Wegwartenwurzel

→ Die Wurzel mit ¼ l Wasser 20 Minuten köcheln lassen, abfiltern und abkühlen lassen. Den Tee als Waschung, Kompresse oder Bad verwenden. Er hilft bei unreiner Haut, vertreibt Rötungen und klart die Augen auf.

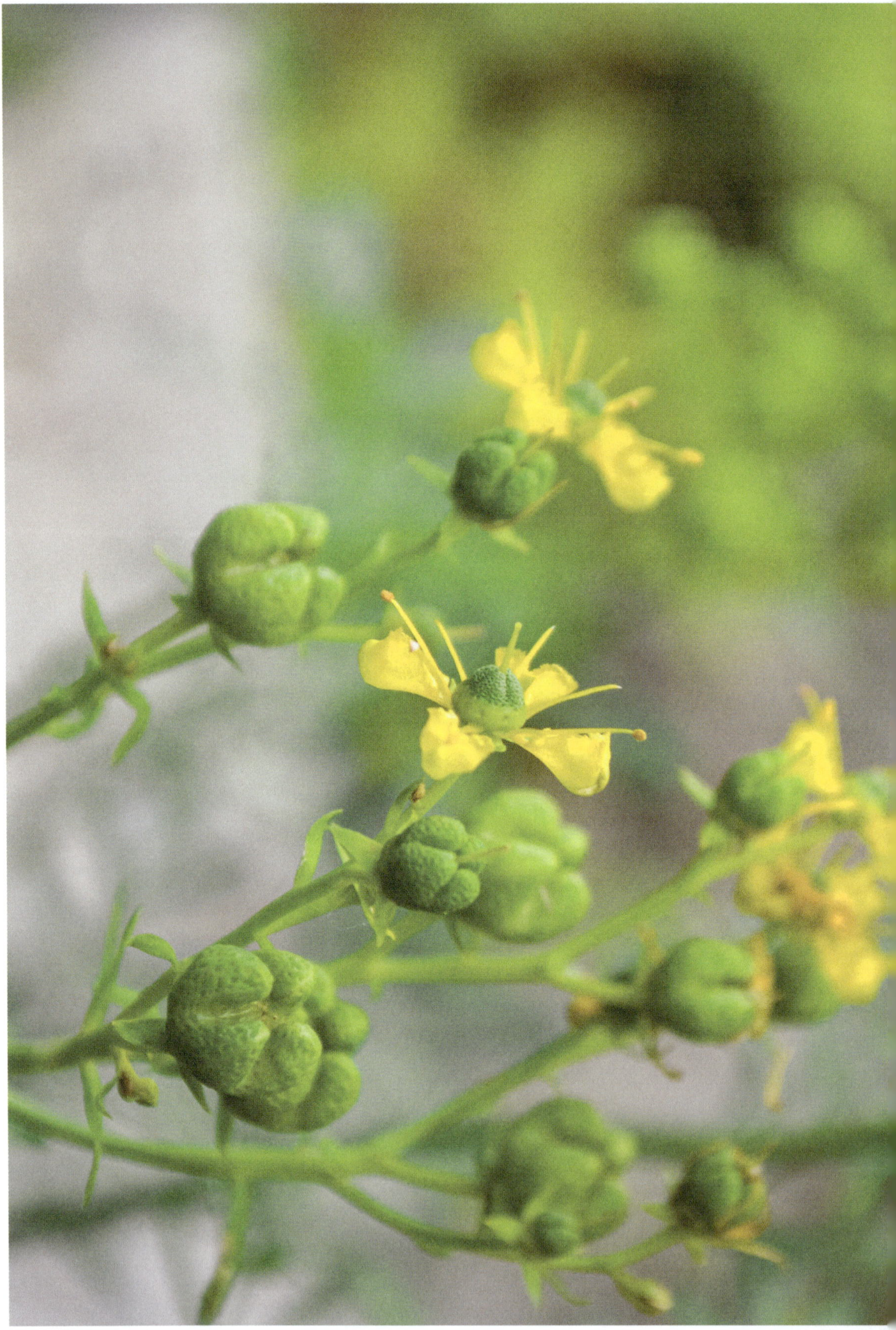

Weinraute

Lat.: Ruta graveolens

> Im Mittelalter wurde die Weinraute zum Austreiben und Beschwören des Teufels verwendet. Da man glaubte, dass Kinder und gebärende oder im Wochenbett liegende Frauen besonders für den Teufel oder Dämonen anfällig seien, legte man das Kraut in ihre Betten. Im Totenkult gab man es als Grabbeigabe in den Sarg. Bis heute verwende ich das Kraut zum Räuchern im Haus, Garten und Stall, weil es eine schützende und nervenstärkende Wirkung hat. Weinraute ist auch ein wichtiger Bestandteil des Kräuterbuschens und des Kräuterkranzes. Letzteren band man aus neun Kräutern und verwendete ihn unter anderem als Orakel.

Verwendung: In den Klostergärten wuchs das Kraut nicht nur wegen seiner heilenden, sondern auch wegen seiner sexuell dämpfenden Wirkung. Zudem wirkt es verdauungsfördernd, harntreibend, krampflösend, blutungsfördernd, appetitanregend, hautreizend, schlaffördernd, nervenstärkend, kräftigend, blutdrucksenkend und augenstärkend.

Mein Wissen: In freier Natur wächst dieses aromatische Kraut leider nicht, deshalb ziehe ich es in meinem Garten. Bei der Ernte sollte man prallen Sonnenschein vermeiden, da er in Wechselwirkung mit dem Kraut bei empfindlicher Haut Verbrennungen verursachen kann. Dies ist auf den phototoxischen Pflanzensaft in der Weinraute zurückzuführen. Wie beim Konsum von Johanneskraut kann daher auch beim Trinken von Rautentee die Haut lichtempfindlicher werden, sodass das Risiko für Sonnenbrand steigt. Aber auch schwangere Frauen sollten das Kraut meiden, da es Blutungen fördert und es somit zu einer Fehlgeburt kommen kann. Generell ist bei der Anwendung der Weinraute strengstens auf die Dosierung und Kurdauer zu achten. Unter Berücksichtigung dieser Voraussetzungen wirkt sie positiv auf die Leber, Niere und Blase, indem sie deren Reinigung anregt. Sie hilft bei nervösen Leiden, Krämpfen, Schwindelanfällen, Hysterie, Kopfschmerzen, die von den Augen ausgehen, und Herzklopfen. Der Sud wurde bei Darmparasiten entweder über ein Klistier eingespritzt oder löffelweise eingenommen. Zudem kann man diesen bei Hautausschlägen, Rheuma, Gicht und Schwellungen für Waschungen, Kompressen und Bäder verwenden. Bei Augenleiden isst man täglich 2–3 Blätter der Pflanze. Das Kraut passt gut in Salate, Suppen, (vor allem fettes) Fleisch, Kohlgerichte und Likböransätze. Zu berücksichtigen ist noch, dass die Weinraute bei Männern die sexuelle Lust hemmt, bei Frauen hingegen anregend wirkt.

Weinrautentee

1 TL getrocknetes Weinrautenkraut

→ Das Kraut mit 1 Tasse heißem Wasser übergießen und 5 Minuten ziehen lassen, abfiltern und schluckweise trinken. Maximal 2 Tassen täglich genießen. Der Tee hilft bei den zuvor angeführten Leiden, aber auch bei Atemnot und Magenschmerzen.

Weinrautenessig

2–3 Weinrautenzweige / 1 l Apfelessig

→ Das Kraut im Apfelessig ansetzen und 3 Wochen ziehen lassen. Dann abfiltern, abfüllen und kühl lagern.

Weinrautenwein

20 g Weinrautenkraut / jeweils 1 TL Minze und Rosmarin / 1 l süßer Weißwein

→ Die Kräuter mit dem Weißwein aufgießen und bei Zimmertemperatur 2 Wochen ziehen lassen, abfiltern, abfüllen und kühl lagern. Hilft bei Herzschwäche und Magenleiden.

Weinrautentinktur

20 g Weinrautenkraut / 100 ml Wodka

→ Die Weinraute im Alkohol ansetzen und 3 Wochen ziehen lassen, abfiltern und kühl lagern.

Weißer Speik

Lat.: Achillea clavennae

Diese kleine, bittere Schafgarbe, auch als Steinraute oder Almwermut bekannt, wird in den Alpen auch gerne als Speik bezeichnet. Da sie mittlerweile unter Naturschutz steht, wird sie in der Volksheilkunde nicht mehr verwendet. Im Anbau ist der Speik zwar schwierig zu halten, einen Versuch ist es aber allemal wert. Früher fand er seines Duftes und der intensiven Inhaltsstoffe wegen bei Magenleiden, Lebererkrankungen, Darminfekten, aber auch bei Wunden als Puder Verwendung und soll so manchen vor Wundbrand, Blutvergiftung und Verbluten geschützt haben. Im Alpenraum glaubte und glaubt man immer noch an den Schutzmechanismus des Krautes: Beim Almabtrieb wurde das Vieh mit diesem Kraut geschmückt, damit es unbeschadet ins Tal gelangte. Kindern, die nicht schlafen konnten, wurde das Kraut in das Bett gelegt, als Ritual wurden einige Blätter auf die Augen gelegt. Es wurde nicht nur dem Menschen zum Essen gegeben, sondern auch in das Futter der Tiere hineingemischt. Da es mir bis jetzt noch nicht gelungen ist, diese Pflanze in meinem Garten zu kultivieren, sei sie an dieser Stelle nur erwähnt.

Wermut

Lat.: Artemisia absinthium

> Wermut ist der bekanntere, aber auch bittere große Bruder des Beifußes. Er wird hauptsächlich als Medizinpflanze verwendet, als welche er in verschiedenen Tees und Likören vorkommt, sowie als Räucherstoff und Pflanzenschutzmittel.

Verwendung: Er wird wegen seiner Bitterkeit als Magen-Darm-Mittel, aber auch für die Gallen- und Leberfunktion eingesetzt. Seine Wirkung ist anregend, appetit- und verdauungsfördernd, entgiftend, entwurmend und entsäuernd.

Mein Wissen: Ich sammle das Kraut in den Sommermonaten – ob es blüht oder nicht, spielt keine große Rolle. Als Tee verwende ich es zum Anregen der Verdauungssäfte, gegen Magenschmerzen, Appetitlosigkeit, Darmkrämpfe und Darmparasiten. Dabei sollte man mit der Dosierung sparsam sein, da Wermut sehr intensiv ist und schnell zu einer Überreizung führen kann. Wenn man eine Wermutvergiftung hat, zeigt sich das sehr bald: Man bekommt Magen- und Bauchkrämpfe, fängt an, gelb zu schwitzen, oder hat gelben Stuhlgang. Verantwortlich dafür ist der Giftstoff Thujon, der im Übermaß für unseren Körper schädlich ist. Beim Tee verwende ich gerade einmal eine Dreifingerdosis vom Kraut. Zudem darf er nicht gesüßt werden, da er sonst seine Wirkung verliert. 2 Tassen, schluckweise eingenommen, reichen am Tag. Auch als Gurgelmittel sowie Wickel gegen Prellungen ist Wermut sehr dienlich.

Wermutwein

½ l Weißwein / 100 g Honig / 7 g Wermutkraut / 5 g Tausendgüldenkraut / 8 g Minze

→ Den Wein erwärmen und den Honig darin auflösen, dabei nicht zu stark erhitzen. Danach abkühlen lassen, die Kräuter damit übergießen und 3–4 Stunden ziehen lassen. Abfiltern, in eine Flasche abfüllen und dunkel und kühl lagern. Bei Erschöpfung, zur inneren Reinigung, als Frühjahrskur und zum Anregen der Galle alle 3 Tage am Morgen 1 Likörglas davon trinken.

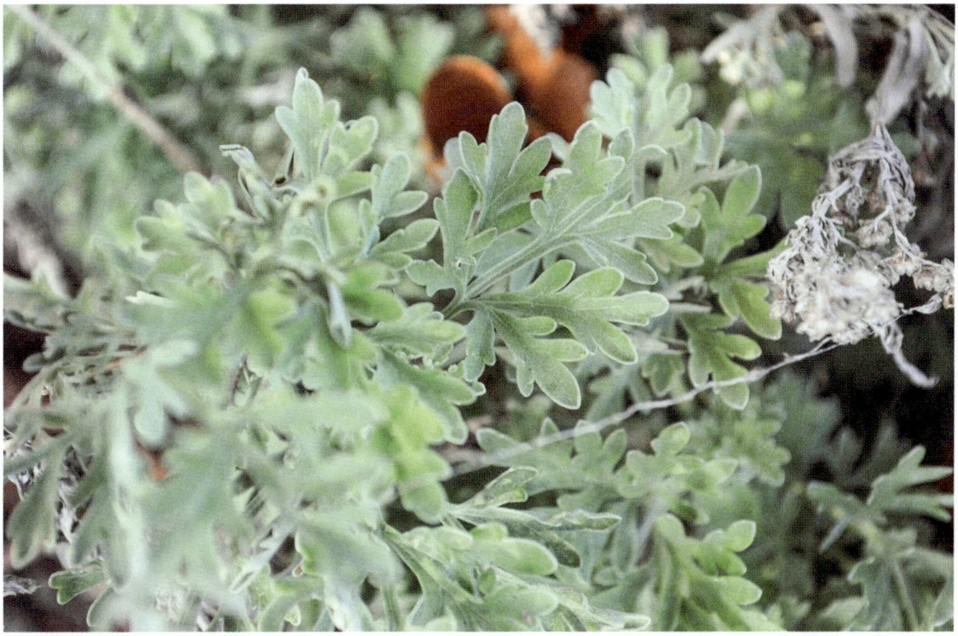

Wermut-Lungenöl

1 Teil Wermutsaft / 2 Teile Olivenöl

→ Zuerst den Wermut mörsern und den Saft durch ein Tuch pressen, filtern und die Flüssigkeit abmessen. Danach mit der doppelten Menge an Olivenöl auffüllen. In eine Flasche geben und 10 Tage nachreifen lassen. Danach kann man das Öl als Salbe weiterverarbeiten oder einige Tropfen davon bei Lungen- oder Atemwegserkrankungen auf die Brust auftragen.

Wiesenschaumkraut

Lat.: Cardamine pratensis

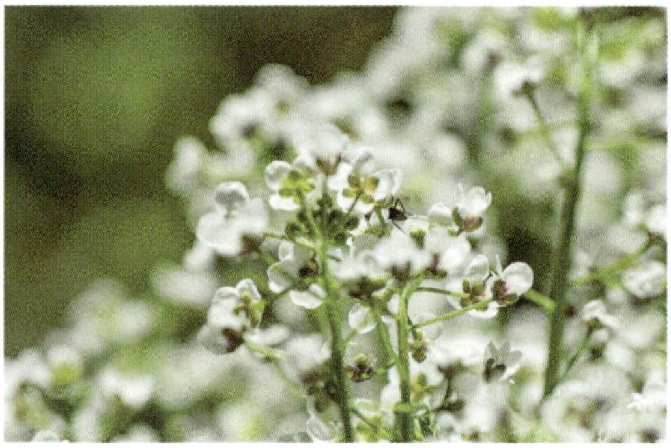

Das Wiesenschaumkraut ist für die meisten ein unscheinbares Gewächs. Erst wenn es in den Wiesen die schönen zarten weißen oder rosa Blüten zeigt, entpuppt es sich als freundlicher Frühlingsbote. Deshalb gehört es zu jenen Pflanzen, die nach der Schneeschmelze auf dem Speiseplan der Landbevölkerung standen. Ich verwende das zarte Pflänzlein schon seit Jahren, zum einen weil es nach Kresse schmeckt, zum anderen weil es unseren Körper zum Durchputzen anregt.

Verwendung: Ob das Wiesenschaumkraut in der Volksmedizin seinen festen Platz hatte, kann man heute nicht mehr sagen, aber man findet es durchaus in alten Rezepten als Zutat für diverse Kräuteranwendungen. Es wirkt blutbildend, beruhigend und kräftigend.

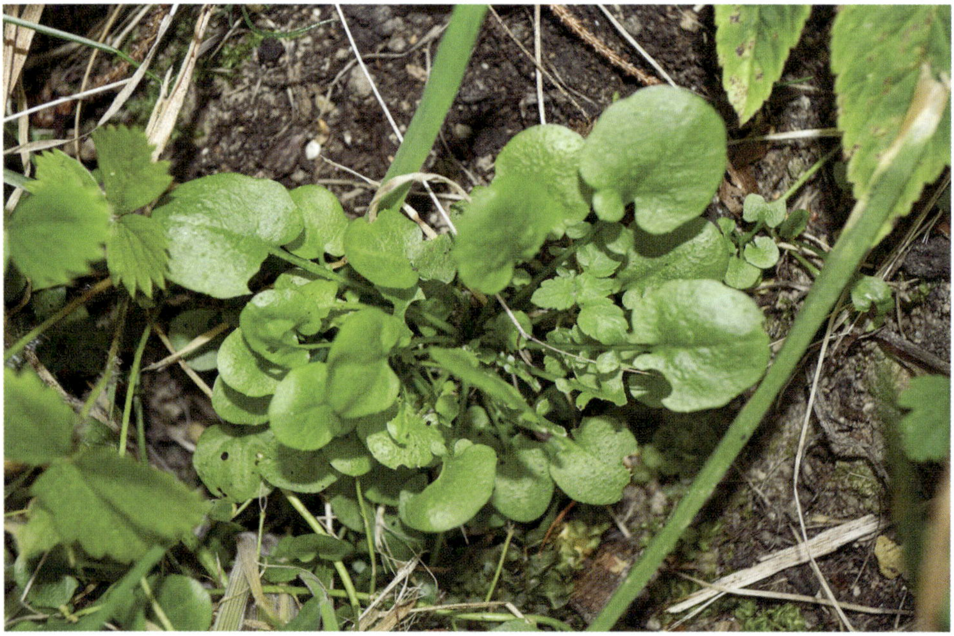

Mein Wissen: Die kleinen Blätter schmecken wie Brunnenkresse und regen die Körperdrüsen an zu arbeiten. Gemeinsam mit anderen bitteren Frühlingskräutern gegessen verstärkt sich dieser Effekt. Die Erfahrungsmedizin zeigt, dass der Frischsaft oder ein Kaltansatz bei Sommergrippen, Erkältungen, Bronchitis, Asthma und Krämpfen den Krankheitsverlauf positiv beeinflusst. Aber auch Umschläge, Wickel, Waschungen und Bäder helfen bei Rheuma und anderen Schmerzen. Normalerweise bevorzuge ich diese Pflanze zum Verzehr, da sie auf diese Weise ihre Wirkung voll entfalten kann.

Wiesenschaumkraut-Essig

2 Handvoll Wiesenschaumkraut / 1 l Apfelessig

→ Das Kraut im Essig ansetzen und 3 Wochen ziehen lassen. Abfiltern, abfüllen und kühl lagern.

Wiesenschaumkraut-Joghurt-Dip

1 Handvoll Wiesenschaumkraut / 100 g Joghurt / 100 g Speisequark / 100 g Crème fraîche / 4 EL Sahne / 1 EL Olivenöl / Salz / Pfeffer

→ Zuerst das Schaumkraut zupfen und klein hacken. Dann alle Zutaten in eine Schüssel geben, gut verrühren und mit Salz und Pfeffer abschmecken.

Wiesenschaumkraut-Butter

1–2 Handvoll Wiesenschaumkraut / 1 Handvoll Petersilienblätter / 1 Knoblauchzehe / 250 g weiche Butter / Salz / Pfeffer / Zitronensaft

→ Zunächst die Kräuter und den Knoblauch klein hacken, dann mit der Butter in eine Schüssel geben und gut verrühren. Mit etwas Salz, Pfeffer und Zitronensaft abschmecken. Die Butter auf ein Butterpapier streichen, zu einer Rolle formen und in das Kühlfach geben.

Wiesenschaumkraut-Süppchen

2–3 Frühlingszwiebeln / 1 Knoblauchzehe / 1 EL Butter / 1 kleine Karotte / ¼ Sellerieknolle / ½ Stange Lauch / 2 kleine Kartoffeln / ½ l Gemüsebrühe / 100 ml Weißwein / Salz / Pfeffer / ¼ l Sahne oder Schmand / 150 g Wiesenschaumkraut

→ Die Frühlingszwiebeln und den Knoblauch fein würfeln und in einem Topf in der Butter andünsten. Das Gemüse schneiden, ebenfalls in den Topf geben, unterrühren und mit der Brühe und dem Wein ablöschen, 10 Minuten kochen. Sobald alles weich ist, pürieren, mit Salz und Pfeffer abschmecken und die Sahne unterrühren. Vor dem Servieren das fein gehackte Schaumkraut darüberstreuen.

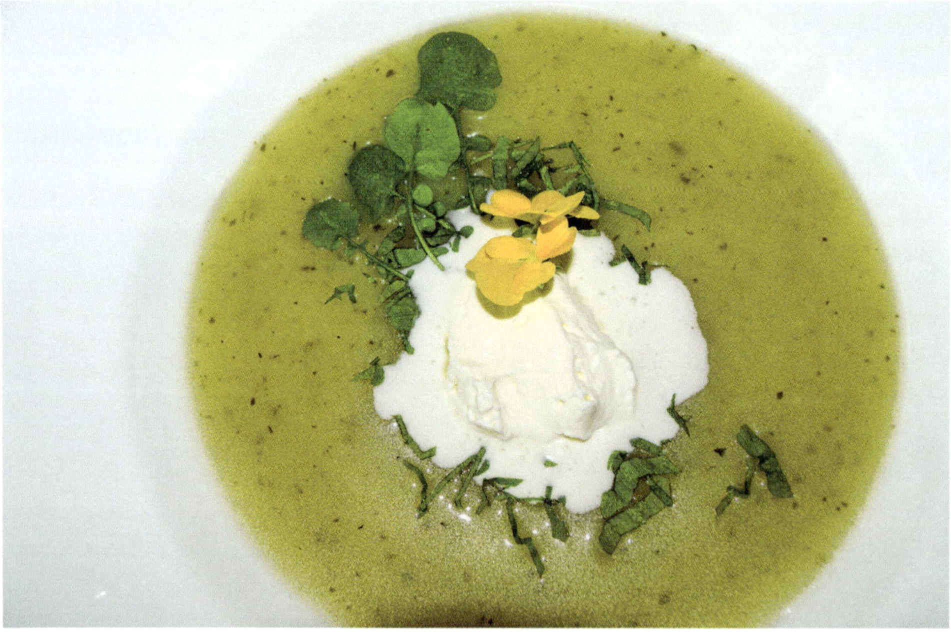

Wiesenschaumkraut-Süppchen

Zusätzliche bittere und scharfe Pflanzen und ihre Wirkungen

Acker-Hellerkraut Lat.: Thlaspi arvense	schleimlösend, harntreibend, schweißtreibend, bakterientötend, hautreizend
Acker-Minze Lat.: Mentha arvensis	antiseptisch, gallentreibend, krampflösend, schmerzlindernd, stimulierend, verdauungsfördernd, windtreibend
Acker-Senf Lat.: Sinapis arvensis	antirheumatisch, durchblutungsfördernd, verdauungsfördernd
Alant Lat.: Inula helenium	verdauungsfördernd, nierenanregend, auswurffördernd, antiseptisch, schleimlösend
Arnika Lat.: Arnica montana	entzündungshemmend, kreislaufanregend, blutstillend
Augentrost Lat.: Euphrasia officinalis	augenstärkend, magenstärkend, zusammenziehend, nervenanregend, hautstärkend, schmerzlindernd
Barbarakraut Lat.: Barbarea vulgaris	stoffwechselanregend, harntreibend
Besenginster Lat.: Cytisus scoparius	kreislaufanregend, blutdrucksenkend, harntreibend
Bibernelle Lat.: Pimpinella saxifraga/major	schleimlösend, harntreibend, appetitanregend, verdauungsfördernd, krampflösend, steinlösend
Hänge-Birke Lat.: Betula pendula	wassertreibend, steinlösend, rheumawirksam
Brunnenkresse Lat.: Nasturtium officinale	blutreinigend, menstruationsfördernd, verdauungsfördernd, empfängnisfördernd
Dost/Oregano Lat.: Origanum vulgare	stoffwechselanregend, blähungswidrig, krampflösend, entwässernd, antiseptisch, schleimlösend, appetitanregend
Edelweiß Lat.: Leontopodium alpinum	hautreinigend, abführend
Eisenkraut Lat.: Verbena officinalis	steinlösend, kräftigend, blutverbessernd, fiebersenkend, wundheilend, leberreinigend
Erdrauch Lat.: Fumaria officinalis	blutreinigend, schweißtreibend, auflösend, verdauungsfördernd, cholesterinsenkend

Esche Lat.: Fraxinus excelsior	stopfend, harntreibend, blutstillend, fiebersenkend, kräftigend, zusammenziehend
Eselsdistel Lat.: Onopordum acanthium	auflösend, harntreibend, krebswirksam
Faulbaum Lat.: Rhamnus frangula	abführend, schleimlösend, stuhltreibend
Ferkelkraut Lat.: Hypochaeris uniflora	leberstärkend, vitaminspendend
Fieberklee Lat.: Menyanthes trifoliata	fiebersenkend, verdauungsfördernd, appetitanregend, schweißtreibend, harntreibend
Flockenblume Lat.: Centaurea jacea	harntreibend, magenwirksam
Föhre Lat.: Pinus sylvestris	keimtötend, wassertreibend, durchblutungsfördernd, schleimlösend
Frauenmantel Lat.: Alchemilla xanthochlora	harntreibend, magenstärkend, wundheilend, stopfend, entzündungshemmend, blutreinigend, milchfördernd, menstruationsregulierend
Gamander Lat.: Teucrium chamaedrys	schleimlösend, gallentreibend, verdauungsfördernd, wundheilend, fiebersenkend, entzündungshemmend, hustenstillend, geburtsfördernd
Gänsedistel Lat.: Sonchus oleraceus	zusammenziehend, heilend
Geißraute Lat.: Galega officinalis	schweißtreibend, blutzuckersenkend
Glockenblume Lat.: Campanula rapunculus	zusammenziehend, antiseptisch, wundheilend
Goldrute Lat.: Solidago virgaurea	wassertreibend, schleimlösend, wundheilend, anregend, stopfend, entzündungshemmend
Gundelrebe Lat.: Glechoma hederaceae	schleimlösend, steinlösend, heilend, harnsäurelösend, lungenwirksam, magenwirksam
Günsel Lat.: Ajuga reptans	leberwirksam, entzündungshemmend, schmerzstillend

Habichtskraut Lat.: Hieracium pilosella	augenstärkend, schleimlösend, harntreibend, antibiotisch
Hainsalat Lat.: Aposeris foetida	verdauungsfördernd, entgiftend
Hauswurz Lat.: Sempervivum tectorum	kühlend, erweichend, erfrischend, brandstillend, schmerzstillend, entzündungshemmend, wundheilend, krebsfeindlich, wurmtreibend, krampflösend, fiebersenkend, hautfreundlich
Heilziest Lat.: Stachys officinalis	stopfend, stärkend, heilend, harntreibend, kreislaufanregend, schmerzstillend
Herzblatt Lat.: Parnassia palustris	adstringierend, beruhigend
Herzgespann Lat.: Leonurus cardiaca	blutdrucksenkend, beruhigend, herzstärkend, krampflösend
Judenkirsche Lat.: Physalis alkekengi	harntreibend, blasenwirksam
Kamille Lat.: Matricaria chamomilla	entzündungshemmend, wundheilend, krampflösend, antiseptisch, schmerzstillend, beruhigend, magenstärkend, menstruationsregulierend
Kapuzinerkresse Lat.: Tropaeolum majus	appetitanregend, wundheilend, desinfizierend, entzündungshemmend, hautdurchblutend
Karde Lat.: Dipsacus sylvestris	schweißtreibend, harntreibend, magenwirksam
Katzenpfötchen Lat.: Antennaria dioica	erweichend, harntreibend, gallentreibend, adstringierend
Kerbel Lat.: Anthriscus cerefolium	blutreinigend, stoffwechselanregend, entgiftend, wassertreibend
Klette Lat.: Arctium lappa	blutreinigend, hautreinigend, schweißtreibend, antibakteriell, harntreibend
Knopfkraut Lat.: Galinsoga parviflora	immunstärkend

Kreuzblume Lat.: Polygala amara	harntreibend, schweißtreibend, schleimlösend, bakterienabtötend, blutreinigend, milchbildend, hustenstillend
Lärche Lat.: Larix decidua	wundheilend, antiseptisch, durchblutungsfördernd, schleimlösend
Latsche Lat.: Pinus mugo	schleimlösend, desinfizierend
Leimkraut Lat.: Silene vulgaris	vitaminspendend, stoffwechselanregend, schäumend (dank der enthaltenen Saponine)
Majoran Lat.: Origanum majorana	blähungswidrig, verdauungsfördernd, appetitanregend, hustenstillend
Marienblatt Lat.: Chrysanthemum balsamita	antiseptisch, zusammenziehend, krampflösend, verdauungsfördernd
Meerrettich Lat.: Armoracia rusticana	verdauungsfördernd, durchblutungsfördernd, hautreizend, schleimlösend, stoffwechselanregend, blähungswidrig
Melisse Lat.: Melissa officinalis	belebend, krampflösend, beruhigend, nervenstärkend, schlaffördernd, magenstärkend, schweißtreibend, leberanregend, gallenanregend, kräftigend
Minze Lat.: Mentha ssp.	krampflösend, gallenanregend, leberwirksam, blähungswidrig, wurmtreibend, schleimlösend, nervenstärkend, keimtötend, schmerzlindernd
Monarde Lat.: Monarda didyma	blähungswidrig, schlaffördernd, schweißtreibend, schleimlösend, harntreibend
Nussbaum Lat.: Juglans regia	Fruchtschale: schweißhemmend, Blätter: blutreinigend, hautreinigend, entzündungshemmend, Frucht: nervenstärkend, gedächtnisfördernd
Portulak Lat.: Portulaca sativa	blutreinigend, stoffwechselanregend
Quendel Lat.: Thymus pulegioides	auswurffördernd, antiseptisch, schweißtreibend, harntreibend
Rainfarn Lat.: Tanacetum vulgare	wurmtreibend, verdauungsfördernd, menstruationsfördernd, appetitanregend

Ringelblume Lat.: Calendula officinalis	wundheilend, antiseptisch, entzündungshemmend, erweichend, blutreinigend, krampflösend, menstruationsregulierend, wurmtreibend, schweißtreibend
Rosmarin Lat.: Salvia rosmarinus	appetitanregend, kreislaufunterstützend, krampflösend, gallentreibend, nervenstärkend, hautreizend, anregend
Salbei Lat.: Salvia officinalis	auswurffördernd, entzündungshemmend, keimtötend, krampflösend, magenstärkend, menstruationsregulierend, schweißhemmend, blähungswidrig, gallenanregend, wundheilend, durchfallhemmend, milchsekretionshemmend
Silberdistel Lat.: Carlina acaulis	harntreibend, appetitanregend, schweißtreibend, abführend, stärkend, narbenbildend, wundreinigend
Speik Lat.: Valeriana celtica	nervenstärkend
Storchenschnabel Lat.: Geranium robertianum	blutreinigend, stopfend, ziehend, hormonsteigernd
Thymian Lat.: Thymus vulgaris	antiseptisch, auswurffördernd, krampflösend, schleimlösend, harntreibend, wurmwidrig, durchfallhemmend, kräftigend, nervenstärkend
Ulme Lat.: Ulmus minor/campestris	stopfend, harntreibend
Veilchen Lat.: Viola odorata	blutdrucksenkend, schleimlösend, blutreinigend
Waldmeister Lat.: Galium odoratum	anregend, herzstärkend, harntreibend, schweißtreibend, keimtötend, beruhigend, schlaffördernd, blutreinigend, leberstärkend, verdauungsfördernd, krampflösend
Wasserdost Lat.: Eupatorium cannabinum	gallentreibend, blutreinigend, wundheilend, leicht abführend, harntreibend, schmerzstillend
Weißdorn Lat.: Crataegus monogyna	herzstärkend, blutdruckregulierend, nervenstärkend, kreislaufstärkend, durchblutungsfördernd

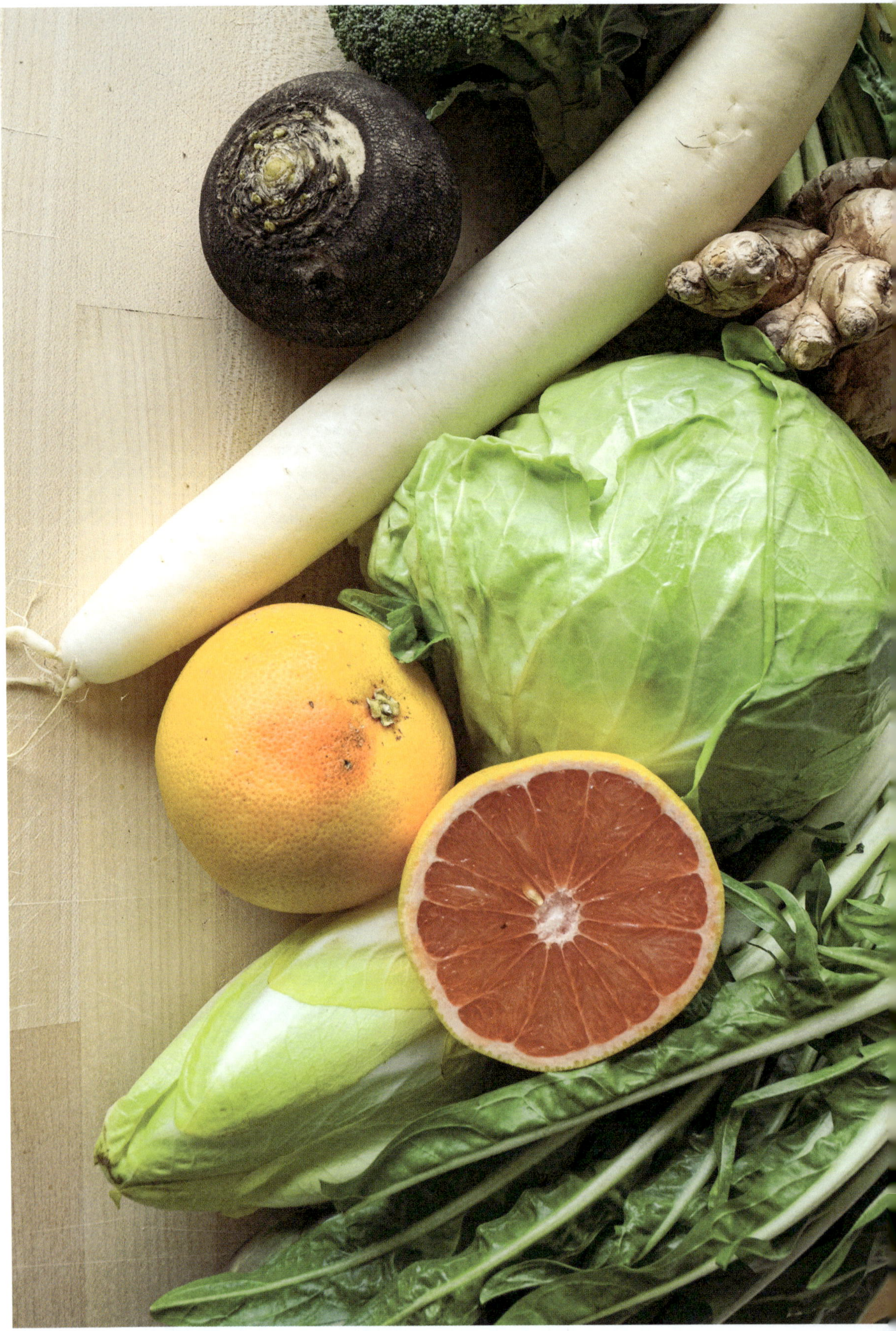

Bittere Gemüse und Früchte für Küche und Hausapotheke

— Bitteres Gemüse ist mittlerweile eine Rarität, denn der Bitterstoff wird aus den Pflanzen herausgezüchtet. In alten, sortenreinen Pflanzen finden wir diese Bitterstoffe noch, aber in Neuzüchtungen teils gar nicht mehr. Damit wird dem Geschmack der breiten Masse entsprochen, denn unser Gaumen hat sich bereits so sehr an die Süße gewöhnt, dass es vielen zuwider ist, etwas Bitteres zu essen. Ich ziehe in meinem Garten nur alte und sortenreine Pflanzen, die mit ihren unterschiedlichen Geschmacksnuancen eine Bereicherung für meine Küche darstellen.

Gemüse

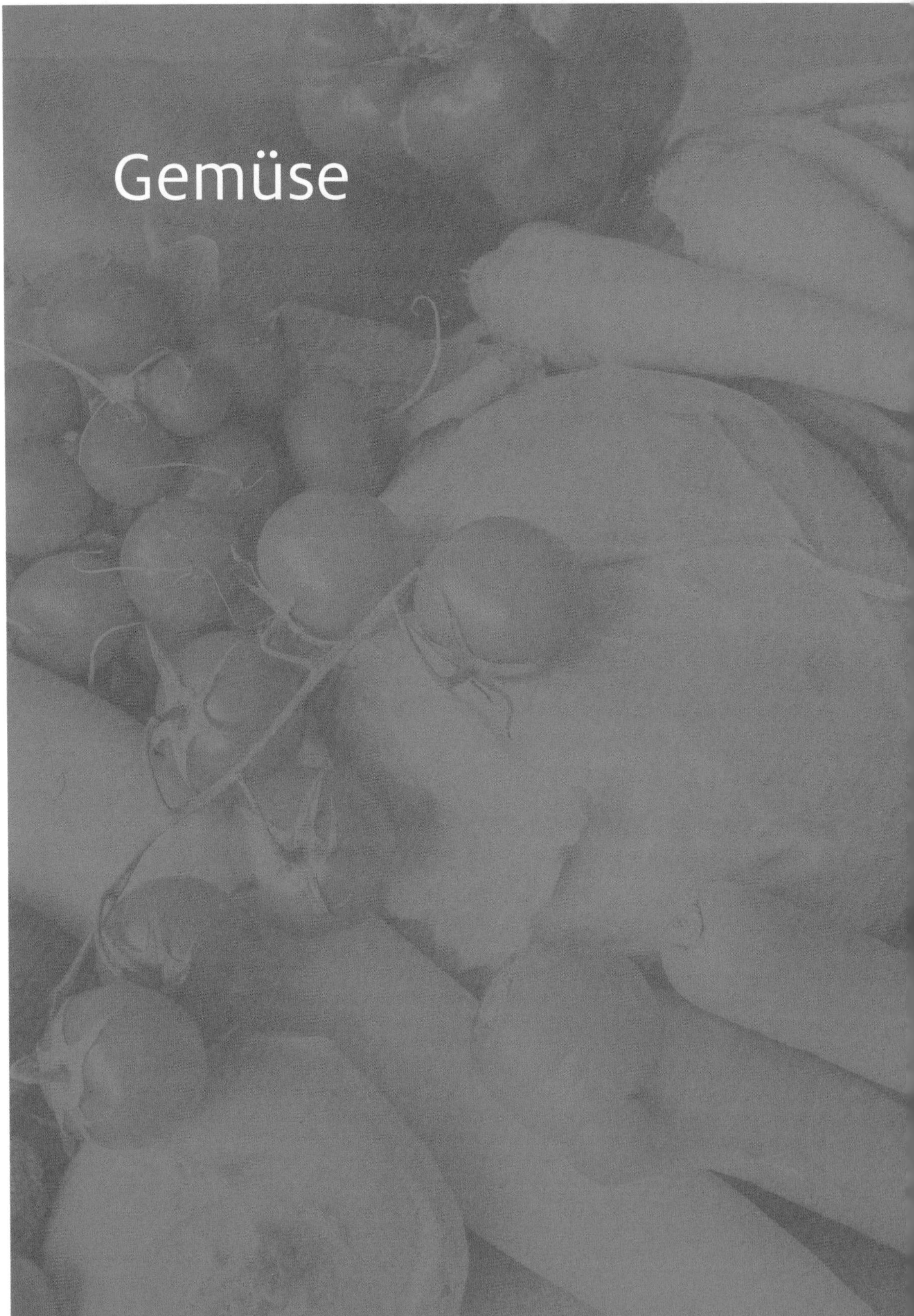

Artischocke

Lat.: Cynara scolymus

Der Ursprung der Artischocke liegt vermutlich in Äthiopien. Sie wurde bereits um 500 v. Chr. in Ägypten kultiviert und gelangte von dort aus nach Rom und Vorderasien. Erst seit dem 15. Jahrhundert wird sie als Gemüsepflanze genutzt. Bei uns in Südtirol wird seit einigen Jahren die Bergartischocke angebaut, da die typischen Artischockenarten, die sehr sonnen-, wärme- und trockenheitsliebend sind, den kalten Winter meist nicht überdauern. Früher wie heute gilt sie als die Königin aller Genüsse. Bereits Goethe schrieb im 19. Jahrhundert über sie: „Diese Distel, lass sie gelten, ich vermag sie nicht zu schelten." In der Liebesheilkunde gilt sie als Aphrodisiakum und soll für reichlich Knabensegen sorgen. Diese Wirkung wird auch der Silberdistel nachgesagt, welche im Alpenraum als Artischockenersatz dient.

Volksmedizin: Schon frühzeitig erkannte man ihre vielfältige Wirkung, welche antioxidativ, leberschützend und -stärkend, entgiftend, gallentreibend, durchblutend, zuckersenkend, verdauungsfördernd, appetitanregend und magenstärkend ist. Auch in der Traditionellen Chinesischen Medizin wird sie für die Organe Leber, Galle und Magen verwendet.

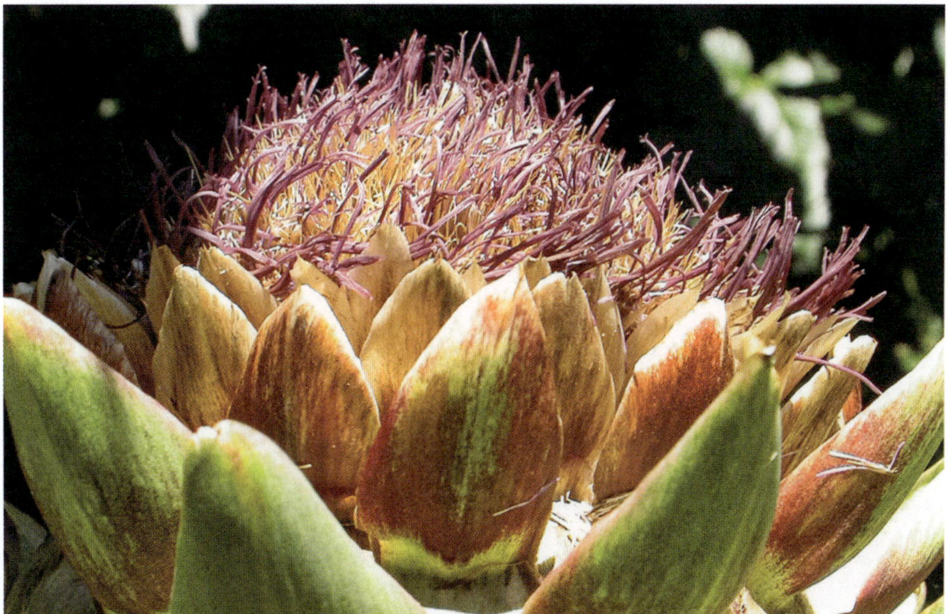

Mein Wissen: Bereits als Kind lernte ich durch meine italienischsprachigen Nachbarn die Artischocke kennen. Einmal bereitete sie der Vater meiner besten Freundin zu. Weil ich neugierig war und gleich fragte, was das denn sei, lud er mich prompt ein, sie zu probieren. Sie schmeckte mir so gut, dass ich mir von meinem erarbeiteten Sommergeld immer wieder einmal ein Glas Artischocken kaufte. Damals wusste ich nicht um ihre Wirkung, heute kenne ich ihre Eigenschaften. Deshalb wandert die Artischocke häufig in meine Produkte und meine Küche. Dabei verwende ich nicht nur den unreifen Fruchtstand, sondern auch ihre Blätter und Wurzeln.
Die Ernte der Blütenköpfe erfolgt bereits, bevor diese aufblühen. Da man den fleischigen Blütenboden isst, werden die gesamten Außenblätter und das innere Heu entfernt und nur das Herz verwendet. Einige garen die gesamte Blüte, brechen die einzelnen Hüllblätter ab und ziehen mit den Zähnen die weichen Innenseiten ab.

Artischockenwein

80 g getrocknete und zerkleinerte Artischockenblätter (frisch die doppelte Menge) / 1 Minzezweig / 1 Zimtrinde / 1 l guter Rotwein / 3–4 EL Honig

→ Die Blätter in ein Bügelglas füllen und die Minze und die Zimtrinde dazugeben. Mit dem Rotwein auffüllen und bei Zimmertemperatur 2–3 Wochen ziehen lassen. Abfiltern, abfüllen und den Honig dazugeben. Gut schütteln und kühl lagern. Diesen Wein trinke ich, um die Verdauungs- und Entgiftungsorgane zu unterstützen.

Artischockentee

1 TL getrocknete Artischockenblätter / 1 TL Zitronensaft

→ Die Blätter mit 1 Tasse heißem Wasser übergießen und 10 Minuten ziehen lassen, dann abfiltern, den Zitronensaft beifügen und trinken. Mit diesem Tee werden Galle, Leber und Niere sowie die Drüsen zum Ausleiten des Cholesterins angeregt. Man kann auch die Artischockenwurzel für den Tee verwenden: In diesem Fall in kaltem Wasser ansetzen und kurz zum Kochen bringen, abfiltern.

Artischocken-Frischpresssaft

mehrere Handvoll junge Artischockenblätter / 1 TL Zitronensaft / 1 TL Olivenöl

→ Die Blätter und deren Stiele in einer Saftpresse entsaften, den Zitronensaft und das Olivenöl beifügen und trinken. Dieser Saft hat positive Auswirkungen auf unser Gemüt, er vertreibt düstere Gedanken und lässt uns mit neuen Situationen besser zurechtkommen.

Karde

Lat.: Cynara cardunculus

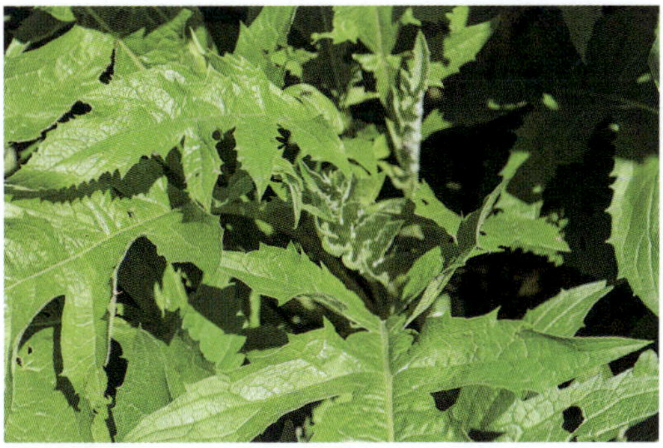

Mein Wissen: In vielen Gegenden Italiens wird die mit der Artischocke verwandte Karde angebaut. Diese besitzt mehr Blätter, aber kaum Blüten und wird deshalb auch Gemüseartischocke genannt. Man verwendet ihre Blätter und fleischigen Blattstiele, die Samen werden für die Fermentation von Ziegenkäse eingesetzt. Da diese Pflanze bei uns kaum bekannt ist, nenne ich sie hier nur kurz. Ich selbst kenne sie von meinen Urlauben in Süditalien als Gemüse.

Kardengemüse

6–8 größere Kardenblätter / Saft von ½ Zitrone / 2–3 EL Olivenöl

→ Zuerst die Blätter waschen, dann vom mittleren Blattstrunk befreien und in Streifen schneiden. In kochendes Wasser geben und kurz blanchieren. Mit einer Abschöpfkelle abseihen und auf einen Teller geben. Mit Zitronensaft und Olivenöl beträufeln, Salz verwende ich nicht.

Kohl

Lat.: Brassica oleracea

Egal, ob Wirsing, Blumenkohl, Kohlrabi, Rotkohl, Weißkohl oder der wenig bekannte Grünkohl: Alle helfen, in unserem Körper Entzündungen und Infekte zu hemmen. Vermutlich aus diesem Grund kam in den Wintermonaten in meiner Familie des Öfteren Kohl auf dem Tisch. Früher war es ein typisches Arme-Leute-Essen und bei den Reichen verpönt. Dass es so mancher Krankheit vorbeugt, war damals wohl noch nicht allgemein bekannt. Seit auch Sterneköche Kohl zu schätzen gelernt haben und er in der gehobenen Küche Einzug gehalten hat, gilt er jedoch als wahres „Superfood".

Verwendung: Die moderne Ernährungsmedizin bestätigt seit einigen Jahren die über 2.000 Jahre alten Empfehlungen zu Kohl und dessen Verwandten. Sie wirken antioxidativ, entzündungshemmend, entgiftend, cholesterinspiegelsenkend, abwehrkräftigend, immunisierend, vorbeugend bei Herz-Kreislauf-Erkrankungen, tumorhemmend, magenkräftigend sowie darmanregend.

Mein Wissen: Kohl ist als Wintergemüse vom Herbst bis ins Frühjahr eine richtige Vitaminbombe. Er enthält sehr viel Vitamin C – sogar mehr als Zitrus-

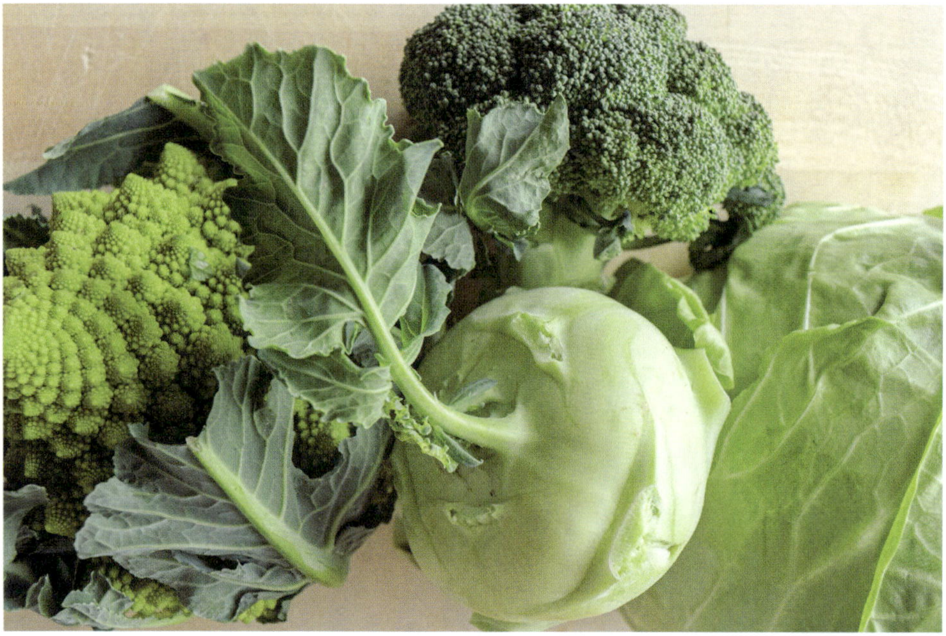

früchte! – und daneben noch Vitamin K. Das beugt im Winter Erkältungen vor, indem Vitamin C die Abwehr unterstützt und Entzündungen hemmt. Die ebenfalls reichlich enthaltene Folsäure ist für die Bildung neuer Zellen zuständig, vor allem von Blut- und Nervenzellen. Deshalb gilt Kohl wohl auch als Nervennahrung. Neben Spurenelementen und Mineralstoffen finden wir im Kohl auch viel Kalium, Kalzium, Eisen, Magnesium und Selen. So enthält Grünkohl unter anderem fast das Doppelte an Kalzium von Kuhmilch. Durch den hohen Vitamin-C-Gehalt wird auch der hohe Eisengehalt des Kohls besser verwertet. Somit stärkt Kohl den Heilungsverlauf von grippalen Infekten. Dank der Flavonoide, beim Rotkohl auch Anthocyane genannt, wirken alle Arten dieser Familie antioxidativ, entzündungshemmend und zellschützend. Das heißt, dass sie freie Radikale einfangen, gegen Krebs helfen und den Alterungsprozess hemmen. Wenn wir Kohl essen, beeinflussen wir daher auch unsere Hautzellen. Bei häufigem Verzehr wirkt Kohl von innen heraus besser als jede Faltencreme. Für diesen Jungbrunneneffekt müssten wir nur täglich ca. 100 g Kohl verzehren. Das finde ich nicht allzu schwer, Rezepte gibt es genügend. Sicher, dem ein oder anderen ist Kohl wohl zu stark. Der intensive Geschmack liegt auch daran, dass Kohl zu den Senfgewächsen gehört und sein Hauptbestandteil Senfölglykoside sind. Sie wirken für die Pflanze als Fraßschutz. Kohl fördert schließlich auch das Verdauungssystem, sorgt für eine gesunde Darmflora, senkt den Cholesterinspiegel im Blut, bindet Gallensäure (darin ist das Blutfett enthalten) im Darm und sorgt dafür, dass sie ausgeschieden wird. Deshalb gilt er als positiver Schutz für das Herz-Kreislauf-System. Dies kann man sich auch bei Hautausschlägen, Halsschmerzen, Arthrose, Gicht und Husten zunutze machen. Die enorme Bandbreite an enthaltenen Wirkstoffen macht den Kohl zu einer wertvollen Speise für den Winter.

Kohlwickel

einige größere Weißkohlblätter

→ Den mittleren Blattstrunk herausschneiden, die Blätter mit einem Nudelholz walken und diese auf Verstauchungen, geschwollene Gelenke und bei Wasseransammlungen auflegen. Nicht erschrecken: Die Auflage regt den Blutfluss an und reizt damit die Haut. Das angestaute Blut wird abtransportiert und die betroffenen Stellen werden gut durchblutet, was einen schnelleren Heilungsprozess zur Folge hat. Ich selbst lege Kohlwickel auch bei Entzündungen der Schleimbeutel auf.

Kohl-Hustensaft

¼ l Kohlsaft / 1 kleines Stück Ingwer / 250 g Honig

→ Den Saft frisch pressen und den Ingwer fein reiben. Beides zusammen aufkochen und reduzieren lassen. Sobald der Saft auf 40 °C abgekühlt ist, den Honig einrühren. 3- bis 4-mal täglich 1 TL davon einnehmen, bis der Husten sich verflüchtigt.

Krautiger Salat

1 mittelgroßer fester Krautkopf / ¼ Rotkohl / 2 säuerliche Äpfel / 1 kleine Karotte / ¼ Sellerieknolle / Salz / Pfeffer / Kümmel / Olivenöl / Essig

→ Das Gemüse und das Obst in feine Streifen schneiden, dann mit dem Salz, Pfeffer, Kümmel, Öl und Essig anrichten. Damit der Salat etwas weicher wird und das Gemüse aufbricht, etwas mit den Händen kneten. Kleiner Tipp: Zum Fermentieren des Gemüses 2–3 % Salz des Gesamtgewichtes einarbeiten. Dann so lange kneten, bis der Saft austritt. Nun in Bügelgläser füllen, verschließen und fermentieren lassen.

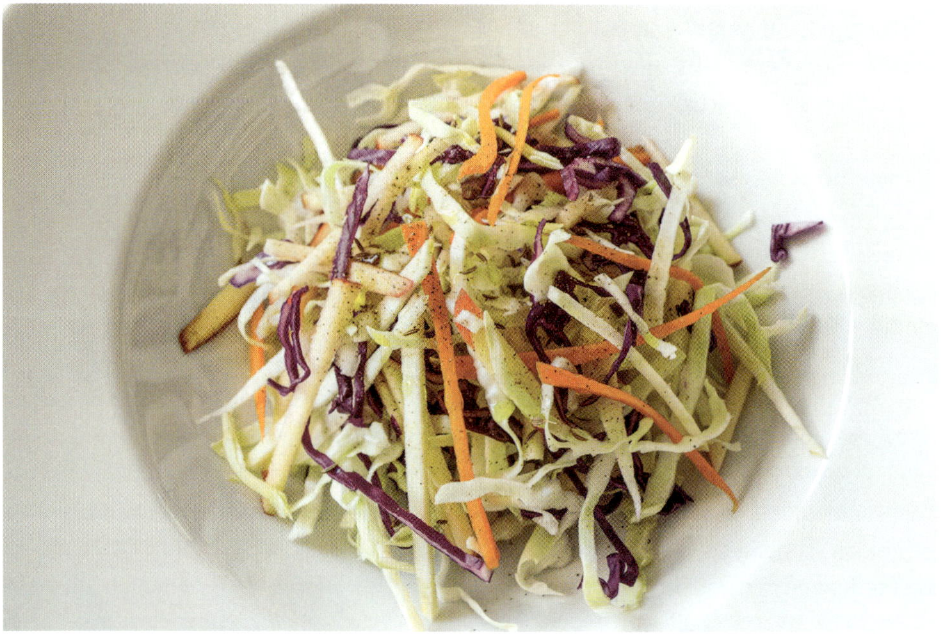

Brokkoli

Lat.: Brassica oleracea var. italica

> Zusammen mit dem Grünkohl enthält dieses Gewächs mehr Inhaltsstoffe als andere Kohlarten, was es zum „Superfood" unter allen Gemüsesorten macht. Brokkoli ist ein richtiger Cocktail an Vitaminen und Mineralstoffen, wobei das nicht die einzigen Bestandteile sind.

Verwendung: Siehe Kohl. Brokkoli beinhaltet einen hohen Anteil an Indol-3-Carbinol, was in der Krebstherapie als Krebshemmer und zur Vorbeugung eingesetzt wird, da es ein starkes Antioxidans ist.

Mein Wissen: Brokkoli wird immer als Gemüse betrachtet, was nur bedingt stimmt. In Wahrheit essen wir bei diesen Arten (zu denen auch Blumenkohl zählt) nämlich den nicht erblühten Blütenstand. Dessen Ausbildung hängt vom Wetter und der Wärme ab. Ich versuche dieses Gemüse das ganze Jahr über zu verzehren, weil es zum einen vielseitig gekocht werden kann, zum anderen auch im Sommer mein Immunsystem und die Verdauung – besonders den Magen und dessen Schleimhaut – unterstützt und regenerieren lässt. Dabei wird im Magen-Darm-Trakt die Bildung der Darmflora angeregt. Das bewirken zwar auch alle anderen Kohlarten, Brokkoli hat aber den Vorteil, weniger deftig zu sein. Wer Brokkoli als vorbeugendes Mittel gegen Krebs einsetzen möchte, sollte wissen, dass er durch das Kochen die Hälfte seines Indol-3-Carbinol-Gehalts verliert. Deshalb rate ich dazu, Brokkoli nur kurz zu garen sowie seine Blätter roh in Salaten zu verzehren und als Smoothie oder Presssaft zu trinken.

Überbackener Brokkoli

1 mittelgroßer Brokkoli / 100 g Sahne / 2 Eigelb / 50 g geriebener Parmesan / Salz / Pfeffer / geriebene Muskatnuss / 80 g Butter / 150 g Semmelbrösel

→ Den Brokkoli in kleine Röschen schneiden und in Salzwasser bissfest garen. Inzwischen die Sahne, die Eigelbe, den Parmesan und die Gewürze vermischen. Den Backofen auf 200 °C vorheizen, die Brokkoliröschen in eine Auflaufform geben und mit der Sahnesoße übergießen. Die Butter in einer Pfanne schmelzen, die Brösel darin anrösten und diese ebenfalls über den Brokkoliröschen verteilen. 20 Minuten im Backofen überbacken. Dieses Rezept kann man auch mit Blumenkohl oder Romanesco zubereiten.

Winterliche Suppe

400 g Brokkoli / 100 g Grünkohl / 350 g festkochende Kartoffeln / 300 g Karotten / 80 g Zwiebeln / 1 Knoblauchzehe / 2 EL Olivenöl / ½ l Gemüsebrühe / Salz / Pfeffer / geriebene Muskatnuss / 6 EL Schmand

→ Den Brokkoli und den Grünkohl in Salzwasser blanchieren, herausnehmen und abtropfen lassen. Nun das restliche Gemüse putzen, klein schneiden und in einem Topf in Öl glasig andünsten. Den Brokkoli und den Grünkohl dazugeben, mit der Gemüsebrühe übergießen und 25 Minuten abgedeckt garen. Nach Ablauf der Zeit alles pürieren und mit den Gewürzen abschmecken. Zuletzt den Schmand einrühren.

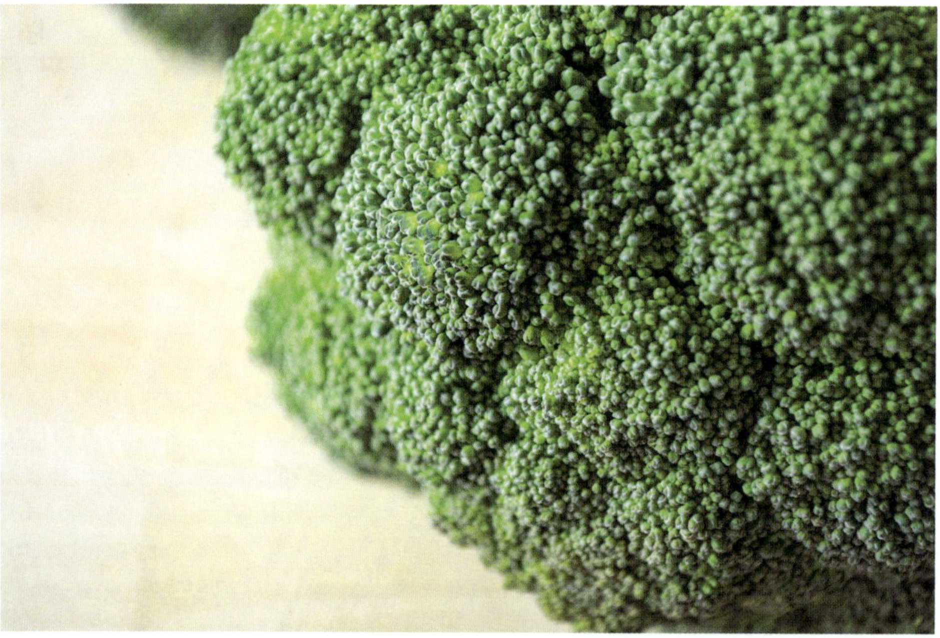

Grünkohl und Palmkohl

Lat.: Brassica oleracea var. sabellica / var. palmifolia

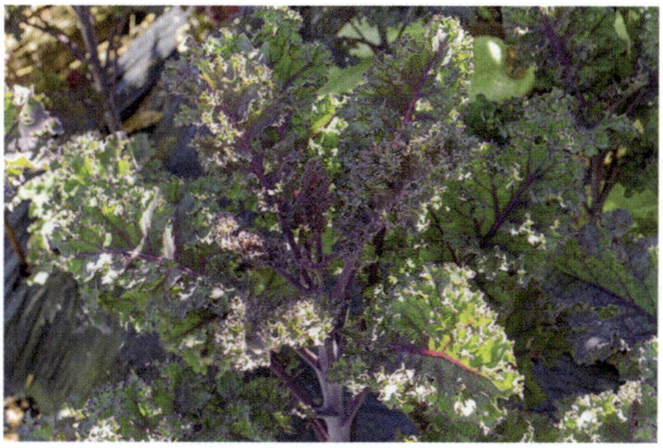

Grünkohl ist in den nördlichen Teilen Europas auch als Feder-, Braun-, Kraus- oder Blätterkohl bekannt. In Italien gibt es die Art „Nero di Toscana“, die dort gerne und häufig angebaut wird. Eigentlich ist sie eine Palmkohlart, aber sie kann als Grünkohlersatz dienen. Bei diesen palmartigen Gewächsen werden, vor allem in den Wintermonaten, die Blätter gegessen. Es sind Arten, die die kalten Jahreszeiten und sogar Schnee gut überdauern und eisigen Temperaturen trotzen.

Verwendung: Siehe Kohl. Grünkohl kräftigt die Sehkraft und kann vorbeugend gegen Augenkrankheiten eingesetzt werden. Dies hängt mit den Inhaltsstoffen Lutein und Zeaxanthin zusammen.

Mein Wissen: In Südtirol ist der Grünkohl nicht besonders bekannt. Ich habe ihn in Deutschland und im restlichen Italien kennengelernt, wo er als Eintopf und gedünstete Beilage zu Geselchtem auf den Tisch kommt. In meinem Garten gedeihen gleich mehrere Sorten, die den ganzen Winter über geerntet werden können. Neben ihrer Kälteresistenz schätze ich, dass sie mit ihren bitteren Blättern im Winter meine Küche bereichern. Wenngleich diese Kohlgewächse an Bekanntheit eingebüßt haben, dienen sie nach wie vor vielerlei Verwendungszwecken: So kommen sie selbst dann zum Einsatz, wenn ein Tier gerade ein Jungtier geboren hat und kaum Milch gibt, vor allem bei Ziegen und Schafen. Ich setze Grünkohl in der Küche ein, weil er sehr reich an Vitaminen, Mineralstoffen und vielen weiteren Inhaltsstoffen ist, die in der kargen Jahreszeit meinen Körper und vor allem den Stoffwechsel ankurbeln. Unter Sterneköchen gilt er als Superfood, was ich nur bestätigen kann. Wichtig dabei ist zu wissen, dass er mindestens einmal gefrieren sollte, da er dann bekömmlicher wird. Das hängt damit zusammen, dass der Frost die Stärke in Zucker umwandelt und das Bittere dadurch süßlich-herb wird. Ich mag ihn auch, wenn er noch keinen Frost abbekommen hat, das ist reine Gewöhnungssache.

Grünkohlsmoothie

4–5 junge frische Grünkohlblätter / 1 reife Birne oder Banane / 1 Apfel / 1 kleines Stück Kurkuma / ½ l Wasser / 1–2 EL Honig / 1 EL Zitronensaft / 1 EL Olivenöl

→ Den Grünkohl, die Früchte und die Kurkuma zerkleinern und mit dem Wasser im Mixer vermixen. Zuletzt noch mit dem Honig, dem Zitronensaft und dem Öl abschmecken. Wer es herzhaft mag, kann statt Honig auch Salz und Pfeffer verwenden.

Grünkohl-Mixgetränk

150 g blanchierter Grünkohl / 2 Mandarinen / 1 Kiwi / 150 g Honigmelone / 2 EL Zitronensaft / 3–4 EL Honig / 150 ml Wasser / 150 ml Mandel- oder Hafermilch / 150 ml Orangensaft

→ Den Grünkohl gut ausdrücken, die Früchte schälen und klein schneiden. Nun alle Zutaten im Mixer vermixen.

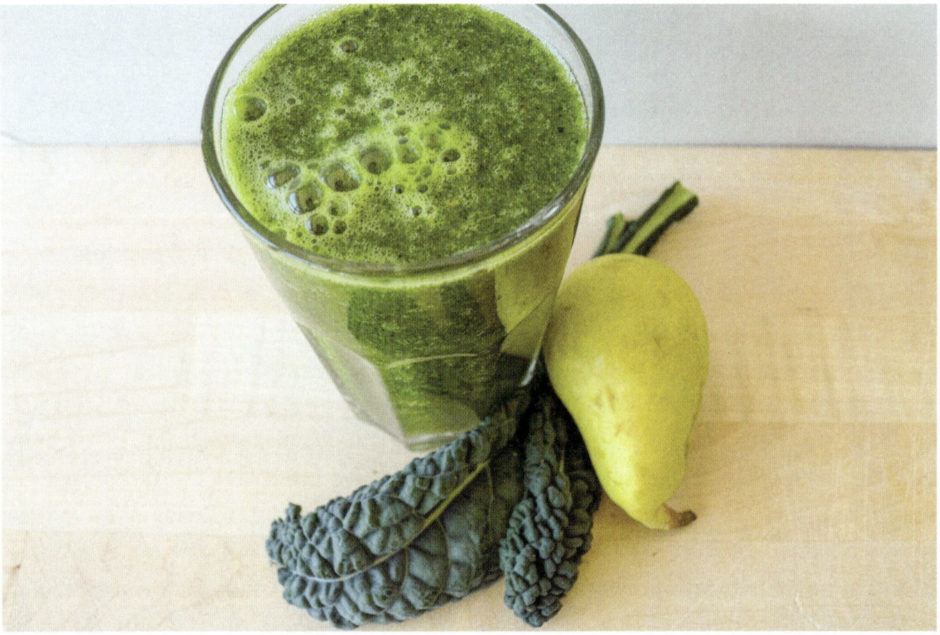

Grünkohlsmoothie

Grünkohlpfanne

1 kg Grünkohl / 2 mittelgroße Zwiebeln / 20 g Butter / ½ l Gemüsebrühe / 4 Kartoffeln / 4 Scheiben Selchkarree / 4 Würste / Salz / Pfeffer

→ Den Grünkohl vom Blattstrunk zupfen, waschen und salzen. Die Zwiebeln klein schneiden und in der Butter in einem Topf andünsten, bis sie glasig sind. Nun den gezupften Grünkohl dazugeben und etwas dünsten, dann mit der Brühe ablöschen und etwa 45 Minuten lang garen. Die Kartoffeln schälen und in größere Würfel schneiden. Zum Grünkohl geben und so lange weitergaren, bis sie bissfest sind. Zuletzt das Karree und die Würste dazugeben und weitere 15 Minuten fertig garen. Abschmecken und servieren.

Grünkohlentrée

2 große Süßkartoffeln / 2 kleine Zwiebeln / 40 g Butter / 100 g gehackte Walnüsse / 200 g gezupfter, gehackter Grünkohl / 100 g Feta / Salz / Pfeffer

→ Die Süßkartoffeln halbieren und aushöhlen. Das Kartoffelinnere und die Zwiebeln fein hacken. Nun in der Butter andünsten, nach einer Weile die Nüsse und den Grünkohl dazugeben und 10 Minuten garen. Die Süßkartoffeln mit der Gemüsemasse befüllen und in eine Auflaufform geben, den zerbröselten Feta drüberstreuen, mit Salz und Pfeffer würzen und im Backofen bei 175 °C ca. 30 Minuten backen.

Rosenkohl

Lat.: Brassica oleracea var. gemmifera

Je nach Sorte wird Rosenkohl zwischen September und Jänner geerntet. Es gibt ihn in zahlreichen Farben und Formen. In manchen Ländern wird Rosenkohl auch als Sprossenkohl oder Brüsseler Kohl bezeichnet.

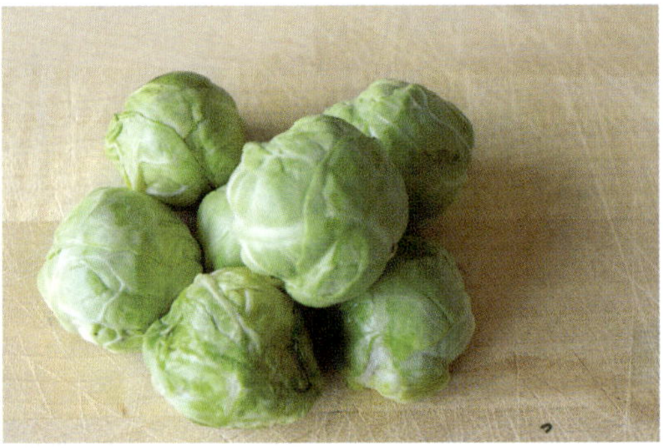

Verwendung: Siehe Kohl.

Mein Wissen: Es dauert knapp 165 Tage, bis die ersten Röschen am Spross ausgereift sind, dabei kann man sie nach und nach abpflücken. Wichtig ist, dass die Pflanzen genügend Platz haben. Ab einer gewissen Höhe kann das Sprossende gekappt werden, damit die ganze Kraft in die Ausbildung der Röschen geht. Diese Pflanzenart braucht einen humosen, gut gedüngten Boden, damit sie gut gedeiht. Je sortenreiner die Pflanze, umso bitterer ist sie im Geschmack. Genauso wie beim Grünkohl empfiehlt es sich, die Röschen mindestens eine Nacht frieren zu lassen, denn durch den Frost bilden sie ihr süß-herbes Aroma aus.

Fischauflauf mit Rosenkohl

4 Lachsforellenfilets ohne Haut / Saft von 1 Zitrone / 400 g Rosenkohl / 400 g Karotten / 4 Eier / 1 Becher Schmand / geriebene Muskatnuss / Salz / Pfeffer / 200 g geriebener Käse zum Überbacken

→ Die Filets mit Salz und Pfeffer würzen, mit dem Zitronensaft beträufeln und in mundgroße Stücke schneiden, dann in etwas Öl anbraten. Den Rosenkohl putzen, die Karotten schälen und in Scheiben schneiden. In etwas Salzwasser 10 Minuten kochen, abseihen und abtropfen lassen. Nun das Gemüse mit dem Fisch in eine eingefettete Auflaufform geben. Eier, Schmand, Muskatnuss, Salz und Pfeffer verrühren und über den Fisch gießen. Den geriebenen Käse darüberstreuen und im Backofen bei 180 °C 30 Minuten überbacken.

Feines Rosenkohlsüppchen

400 g Rosenkohl / 250 g mehligkochende Kartoffeln / 30 g Butter / 1 l Gemüsebrühe / Salz / Pfeffer / geriebene Muskatnuss / ¼ l Sahne / 100 g Speck / 4 Scheiben Brot nach Wahl / ½ rote Zwiebel / 2 EL Kresse oder Rauke

→ Den Rosenkohl putzen und halbieren. Die Kartoffeln waschen, schälen und würfeln. Nun die Butter in einem Topf erhitzen, das Gemüse darin anbraten, mit der Gemüsebrühe aufgießen und 20 Minuten köcheln. Sobald das Gemüse weich ist, mit einem Pürierstab pürieren. Mit den Gewürzen abschmecken und die Sahne einrühren. Den Speck und das Brot fein würfeln, die Zwiebel in dünne Scheiben schneiden und in einer Pfanne in etwas Öl anrösten. Die Suppe mit den gerösteten Zutaten und der Kresse garnieren.

Rosenkohlquiche

250 g Mehl / 125 g Butter / 3 Eier / 600 g Rosenkohl / 100 g Schmand / Salz / Pfeffer / geriebene Muskatnuss / 1–2 EL geröstete Mandelblättchen

→ Aus dem Mehl, der Butter, 1 Ei und etwas Salz einen Mürbteig kneten und 30 Minuten in Klarsichtfolie eingewickelt im Kühlschrank ruhen lassen. Den Rosenkohl putzen und 10 Minuten in Salzwasser garen, abseihen und abtropfen lassen. Nun die restlichen 2 Eier und den Schmand verrühren und mit Salz, Pfeffer und Muskatnuss abschmecken. Den Teig aus dem Kühlschrank nehmen, ausrollen und eine eingefettete Quicheform damit auslegen. Mit der Rosenkohlmasse befüllen und 40 Minuten bei 200 °C backen. Zuletzt mit den gerösteten Mandelblättchen bestreuen.

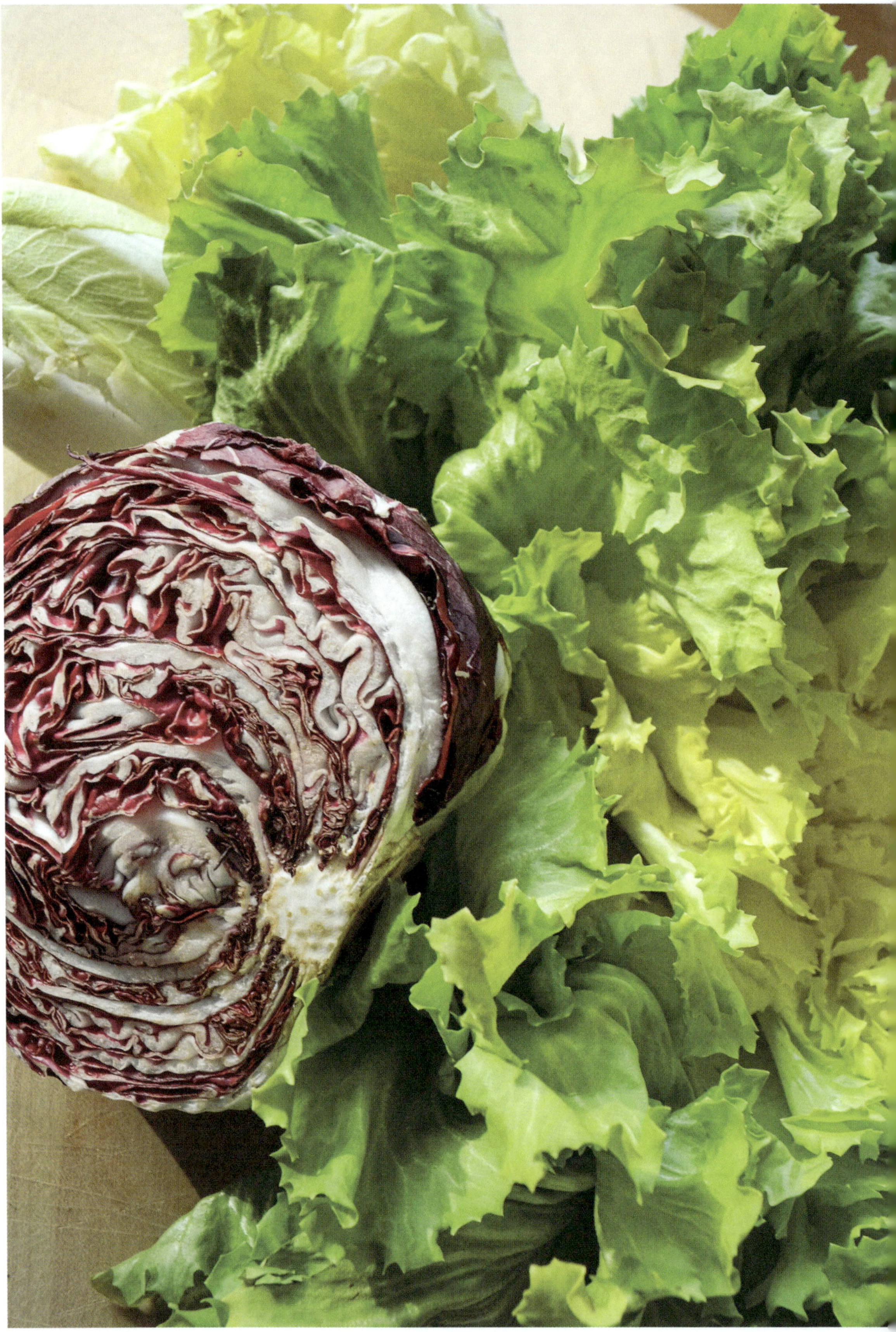

Salate

Chicorée

Lat.: Cichorium intybus var. foliosum

> Der Chicorée stammt von der Gemeinen Wegwarte ab. 1870 sollen belgische Bauern, die die Wegwartenwurzel für den winterlichen Kaffee eingekellert hatten, entdeckt haben, dass diese Wurzeln neue, fleischige Sprossen trieben. Sie schmeckten unglaublich gut, sodass die Sprossen bis heute in Kellern gezüchtet und geerntet werden. Ihre Form erhalten sie, indem sie dicht an dicht gepflanzt werden. Damit sie so hell bleiben, brauchen sie völlige Dunkelheit und konstante Temperaturen um die 18 °C.

Verwendung: Durch seinen Bitterstoff Lactucopikrin, früher auch bekannt als Intybin, hält der Chicorée unseren Verdauungsapparat in Schwung. Er regt den Speichelfluss und die Magensekretion an, kräftigt das Immunsystem, senkt den Cholesterinspiegel und entgiftet durch seine Ballast- und Bitterstoffe unseren Darm.

Mein Wissen: Als gelernte Floristin und Gärtnerin weiß ich, wann, wo und wie ein Gemüse die Bildfläche betreten hat. Wie bei vielen anderen Gemüsesorten wurde auch beim Chicorée Selektion betrieben, sodass diverse Unterarten entstanden sind. Dazu gehören der Radicchio, die Endivie und der Zuckerhut. Diese Arten müssen im Gegensatz zum Chicorée nicht unter Lichtentzug wachsen und sind kälteresistenter als dieser. Alle Arten sind bitter, aber das ist ja das Gesunde an der Sache. Deshalb sollte man sie auch nie heiß waschen oder einwässern, denn man entzieht ihnen auf diese Weise nicht nur die vorhandenen Bitterstoffe, sondern auch die Mineralstoffe, Spurenelemente und Vitamine, die besonders in der kalten Jahreszeit für unseren Körper wichtig sind. Ich mildere den bitteren Geschmack mit Früchten, anderem Gemüse oder Essigansätzen wie einem Holunderblütenessig ab. Bittere Stoffe entlasten die Leber und den Verdauungsapparat – da beide auch das Spiegelbild unserer Haut sind, können uns Bitterstoffe bei Akne und unreiner, fahler Haut helfen. Chicorée-Extrakt wird deshalb auch in der Kosmetik verwendet. Über Rezeptoren in unserer Haut können wir Bitterstoffe in unseren Körper einschleusen. Diese gelangen direkt in unsere Blutbahn und müssen nicht erst die Verdauung durchlaufen.

Chicorée-Wintersalat

1 Chicorée / 1 Orange / 1 Apfel / 1 Karotte / 1 Handvoll Walnüsse / Olivenöl / Essig / Salz / Pfeffer / 2 EL Honig

→ Den Chicorée vom Strunk befreien und in feine Streifen schneiden, dann die Orange filetieren und ihren Saft für das Dressing in einem Glas auffangen. Den Apfel und die Karotte in feine Streifen schneiden. Zuletzt die Nüsse grob hacken und alles in eine Schüssel geben. Das Öl, den Essig, das Salz, den Pfeffer und den Honig zum Orangensaft geben. Das Dressing gut schütteln, über den Salat gießen und sorgfältig vermengen.

Chicorée-Wintersaft

½ kg Chicorée / 200 g Karotten / 80 g Rote Bete / 20 g Sellerie / 1 kleines Stück Ingwer

→ Alle Zutaten klein schneiden und durch den Entsafter pressen. Normalerweise bin ich nicht für das Entsaften, weil uns dadurch wichtige Ballaststoffe abhandenkommen und jede Menge guter Pflanzenreste in den Müll wandern. Da ich aber Hühner halte und einen Garten habe, kann ich sie sinnvoll verwerten. Um keine Reste anzuhäufen, kann man aus denselben Zutaten auch einen Smoothie zubereiten.

Chicorée-Anti-Aging-Smoothie

1 Chicorée / 1 Pampelmuse / 1 Orange / 1 Apfel / 1 kleine Kurkumawurzel / 1 EL Olivenöl

→ Den Chicorée, die Früchte und die Kurkuma klein schneiden, in den Mixer geben und gut vermixen. Vor dem Trinken noch das Öl einrühren, so werden die Inhaltsstoffe besser verwertet.

Chicorée-Gesichtsmaske

½ Chicorée / 1–2 EL Magerquark / 1 EL Aprikosen- oder Mandelöl

→ Den Chicorée klein schneiden und mit dem Quark pürieren, dann das Öl einrühren. Mit einem weichen Pinsel die Masse auf Gesicht und Dekolleté aufstreichen. 15 Minuten auf der Haut belassen und dann mit lauwarmem Wasser abwaschen.

Chicorée-Snack

2 Chicorée / 2 Stängel Petersilie / 1 Handvoll Kresse / 100 g Speisequark / 100 g Saure Sahne / Salz / Pfeffer / 1 TL Zitronensaft / 2 Eigelb / 100 ml Milch / Kokosfett zum Frittieren

→ Den Chicorée waschen, die Blätter abtrennen und 5 Minuten in kochendem Wasser garen. Für den Dip die Petersilie und die Kresse fein hacken, in eine Schüssel geben und mit dem Quark und der Sauren Sahne verrühren. Mit Salz, Pfeffer und Zitronensaft abschmecken. Das Kokosfett erhitzen. In der Zwischenzeit das Eigelb mit der Milch verquirlen und die Chicoréeblätter darin durchziehen, dann im heißen Kokosfett frittieren. Die Blätter mit dem Dip genießen.

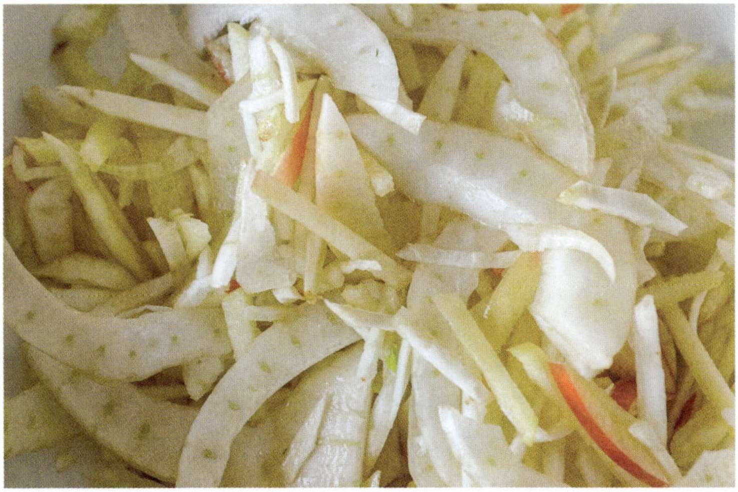

Chicorée-Wintersalat

Endivie

Lat.: Cichorium endivia

Auch bei der Endivie handelt es sich um eine Zuchtform der Wegwarte. Sie gehört zu den Spätsommerpflanzen und ist gut hitzebeständig. Bereits in der Antike züchtete man diese Pflanze, die uns unter dem Namen *intybus* oder *intubum* seit der Zeit um Christi Geburt im Römischen Reich bekannt ist. Vermutlich aus der Stammpflanze *Cichorium pumilum / Chichorium endivia ssp. divaricatum* entstanden im Laufe der Zeit unsere Endivienarten.

Verwendung: Ob und wie weit die Endivie im Altertum verbreitet war, ist bis heute ungewiss. Plinius jedenfalls berichtet, dass in Salz und Essig eingelegte Endivienblätter gekocht wurden. Die Endivie besitzt dieselben Eigenschaften wie ihre Ursprungspflanze.

Mein Wissen: In Italien ist diese Pflanze weit verbreitet, was nicht nur auf ihre Nutzung in der Antike, sondern auch darauf zurückzuführen ist, dass Italiener schon früh den Mehrwert der Bitterstoffe für unseren Körper erkannten. So ist sie damals wie heute in vielen Gärten anzutreffen. Man kann Endivie nicht nur als Salat genießen, sondern auch in diverse andere Speisen einarbeiten. Sie ist reich an Mineralstoffen, Ballaststoffen und Vitaminen, vor allem an Provitamin A und Folsäure. Aber auch weitere Inhaltsstoffe versprechen eine gute Versorgung unseres Körpers. Das Einzige, was ich an ihr zu bemängeln habe, ist, dass sie Kälte nicht so gut verträgt. Deshalb sollte sie im Garten stets einen Winterschutz haben.

Warmer Endiviensalat

1 Endiviensalat / 1 rote Zwiebel / Olivenöl / 1 Handvoll Brunnenkresse oder Gartenkresse / jeweils ¼ l Saure Sahne und Sahne / 2 EL Holunderblüten- oder Kräuteressig / Salz / Pfeffer

→ Den Salat waschen und in feine Streifen schneiden. Die Zwiebel fein würfeln und kurz in etwas Öl glasig andünsten. Die Kräuter hacken, in die Sahne rühren, dann die lauwarmen Zwiebelwürfel dazugeben und mit Essig, Salz und Pfeffer abschmecken. Über den Salat geben und gut vermischen.

Radicchio

Lat.: Cichorium intybus var. foliosum

Auch hier handelt es sich um eine Unterart der Wegwarte, wobei der Radicchio wohl eher aus dem Chicorée hervorgegangen ist. Er sei in den bei Treviso liegenden Gemeinden entstanden, so behaupten es die Trevisaner. Belgische Züchter wiederum meinen, er sei dort nur eingebürgert worden. Wie oder warum er rot ist, weiß man nicht genau. Einer alten Geschichte zufolge soll sein Samen auf dem Glockenturm von Dosson gelandet und von den Mönchen gehegt und gepflegt worden sein. Da das Wasser etwas eisenhaltig war, soll der Radicchio zu seiner roten Farbe gekommen sein. Unabhängig von ihrem Wahrheitsgehalt finde ich diese Geschichte einfach nett.

Verwendung: Hier kann man nach denselben Prinzipien verfahren wie bei den verwandten Arten.

Mein Wissen: Es gibt unterschiedliche Untersorten, von grün, rot, rosa bis gefleckt, von rund bis kerzenartig. Alle sind gleich bitter. Radicchio ist kälteresistent und gehört in jeden Garten, der mit etwas Schutz auch im Winter bewirtschaftet wird. Die Zubereitungsmöglichkeiten sind vielfältig.

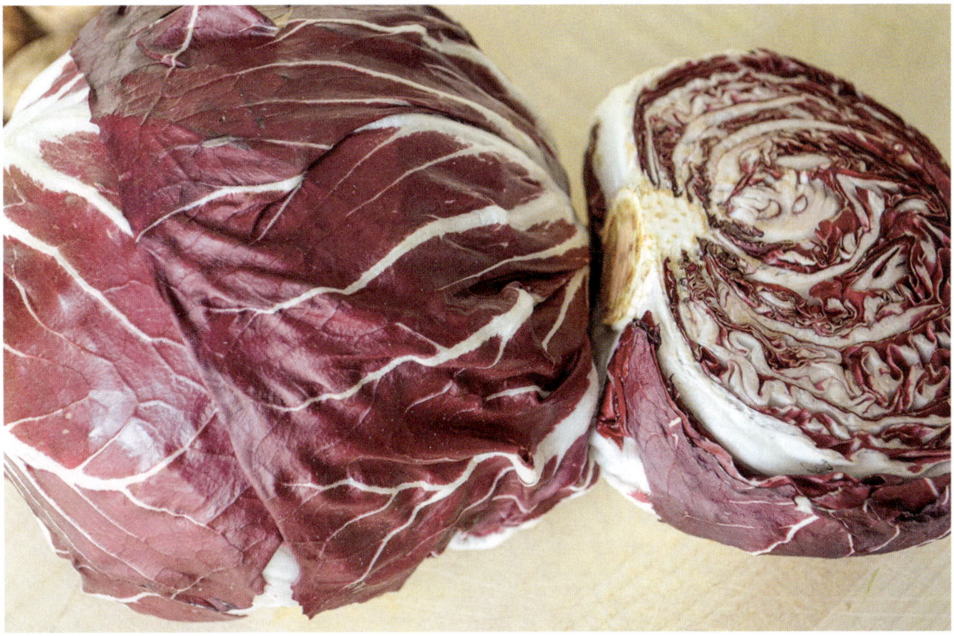

Radicchiogratin

3–4 Köpfe Radicchio di Treviso / 80 g roher oder gekochter Schinken in Scheiben / 1 Birne / ¼ l Milch / ½ EL Mehlschwitze / 100 g Gorgonzola / Salz / Pfeffer

→ Den Radicchio waschen, halbieren und den festen Strunk entfernen. Mit den Schinkenscheiben umwickeln und in eine Auflaufform legen. Die Birne entkernen, in Spalten schneiden und zu den Radicchiohälften geben. Für die Béchamelsoße die Milch in einem Topf aufkochen, die Mehlschwitze einrühren und 1 weitere Minute lang kochen lassen. Den Gorgonzola würfeln, in die Béchamelsoße einrühren und schmelzen lassen. Mit Salz und Pfeffer abschmecken und den Radicchio damit übergießen. Im Backofen 25–30 Minuten bei 200 °C backen.

Radicchiorouladen

375 g Hackfleisch / 1 Knoblauchzehe / 300 g frische Brennnesselblätter oder frischer Spinat / 30 g Kürbiskerne / 100 g Mascarpone-Gorgonzola oder Schmelzkäse / Kräuter und Gewürze nach Belieben / 15–20 Radicchioblätter / ½ l Brühe

→ Das Hackfleisch gut mit dem fein gehackten Knoblauch, den (eventuell vorher blanchierten) gehackten Brennnesselblättern, den zerkleinerten Kürbiskernen und dem in kleine Würfel geschnittenen Gorgonzola vermengen, nach Belieben mit Kräutern würzen. Nun die Radicchioblätter gut waschen und trocken tupfen. Die Blätter mit der Hackmasse füllen und einrollen. Die Enden mit Bindegarn verschnüren oder mit einem Holzspieß verschließen. Inzwischen die Brühe in einer flachen Pfanne erwärmen, die Rouladen hineinlegen und 10 Minuten sanft garen.

Radicchiosalat

2 kleine Radicchioköpfe / 2 mittelgroße Rote Beten (roh oder gekocht) / 2 filetierte Orangen / 60 g entsteinte schwarze Oliven / 4 EL Olivenöl / 4 EL Balsamicoessig / Salz / Pfeffer

→ Die Radicchioköpfe grob schneiden und waschen, die Roten Beten schälen und in Streifen schneiden. In eine Schüssel geben und die Orangenfilets und die Oliven beifügen. Für das Dressing in einem Glas Öl, Essig, Salz und Pfeffer gut mischen; eventuell auch den Saft der filetierten Orange dazugeben. Über den Salat gießen und gut vermengen.

Radicchio-Chicorée-Salat

1 kleiner Radicchiokopf / 2–3 kleine Chicorée / 1 Apfel / 1 Sellerieknolle / 1 Handvoll Walnüsse / 1 Knoblauchzehe / 150 g Roquefort oder Feta / 3 EL Balsamicoessig / 4 EL Olivenöl / Salz / Pfeffer

→ Zuerst die Salate waschen und je nach Geschmack mehr oder weniger grob schneiden. Den Apfel und den Sellerie schälen, in feine Streifen schneiden und zum Salat geben. Die Walnüsse mit den Fingern in gröbere Stücke brechen und dazugeben. Den Knoblauch fein hacken. Nun den Roquefort mit der Gabel zerdrücken und mit dem Knoblauch mischen. Zur Käsemischung den Essig und das Öl dazugeben, mit Salz und Pfeffer abschmecken und alles gut vermengen. Zum Schluss die Marinade auf den Salat geben und alles gut vermengen.

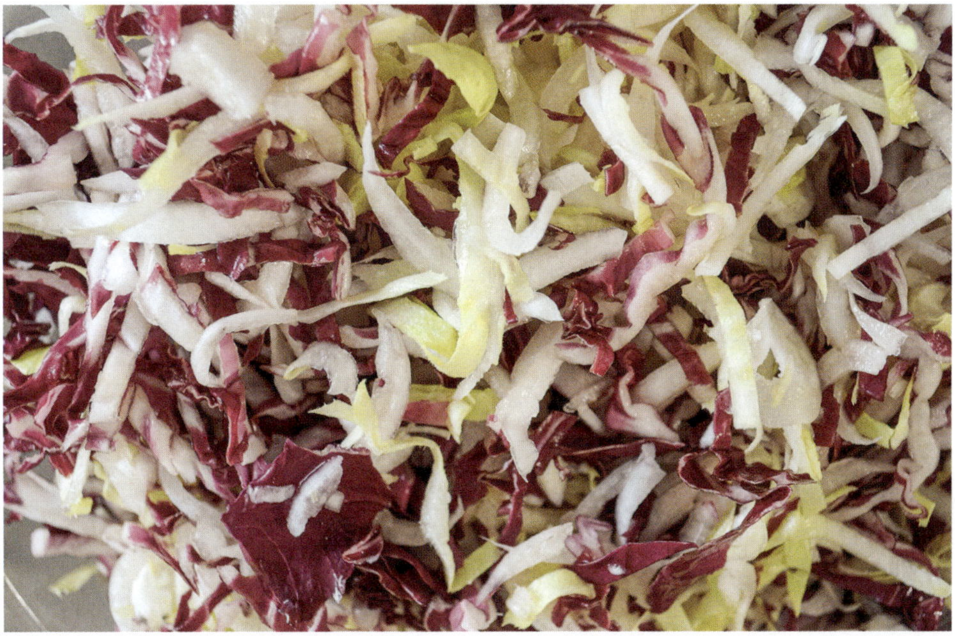

Radicchio-Chicorée-Salat

Zuckerhut

Lat.: Cichorium intybus „Pan di Zucchero"

Auch hier handelt es sich um eine Zuchtform der Wegwarte, wobei die Sorte *Cichorium intybus var. foliosum* mit *Cichorium intybus var f. cylindricum* gekreuzt wurde. Der Zuckerhut ist auch als Fleischkraut bekannt. Er gehört zu den Bindesalaten, bei welchen man die Außenblätter zusammenbindet, damit man ein helles Herz bekommt. Der deutsche Name Zuckerhut stammt von seiner Wuchsform, denn er erinnert uns an den Berg bei Rio de Janeiro. Ursprünglich kommt der „Pan di Zucchero" aus Italien, heute wird er in weiteren Ländern Europas angebaut.

Verwendung: Der Zuckerhut weist dieselben Eigenschaften wie die anderen Salate seiner Familie auf und lässt sich daher so verwenden, wie bei der Wegwarte oder dem Chicorée beschrieben.

Mein Wissen: Dieser Salat schmeckt etwas nussig und leicht bitter. Er hält sich gut im Garten, auch in den Wintermonaten. Mit etwas Schutz kann man ihn selbst dann ernten. Ich schneide ihn im gefrorenen Zustand und wasche ihn gleich mit Wasser, damit er seine Konsistenz beibehält. Man kann ihn als Salat oder Gemüse zubereiten. Die Rezepte bei den zuvor beschriebenen Pflanzen lassen sich auch auf den Zuckerhut übertragen.

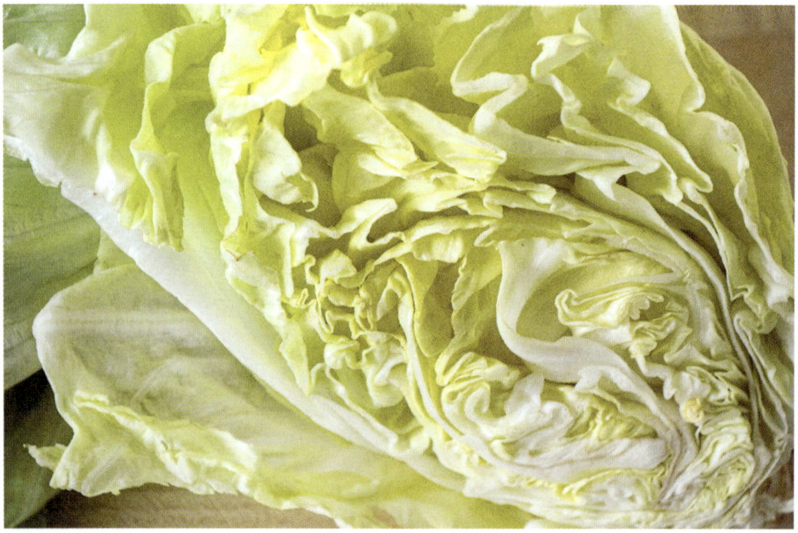

Spargel

Lat.: Asparagus officinalis

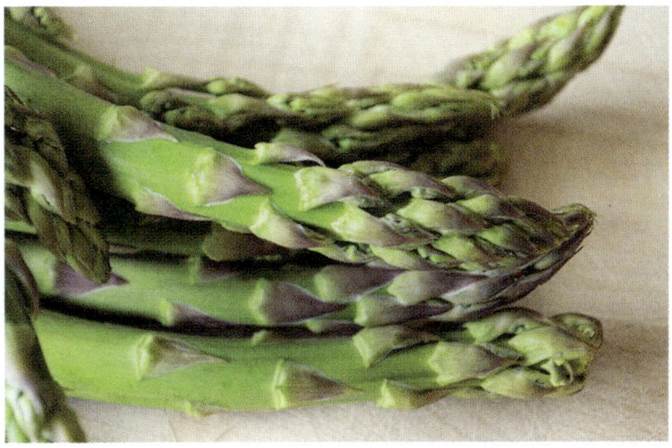

In den Mittelmeerländern wird bis heute der wilde Spargel gesammelt. Die feinen jungen Sprosstriebe ähneln den Terminaltrieben (End- oder Wachstumstriebe) des Hopfens. Wahrscheinlich werden genau deshalb von den Italienern die Triebe beider Pflanzenarten für die Küche verwendet. Der Spargel, den wir heute als Speisespargel essen, wird seit dem 16. Jahrhundert in Europa angebaut. Es gibt unterschiedliche Spargelsorten, einige sind grün, weiß oder sogar lilafarben.

Verwendung: In der Volksheilkunde wurde Spargel immer als harntreibender und reinigender Tee verwendet. Seine Wirkungen sind vielfältig: Er hilft gegen Nierengrieß, Harnwegserkrankungen und unterstützt die Herzleistung. Aufgrund seines geringen Kohlenhydratgehaltes ist er außerdem eine wertvolle Speise für Menschen mit Zuckerkrankheiten.

Mein Wissen: Das Ziehen von Spargel ist eine Kunst. Bleichspargel braucht eine gewisse Bodenwärme und sollte sorgfältig mit Erde angehäuft und mit einer Folie abgedeckt werden. Deshalb habe ich für mich und meinen Garten den Grünspargel gewählt – dieser ist nicht nur pflegeleichter, sondern auch gesünder als Bleichspargel. Das kommt daher, dass er durch den oberirdischen Wuchs in Kontakt mit dem Sonnenlicht kommt und somit zusätzliche Inhaltsstoffe bildet. Dasselbe gilt für den lilafarbenen Spargel, der erst durch starke Sonneneinstrahlung seine Färbung bekommt. Spargel besteht zu 95 % aus Wasser und ist eine der kalorienärmsten Gemüsearten. Wenn man den Spargel schält, sollte man die Schale nicht wegwerfen, sondern trocknen, um sie dann im Winter als Tee zuzubereiten. Sie wirkt wassertreibend, löst gespeichertes Wasser aus dem Gewebe und schwemmt es aus. Dem ein oder anderen mag es aufgefallen sein, dass der Urin nach dem Spargelverzehr seltsam riecht. Das ist jedoch nicht immer der Fall, denn nicht alle Menschen verfügen über das Enzym, das die Asparagusinsäure im Spargel in ihre schwefelhaltigen Abbauprodukte zersetzt, welche für den Geruch verantwortlich sind.

Spargeltinktur

1 Handvoll Spargelschalen / 100 ml Wodka

→ Die Spargelschalen mit dem Alkohol übergießen und 3 Wochen ziehen lassen. Dann abfiltern, abfüllen und kühl lagern. Ich verwende diese Tinktur zur Anregung der Entwässerung.

Spargeltee

2 EL Spargelschalen

→ Die Spargelschalen mit 1 Tasse Wasser 15 Minuten köcheln lassen, abfiltern und trinken. Dieser Tee wird zum Wassertreiben verwendet, bei Nierenentzündungen sollte man ihn nicht einsetzen.

Spargelrollen

½ kg gemischter Spargel / 8 Scheiben Rohschinken / 200 g Parmesan / 100 g Butter

→ Die weißenSpargel waschen und schälen. Eventuell auch beim grünen Spargel die unteren Enden schälen, da diese manchmal faserig sind. Bei beiden Arten das unterste Ende entfernen, da dieses meist holzig ist. Die Spargel mit einer Haushaltsschnur zu kleinen Bündeln sortieren und 10–15 Minuten in Salzwasser garen. Nach der Garzeit herausnehmen, die Schnur entfernen, mit den Rohschinkenscheiben umwickeln und in eine Auflaufform legen. Den Parmesan reiben und mit der Butter über den Spargelrollen verteilen. Im Ofen 10 Minuten bei 175 °C überbacken.

Spargel-Frühlingssalat

750 g Spargel / 300 g Zuckerschoten / 1 Salatkopf / 1 Handvoll Kresse oder Löwenzahnrosetten / 1 Bund Radieschen / 4 EL Apfelessig / 1 EL Zitronensaft / 4 EL Olivenöl / Salz / Pfeffer

→ Die Spargel und die Zuckerschoten in Salzwasser bissfest garen und in mundgroße Stücke schneiden. Etwas Sud für später aufbewahren. Den Salat, die Kresse und die Radieschen säubern und ebenfalls klein schneiden oder zupfen. Nach Belieben auch einige Cocktailtomaten hinzufügen. Alles in eine Schüssel geben und mit Spargelsud, Essig, Zitronensaft, Öl, Salz und Pfeffer abschmecken.

Cremige Spargelsuppe

350 g weißer Spargel / 2 Karotten / 1 Handvoll Zuckerschoten / 1 EL Mehl / 1 EL Butter / etwas Weißwein / 2 EL Schmand oder Crème fraîche / 80 g Hühnerbrust / Olivenöl / 1 Msp. geriebene Muskatnuss / Salz / Pfeffer

→ Die Spargel und die Karotten schälen, in 2 cm große Stücke schneiden und in 1 l Salzwasser 6 Minuten köcheln. Die Zuckerschoten schräg halbieren, ins Salzwasser geben und 5 Minuten mitgaren. Das Mehl und die Butter in einem Topf anschwitzen, mit dem Weißwein ablöschen und mit dem Gemüsesud aufgießen. Bei niedriger Temperatur 10 Minuten kochen lassen, dann den Schmand einrühren. In einer Pfanne die Hühnerbrust in etwas Öl anbraten und anschließendin feine Streifen schneiden. Die Suppe mit den Gewürzen abschmecken und in einem Teller mit den Gemüsestückchen und den Hühnerbruststreifen anrichten.

Zitrusfrüchte

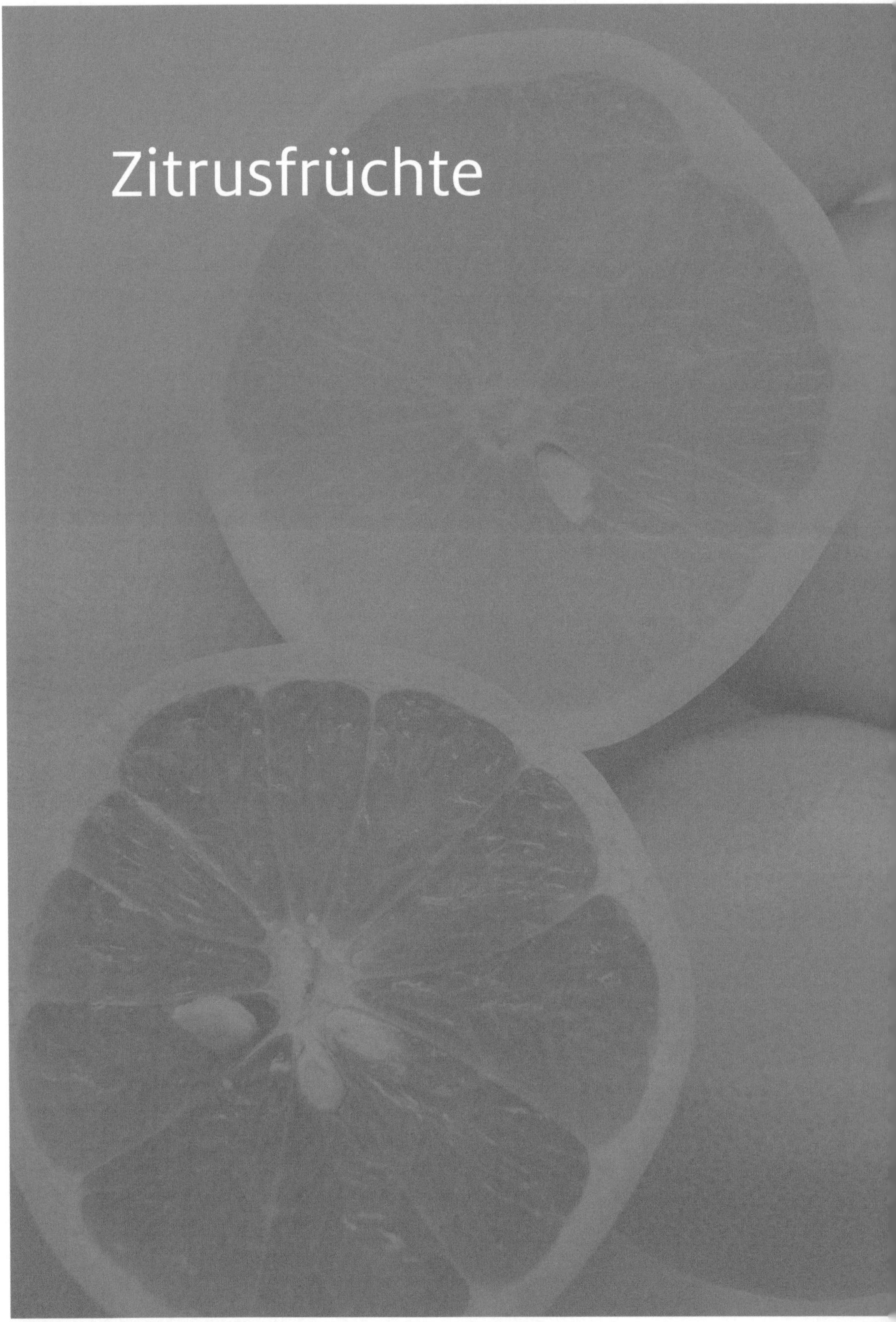

Grapefruit und Pampelmuse

Lat.: Citrus paradisi Marf. und Citrus paradisi Marf. „Rubra"

Die Pampelmuse und die ihr verwandte Grapefruit sind wohl die bekanntesten unter den bitter schmeckenden Zitrusgewächsen. In den englischsprachigen Ländern wird die Pampelmuse als Grapefruit betitelt, was Traubenfrucht bedeutet. Dies wiederum soll auf die traubenartige Wuchsform der Früchte bezogen sein. Da dieser Name geläufiger ist, werde ich beide Arten als Grapefruit bezeichnen. Die helle Sorte der Grapefruit hat sich vermutlich aus einer Süßorange und der bitteren Pumelo entwickelt und ist im 19. Jahrhundert von den Antillen (Barbados) nach Europa gelangt. Die Rote Grapefruit wurde in Texas gezüchtet und in den 70er Jahren auf Sizilien eingebürgert. Beide haben sich auf der ganzen Welt durch Fitness- und Gesundheitsbewegungen einen Namen gemacht, wobei es noch weitere bittere Zitrusgewächse gibt, die weltweit in diversen Ländern in der Küche, aber auch als medizinische Wirkstoffe eingesetzt werden. Grapefruitextrakt ist seit einigen Jahren in aller Munde und wird in der Alternativmedizin als hochwirksam eingestuft.

Verwendung: Der Grapefruitextrakt ist eine junge Errungenschaft und wird aus den Kernen der Frucht hergestellt. Er wirkt antibiotisch, desinfizierend, pilzwidrig, ausleitend, entwässernd, entsäuernd und verjüngend.

Mein Wissen: Die Grapefruit ist aus vielen Bereichen meines Haushalts nicht mehr wegzudenken. Ich verwende die gesamte Frucht, das ätherische Öl und den Grapefruitextrakt. Alle drei Elemente finden in meiner Küche oder Hausapotheke ihren Einsatz. Unter den Früchten gehört die Grapefruit zu den wenigen, die bitter schmecken und zugleich auch etwas Süße beinhalten. Deshalb wird sie gerne von Menschen mit Gewichtsproblemen gegessen. Sie ist aber auch für jene wichtig, die sich kalorienarm ernähren wollen. Dabei weist diese Frucht auch weitere Aspekte auf: Ihre Bitterstoffe wirken sich positiv auf unser Magen-Darm-System aus und stärken somit das Immunsystem. Da in den letzten Jahren immer wieder Spritzmittelrückstände in der Schale nachgewiesen wurden, greife ich zu Bio-Grapefruits, am besten aus Italien. Auf jeden Fall rate ich stets, die Frucht vor der Verwendung gut zu waschen. Die Schale benutze ich für die Herstellung von Salzen, Zucker, Essig- und Ölansätzen, zum Verfeinern von Speisen und Tee. Das ätherische Öl spielt bei mir eine genauso wichtige Rolle und wird nicht nur für kosmetische Mittel verwendet, sondern findet auch in meinen Süßspeisen seinen Platz, da es harmonisierend auf das

Gemüt wirkt. Den Extrakt setze ich vielseitig ein, da ich mit ihm schon viele positive Erfahrungen sammeln konnte. Beim ätherischen Öl ist es wichtig, dass man sich ein gutes und einwandfreies Produkt besorgt, denn seine Herstellung benötigt Unmengen an Grundmaterial. Einen kleinen Wermutstropfen gibt es bei der Verwendung und dem Verzehr der gesunden Frucht jedoch - sie kann bei Medikamenteneinnahme eine Wechselwirkung hervorrufen, sodass das Medikament eventuell seine Wirkung verliert oder unerwünschte Nebenwirkungen auftreten. Man sollte daher vor ihrer Verwendung unbedingt einen Arzt konsultieren.

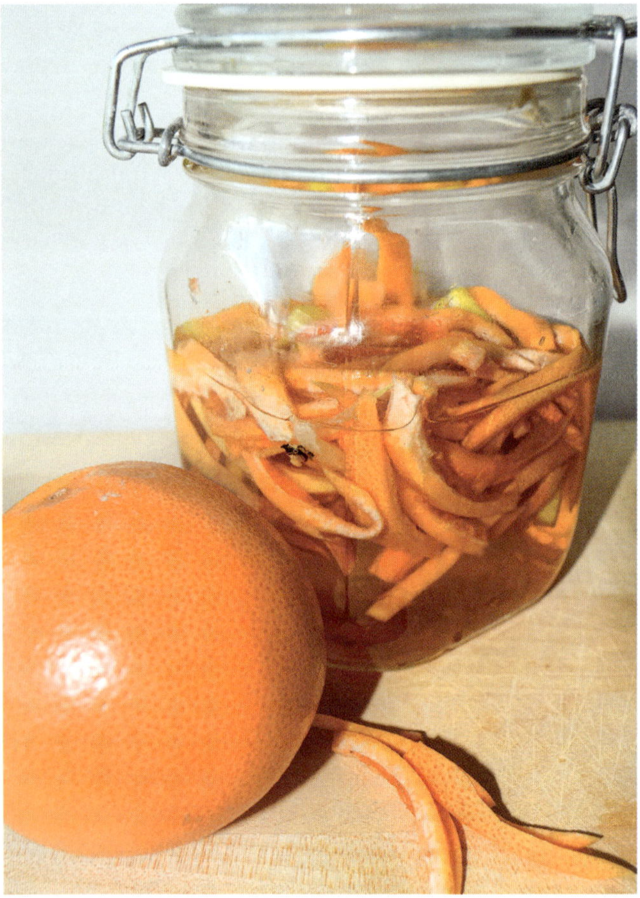

Grapefruitessig

Grapefruitessig

1 Handvoll gesäuberte Schale von 1 unbehandelten Grapefruit / 1 l Apfelessig

→ Die Schale in feine Streifen schneiden, in ein Schraubglas geben und mit dem Essig auffüllen. Bei Zimmertemperatur 3 Wochen durchziehen lassen, abfiltern, abfüllen und kühl lagern. Mit diesem Ansatz verfeinere ich meine Salate, außerdem verwende ich ihn für Waschungen, Wickel und Bäder sowie zum Putzen.

Grapefruit-Öl-Ansatz

1 Handvoll getrocknete Schale von 1 unbehandelten Grapefruit / 1 l Olivenöl

→ Die Schale klein schneiden, mit dem Öl in ein weites Glas geben und verschließen. Kühl stellen und 4 Wochen durchziehen lassen. Dann abfiltern, umfüllen und kühl lagern. Sollte ich einmal keine Schale zur Verfügung haben, gebe ich ca. 60 Tropfen ätherisches Orangenöl in das Olivenöl und schüttle es gut durch. Dieses Öl verwende ich für Salate, Gemüse, Fisch und Fleisch. Ab und zu setze ich es auch in kosmetischen Produkten ein.

Grapefruitsalz

jeweils 10 g Grapefruit-, Orangen- und Zitronenabrieb / 100 g Salz

→ Den Grapefruit-, Orangen- und Zitronenabrieb mit dem Salz vermischen und abfüllen. Dieses Salz verwende ich für Salate, Gemüse, Fisch, Fleisch, Suppen und Soßen.

Grapefruit-Avocado-Salat

1–2 Grapefruits / 1 Avocado / Olivenöl / Essig / Salz / Pfeffer

→ Die Grapefruits filetieren. Das Fruchtfleisch aus der Avocadoschale lösen und in feine Streifen schneiden. Die Grapefruits und die Avocado in eine Schüssel geben und mit Öl, Essig, Salz und Pfeffer abschmecken.

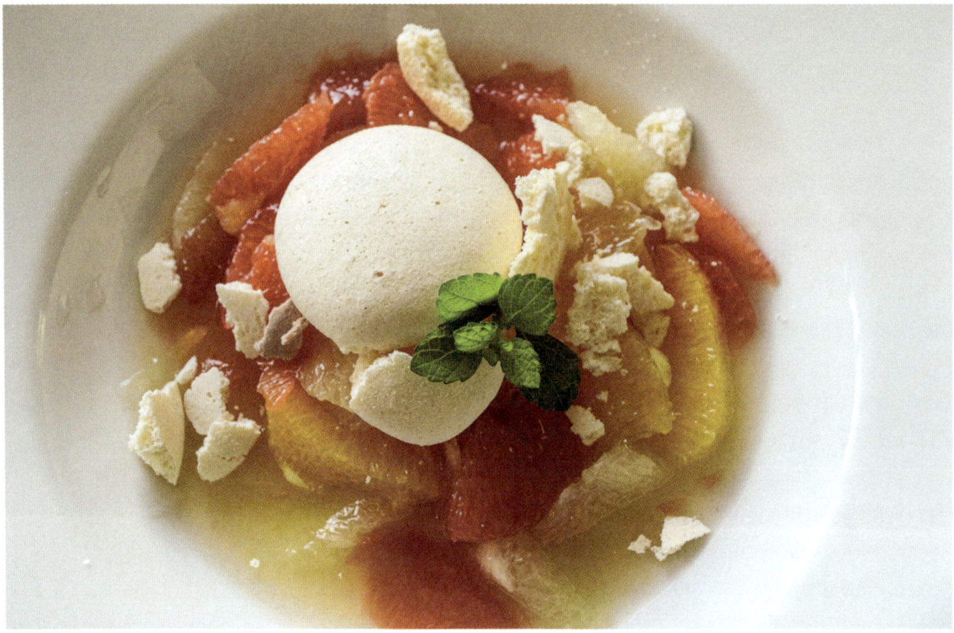

Grapefruit-Baiser-Nachtisch

jeweils 1 Grapefruit, Orange, Zitrone, Mandarine und Limette / Baisers nach Belieben (Zubereitung siehe unten)

→ Zuerst die Zitrusfrüchte filetieren. Die Filets in eine Schüssel geben und gut miteinander vermengen, dann auf kleine Schüsseln verteilen. Die Baisers in kleine Stücke zerdrücken, über die Zitrusfrüchte streuen und das Ganze servieren. Diese Nachspeise stammt aus Mexiko und wird dort an Festtagen gereicht.

Für die Baisers:

100 g Eiweiß / 200 g Zucker (Staubzucker) / 1 Prise Salz

→ Aus allen Zutaten einen steifen Eischnee schlagen und diesen in eine Spritztüte füllen. Auf ein Backpapier kleine gleichmäßige Häufchen aufspritzen und diese 30 Minuten bei 120 °C backen, dann die Temperatur auf 80 °C reduzieren und die Baisers so lange nachtrocknen lassen, bis sie hart sind. An Weihnachten gebe ich jeweils 1 Msp. Zimt-, Nelken- und Pimentpulver in die Masse und oft auch geriebene Schalen verschiedener Zitrusfrüchte.

Weitere bittere Zitrusfrüchte

Pomelo

Lat.: Citrus maxima oder Citrus grandis

Diese dickhäutige, bittere Frucht wird in Ligurien zum Kochen verwendet.

Zedrat-Zitrone

Lat.: Citrus medica

Hier gibt es zahlreiche Arten, welche auf dem asiatischen und europäischen Kontinent verbreitet sind und wegen ihrer Schale geschätzt werden. Eine Berühmtheit unter ihnen ist aufgrund ihrer auffälligen Form „Buddhas Hand".

Bitterorange

Lat.: Citrus aurantium

Auch hier gibt es einige Arten, die wegen ihrer Inhaltsstoffe oft auch für medizinische Zwecke verwendet werden.

Kumquat oder Zwergorange

Lat.: Citrus margarita

Diese Sorte wird gerne zum Einkochen und für Süßspeisen verwendet. Sie ist leicht bitter.

Poncirus

Lat.: Citrus trifoliata

Auch als Dreiblättrige Orange bekannt. Ihre Frucht ist sehr bitter.

Weitere bittere Pflanzen

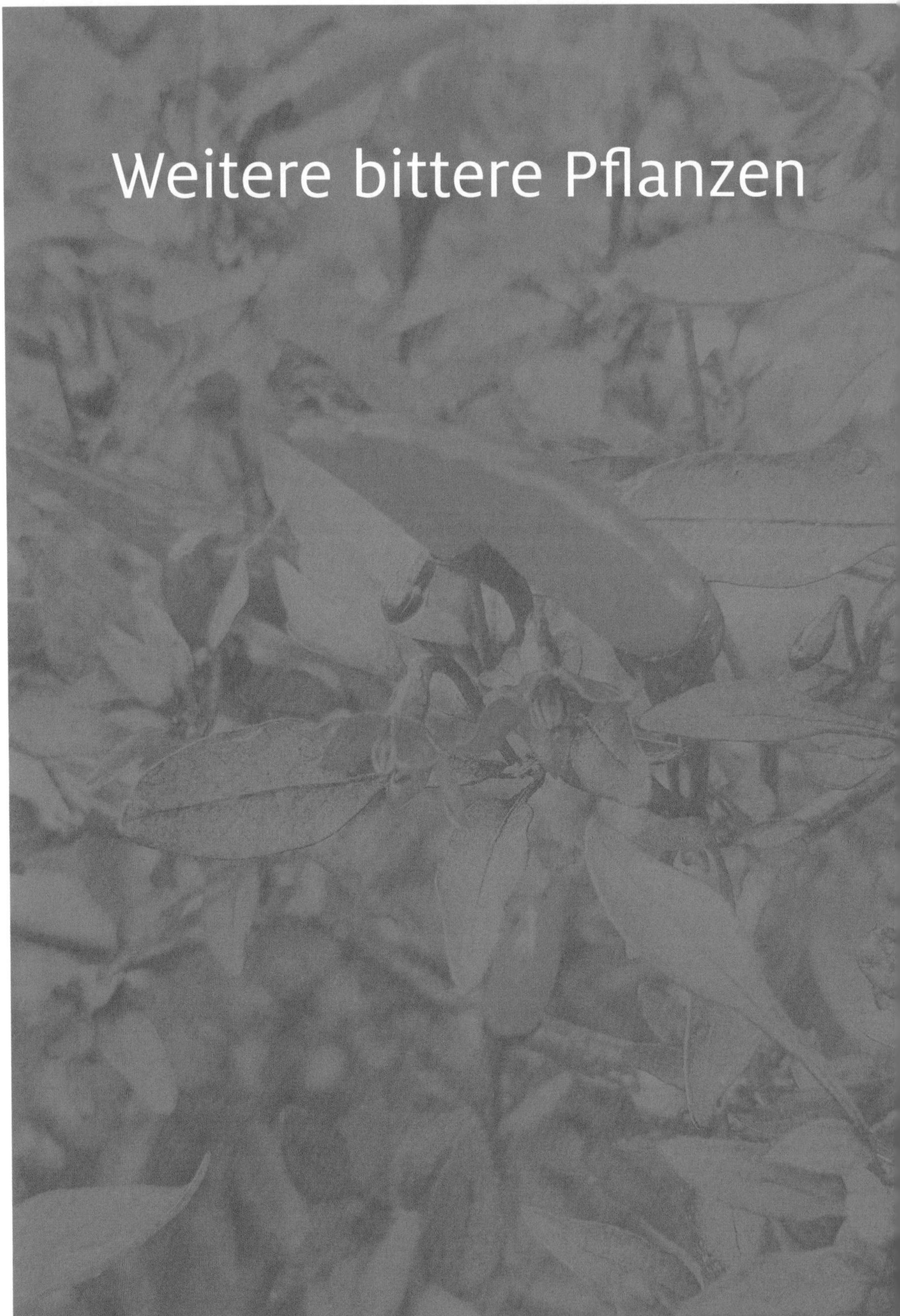

Chili

Lat.: Capsicum annuum var.

Gemüsepaprika, Pfefferoni und Chilis haben eine Gemeinsamkeit: Sie stammen alle von demselben Vorfahren, dem Vogelaugenchili (*Capsicum annuum var. aviculare*). Der Name rührt daher, dass die Samen dieser kleinen, roten, südamerikanischen Chiliart durch Vögel verbreitet werden, zu deren Speiseplan sie gehören. Vögel empfinden Schärfe nicht so wie wir Menschen, deshalb kann man Hühnern auch reine Chilipaste zum Fressen geben. Dabei verfärbt sich das Eigelb und wird rot. Alle bekannten Chilisorten, die wir heute zur Verfügung haben, sind gezüchtete Varianten. Dabei ist eine extreme Artenvielfalt mit unterschiedlichen Schärfegraden entstanden. Wie viele Sorten es genau gibt, kann man nicht sagen, denn sortenreines Saatgut kann man nur dann erzielen, wenn die Pflanzen speziell geschützt und nicht fremdbestäubt werden. Als wichtiges Exportgut bildet Chili in manchen Teilen Südamerikas die Lebensgrundlage der dortigen Bevölkerung. In aller Herren Länder gelangte der Chili durch die Seefahrt, Portugiesen und Spanier führten ihn auf ihren Reisen mit. Heute finden wir Chilis auf der ganzen Welt und ihre Schärfe, aber auch ihre Heilkraft wird vielerorts genutzt.

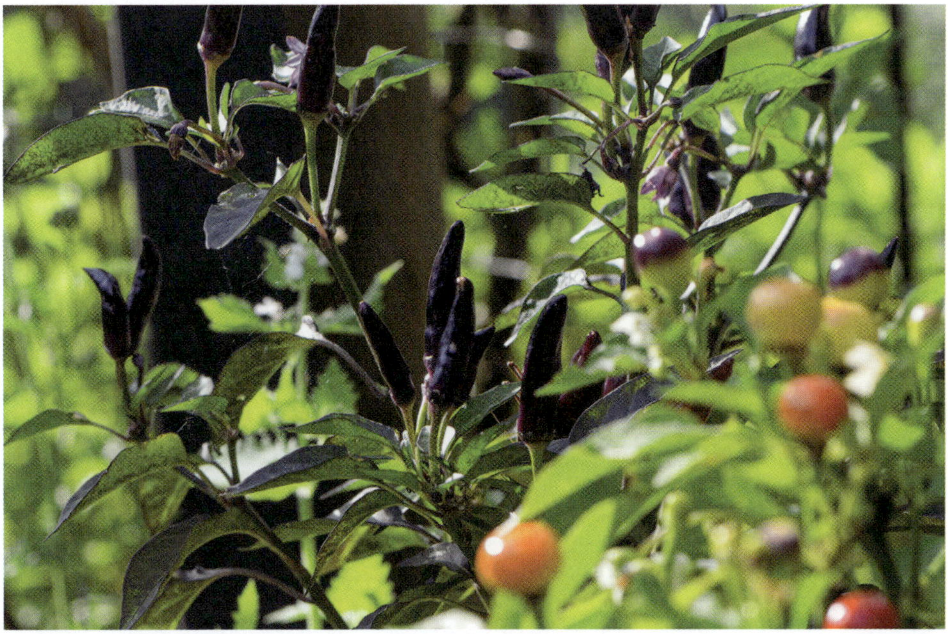

Verwendung: Vielen alten Heilern war diese Frucht unbekannt. Deshalb finden wir auch keine europäischen Anwendungen dieser Pflanze. In der heutigen Zeit verwendet man sie aber zur Verdauungsregulierung, zum Anregen des Stoffwechsels und zur Durchblutung der Haut.

Mein Wissen: In meinem Garten wachsen Chilis in allen Varianten und Schärfegraden. Sie verfeinern nicht nur meine Speisen, sondern wandern auch in meine Salben. Auf kalte und nicht mehr richtig durchblutete Muskeln aufgetragen entfalten sie dort ihre volle Wirksamkeit. Jedoch sollte man mit diesen scharfen Früchten bedächtig und umsichtig umgehen: Bei innerer Einnahme können sie bei so manchem zu Herzklopfen, Bluthochdruck, Atemnot und Durchfall führen. Dies hängt vor allem mit der Schärfe zusammen. Ein Chili kann sehr scharf sein oder ganz mild, das misst man in Scoville-Werten: Beträgt der Scoville-Wert 1, so wird 1 Tropfen Wasser zur Neutralisierung der Schärfe benötigt.

Chilischärfegrade (in Scoville-Einheiten)

1–3 | 1–2.500 → **mild bis scharf**
4–7 | 2.501–50.000 → **mittelscharf**
8–10 | 50.001–500.000 → **sehr scharf**

Warum ist ein Chili scharf?

Generell ist die Schärfe ein Mechanismus der Frucht, um sich vor Fressfeinden zu schützen. Eigentlich ist nicht die Frucht selbst scharf, sondern die Plazenta, in der sich der Samen ausbildet. Bei manchen Früchten ist jedoch das gesamte Fruchtfleisch die Plazenta. Hier nützt es auch nichts, die Kerne und den Fruchtboden zu entfernen. Die Schärfe gaukelt unserer Zunge vor, dass sie brennt, dabei fängt das Gehirn an, schmerzlindernde Botenstoffe (Endorphine) auszuschütten. Dies bezeichnet man als „Pepper-High-Effekt". Seit geraumer Zeit hat man sich diesen Effekt dafür zunutze gemacht, um Menschen mit Chilis von psychoaktiven Stoffen loszubekommen. Scharf macht also nicht nur gesund, sondern auch glücklich. Deshalb sollte man Chilis auf jeden Fall nutzen.

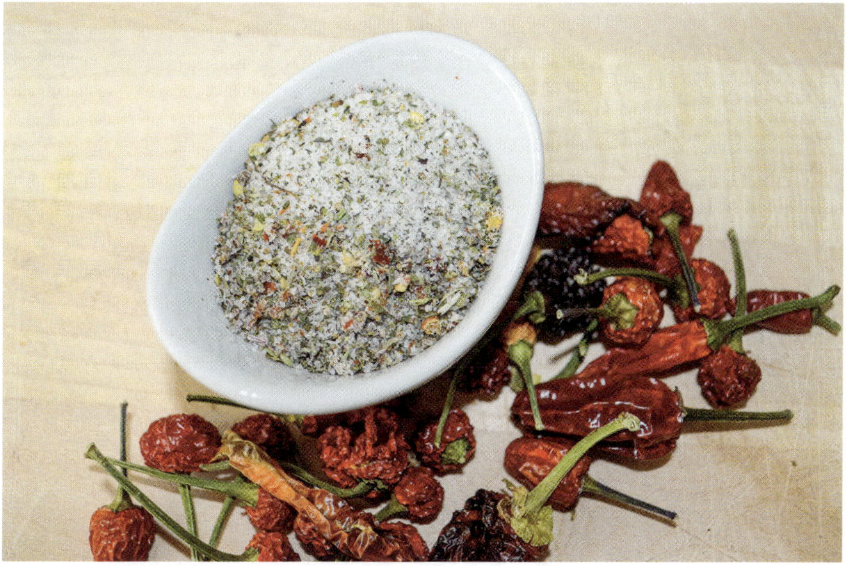

Chili-Kräuter-Salz

Paprika-Chili-Soße

1 rote Paprika / 2–3 Chilis nach Wahl / 1 Knoblauchzehe / ¼ l Rum

→ Die Paprika in kleine Stücke schneiden und in ein Bügelglas geben. Dann die Chilis und den Knoblauch fein hacken, ins Glas geben und alles mit dem Rum auffüllen. Gute 2 Wochen bei Zimmertemperatur ziehen lassen, abfiltern und abfüllen. Ich benutze dieses Gewürz sparsam dosiert für Grillfleisch, Suppen, Gemüse und als Salatdressing.

Chiliöl

2 scharfe rote Chilis nach Wahl / 100 ml gutes Olivenöl

→ Die Chilis in feine Ringe schneiden und in ein Glas geben, dann mit dem Olivenöl aufgießen und abgedeckt mit einem Tuch 2 Wochen ziehen lassen. Abfiltern, abfüllen und kühl aufbewahren.

Chili-Würzpaste

1 große rote Paprika / 1 rote Zwiebel / 2–3 EL Olivenöl / 3–4 Chilis nach Wahl

→ Die Paprika und die Zwiebel in kleine Stücke schneiden und mit einigen Löffeln Öl in einem Topf andünsten, dann die geschnittenen, entkernten Chilis dazugeben und mitdünsten. Sobald alles weich genug ist, mit einem Pürierstab zu einer feinen Paste mixen, eventuell durch ein Sieb streichen und in kleine Gläser abfüllen. Mit Öl auffüllen und verschließen. Wichtig ist, dass die Paste im Kühlschrank gelagert wird.

Chili-Kräuter-Salz

2–4 getrocknete Chilis nach Wahl / 20 g getrocknete Kräuter wie Rosmarin, Basilikum, Oregano zu gleichen Teilen / 100 g Salz

→ Die Chilis im Mörser pulverisieren, dabei darauf achten, dass Mund, Nase und Augen geschützt sind. Die Kräuter rebeln und ebenfalls pulverisieren, dann alle Zutaten zum Salz geben und gut verrühren.

Olivenbaum

Lat.: Olea europaea

Es gibt 40 Arten von Olivenbäumen. Diese können ein beträchtliches Alter von 2.000 Jahren und mehr erreichen. Bereits die alten Völker nutzten die Kraft dieses Baumes. Olivenhaine, wie wir sie heute aus den Ländern rund um das Mittelmeer kennen, haben eine lange Tradition. Ein Baum wächst so langsam, dass ihn der Großvater pflanzt, damit sein Enkel das erste Mal davon ernten kann. In unseren rastlosen Leben, in denen wir alles immer sofort haben müssen, verkörpert dieser Baum das Gegenteil. Seine Kraft und Ruhe holen einen auf den Boden der Tatsachen zurück. Dabei ist er Gold wert, denn seine bitteren, geschmackvollen Früchte und das daraus gewonnene Öl sind ein wahrer Genuss. Letzteres ist nicht nur fett, sondern besitzt auch heilende Kräfte. Wichtig ist, dass ihr auf eine einwandfreie Qualität achtet, denn viele Olivenöle werden durch Raffination gewonnen: Dabei wird das Öl heiß gepresst und einer chemischen Reinigung unterzogen, um die entstandenen schädlichen Stoffe zu entfernen. Bei dieser Methode gehen gleichzeitig auch viele wichtige Inhaltsstoffe verloren. Achtet am Etikett auf die Herkunft und darauf, ob es kalt gepresst wurde. Im Geschmackstest sollte es etwas grasig schmecken und im Abgang ganz leicht im Hals kratzen.

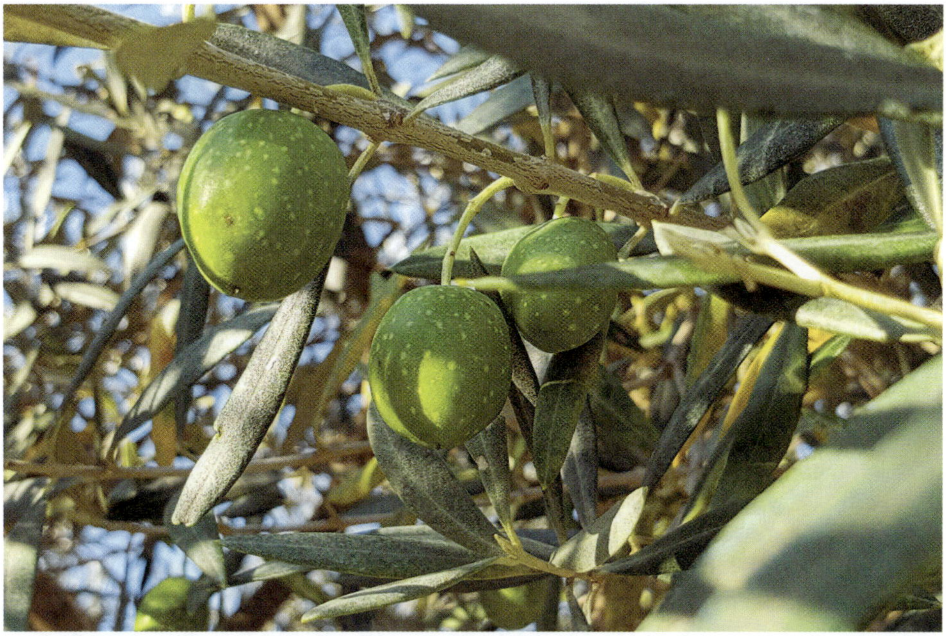

Verwendung: In den Ländern, wo viel Olivenöl verwendet wird - im Besonderen Kreta -, sind die Bewohner seltener von Herzkrankheiten und verschiedenen Krebsarten betroffen. Ob das auf die blutdrucksenkende und stoffwechselanregende Wirkung zurückzuführen ist, sei dahingestellt. Die Wissenschaft konnte dazu bis heute keine genauen Erkenntnisse gewinnen. Eines ist jedoch gewiss: Als Trägerbasis ist Olivenöl nicht zu schlagen.

Mein Wissen: Vor Jahren, als ich in Athen am Fuße der Akropolis stand, waren gerade kleine schwarze Oliven reif geworden und hingen so schön am Baum. Da ich diese Früchte liebe, konnte ich nicht widerstehen, pflückte eine herunter und biss hinein. Dass sie so bitter sind, hatte ich nicht erwartet, aber meine Freundin Seda, eine Türkin, erklärte mir, dass Oliven zuerst einmal in Salzlake gelegt werden müssen, damit sie ihre Bitterkeit verlieren und genießbar werden. Das wertvolle Olivenöl beziehe ich direkt vom Bauern. Wie viel davon ich das ganze Jahr über verbrauche, habe ich noch nie genau errechnet. In meinem Haus ist es jedenfalls das wichtigste Öl, ich verwende es für alles. Es wird nicht nur zum Kochen benutzt, sondern dient auch als Basis für meine Seifen und Salben, für Einreibemittel und zum Einnehmen. Aus den Blättern des Olivenbaums wird im Mittelmeerraum ein Tee zubereitet.

Olivenblättertee

1 TL getrocknete Olivenbaumblätter

→ Die Blätter mit 1 Tasse heißem Wasser übergießen und 15 Minuten leicht köcheln. Danach abfiltern und trinken. Dieser Tee wirkt antibiotisch, entgiftend, fiebersenkend und auch bei Wechseljahrbeschwerden.

Olivenbaumessenz

insgesamt 1 Handvoll Olivenbaumblüten und -blätter / 1 l Wodka

→ Die Blüten und Blätter im Alkohol ansetzen und 5–6 Wochen bei Zimmertemperatur ziehen lassen. Danach abfiltern, abfüllen und kühl lagern. Von dieser Essenz nehme ich vorbeugend für 2 Wochen im Monat täglich 25 Tropfen gegen Zeckenbisse und Borreliose ein.

Ölziehkur

1–2 EL Olivenöl

→ Das Olivenöl in den Mund geben und 5–10 Minuten durch die Zähne ziehen. Diese Kur hat eine lange Tradition und wirkt entgiftend und entschlackend. Kleiner Tipp: Täglich 1 TL Olivenöl auf nüchternen Magen hilft gegen Magenschmerzen.

Oliven-Kräuter-Öl

100 ml Olivenöl / jeweils 1 Zweig Thymian, Rosmarin und Oregano

→ Das Öl mit den gehackten Kräutern versetzen und gute 2 Wochen mit einem Stoff bedeckt an einem dunklen, kühlen Ort stehen lassen, damit es nicht schlecht wird. Da ich die Kräuter mitbenutze, verbleiben diese im Öl. Ich verwende es zum Würzen von Salaten, Fleisch und Gemüse. Für Gerichte mit Huhn gebe ich zusätzlich einen Zweig Estragon ins Öl, bei Lamm, Ziege und Wild einen Zweig Majoran und bei Fisch etwas Zitronenschale.

Olivenpesto

1 Handvoll entsteinte Oliven / 1 Handvoll Schafgarbe, Oregano, Thymian und Olivenkraut zu gleichen Teilen / 150 ml Olivenöl / Pfeffer / Salz nach Belieben

→ Die Oliven klein schneiden und die Kräuter hacken. In eine Schüssel geben, das Olivenöl unterrühren und mit Pfeffer abschmecken. Dieses Pesto liebe ich als Brotaufstrich oder zu Gemüse, aber auch bei Lamm passt es gut als Gewürzpaste.

Mediterraner Gemüsesalat

1 Zucchini / 1 Paprika / 1 Aubergine / 1 rote Zwiebel / 1 Knoblauchzehe / Olivenkraut nach Belieben / 1–2 Handvoll schwarze Oliven / Salz / Pfeffer / Olivenöl

→ Das Gemüse grob schneiden und in einer Pfanne so lange anbraten, bis es zwar gar, aber noch bissfest ist. Danach in eine Schüssel umfüllen. Dann das Olivenkraut klein hacken und zum Gemüse geben, ebenso die Oliven. Nun mit Salz, Pfeffer und etwas Olivenöl abschmecken. Ich esse diesen Salat gerne lauwarm oder kalt an heißen Sommertagen.

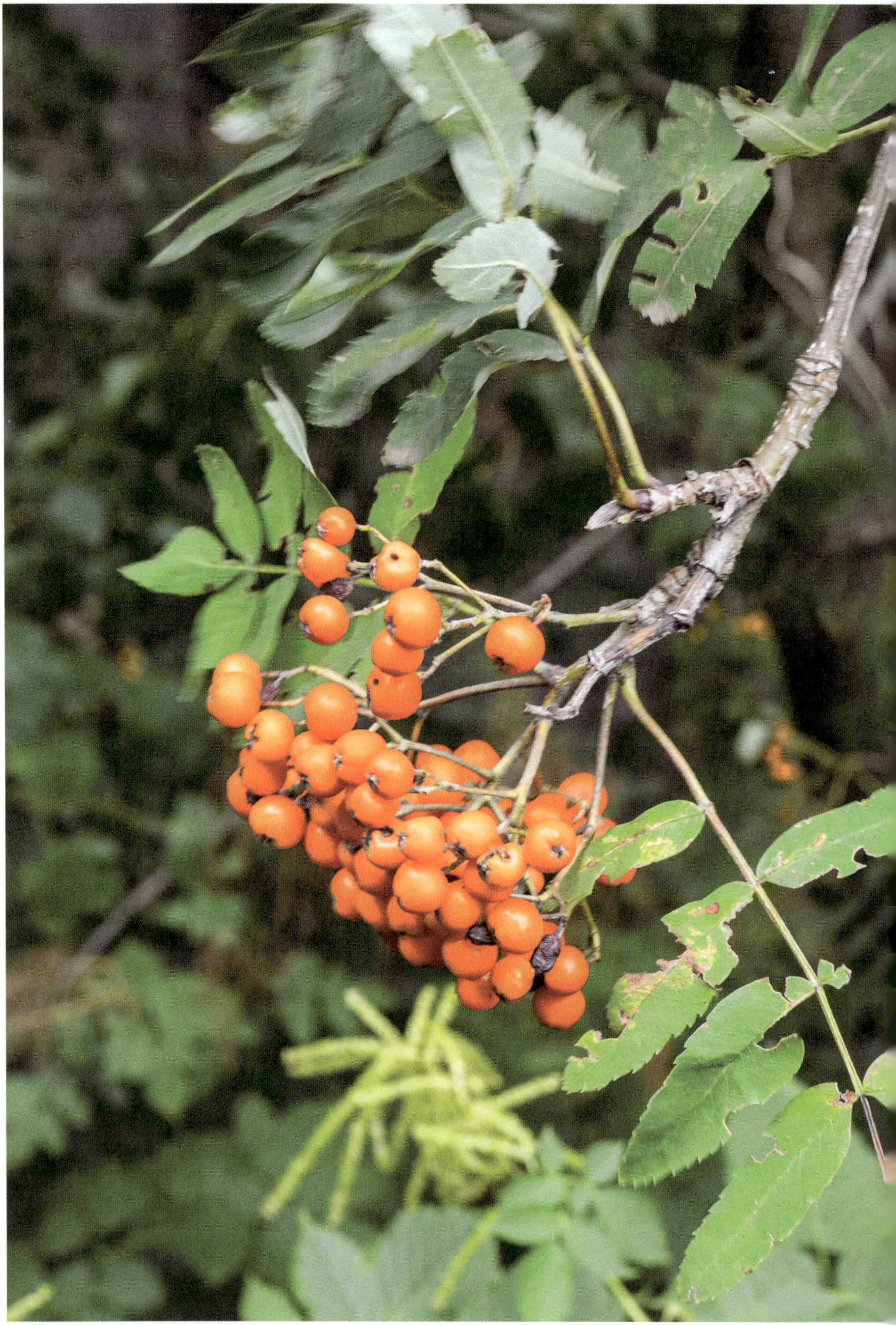

Vogelbeerbaum

Lat.: Sorbus aucuparia

Der Vogelbeerbaum wurde von den Germanen Thor, dem Gott des Blitzes, zugeordnet. Aber auch die Kelten verehrten diesen Baum, der vom Aussehen her zwar eher einer Esche ähnelt, aber in Wirklichkeit zu den Rosengewächsen gehört. Dieser heilige Baum galt als Schutz gegen Dämonen und Verhexung und sollte Unheil und Blitze abwehren, indem man ihn in Hausnähe pflanzte oder Zweige und Äste an Dächern, Türen und Fenstern befestigte. Auch das Tragen eines Astamuletts oder einer Perlenkette aus den Früchten diente dem magischen Schutz. Einer alten Sage nach soll die Eberesche aus den Gebeinen des Judas herausgewachsen sein. Deshalb glaubten Katholiken lange, dass das Holz im Haus Unglück und Unheil bringe.

Verwendung: Als Heilmittel wirkt die Vogelbeere stoffwechselanregend, zusammenziehend, kühlend, blutstillend, verdauungsfördernd, menstruationsregulierend, blutreinigend, abführend und stark harntreibend. Vogelbeerpräparate werden bei Wassersucht eingesetzt.

Mein Wissen: Diese Vitamin-C-reiche Frucht, die nicht nur sauer, sondern auch bitter ist, leistet mir das ganze Jahr, besonders aber in den Wintermonaten, gute Dienste. Mit dem Absud aus den Beeren können Hausschweine gefüttert werden, damit sie nicht krank werden. Die rohen Früchte wirken stark auswurffördernd, was gut bei Gicht, Rheuma und Lungenleiden ist. Da sie aber von manchen Menschen in diesem Zustand nicht gut verträglich sind, rate ich dazu, die gekochten Beeren zu verwenden. Ich nutze sie in meiner Küche und Hausapotheke sowohl frisch als auch getrocknet. Als Marmelade mit anderen Früchten oder als Solofrucht verwende ich sie gerne zur Verdauungsförderung und reiche sie zu fetten Speisen. Die trockenen Früchte kaue ich nicht nur bei beginnenden Halsschmerzen, sondern auch, um die Nierentätigkeit anzuregen und Nierensteine zu lösen. Dabei mache ich eine Vogelbeerenkur, indem ich wie beim Kauen des Wacholders vorgehe: Ich beginne mit der Einnahme einer Beere am 1. Tag. Dann steigere ich die Einnahme pro Tag um jeweils eine Beere, sodass... ich am 14. Tag insgesamt 14 Beeren esse. Ab dem 15. Tag wird die Einnahmemenge wieder um jeweils eine Beere reduziert. Einige weitere Rezepte zur Vogelbeere findet ihr in meinem Buch „Das Kräuterwissen meiner Großmutter“.

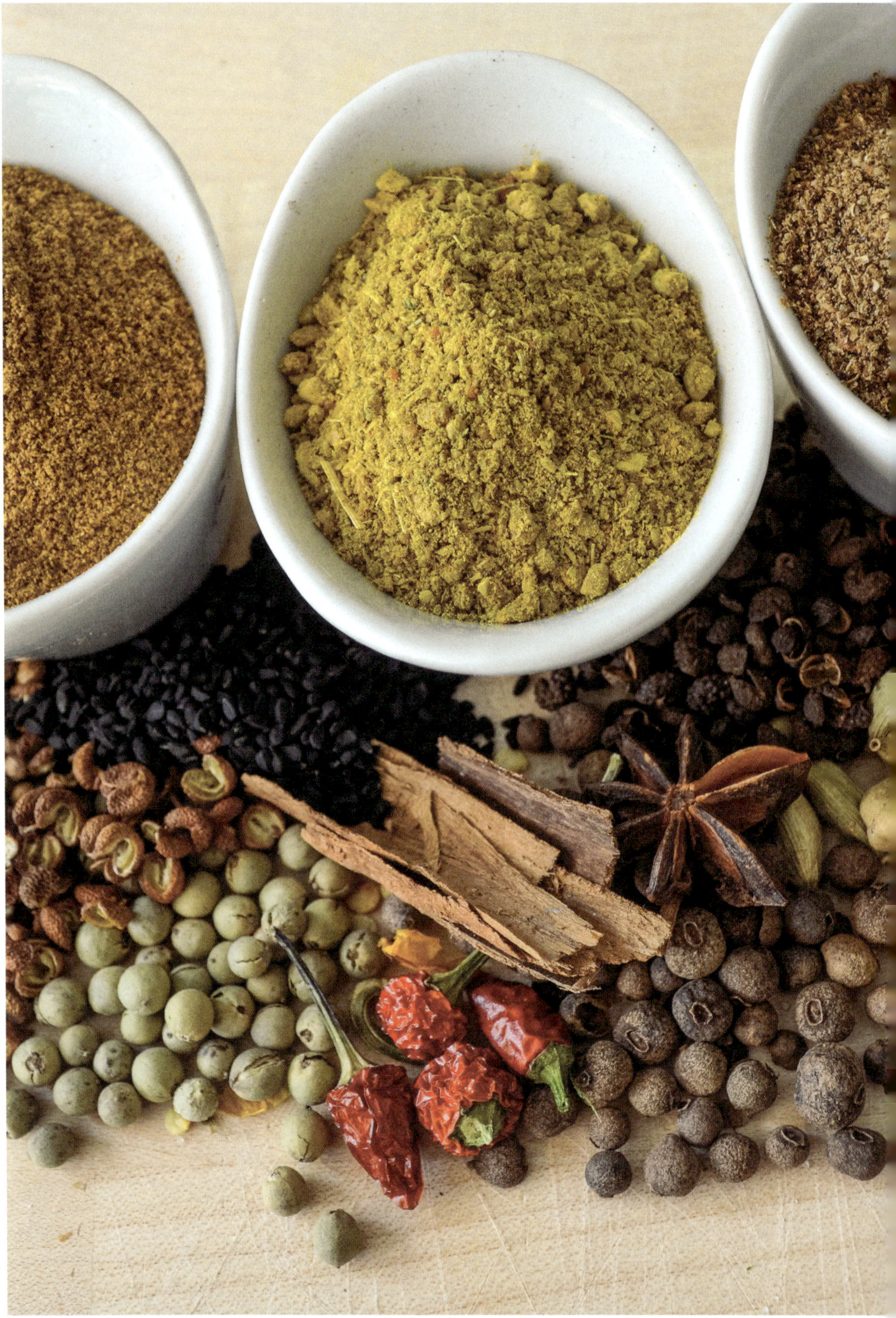

Bittere Gewürze für Küche und Hausapotheke

— Bittere Gewürze sind für unseren Magen wichtig – Speisen erhalten durch sie nicht nur ein besonderes Aroma, sondern werden auch für unseren Verdauungs- und Entgiftungsapparat bekömmlicher. Unser Magen muss weniger arbeiten und Blähungen werden vermindert.

Ingwer

Lat.: Zingiber officinale

Lange kannte man Ingwer nur als Gewürz von Currys und anderen exotischen Speisen. Auch war bekannt, dass er in der ayurvedischen Medizin und Traditionellen Chinesischen Medizin seinen festen Platz hat. Mittlerweile ist Ingwer als Wildpflanze kaum mehr anzutreffen, da die Nachfrage den Ingwerbestand komplett dezimiert hat. Ingwer wird nun in großen Kooperativen angebaut und vermarktet, doch wer mag, kann das scharfe Rhizom auch selbst ziehen. Er braucht dabei ein warmes Gefilde, dann sprießen die schmalen, schilfartigen Blätter. Bereits nach 1–2 Jahren kann man das erste Wurzelwerk ernten und davon erneut ein Stück in die Erde geben, um es wieder austreiben zu lassen.

Verwendung: In der europäischen Heilkunde gab Hildegard von Bingen Ingwerpulver zur Anregung der Verdauung in diverse Speisen. Aber auch in Wein gekocht wurde Ingwer bei Flechtenausschlägen der Haut verwendet. In der Traditionellen Chinesischen Medizin wird er zur Anregung der Milz, des Magens und der Lunge eingesetzt. Zudem wirkt er schmerzstillend und harntreibend.

Mein Wissen: Ingwer hat in meinem Haushalt einen festen Platz. Ich ziehe das Rhizom zwar selbst, muss aber aufgrund meines hohen Bedarfs das ganz Jahr über noch Ingwer aus biologischem Anbau zukaufen. Seine Schärfe gepaart mit ätherischen Ölen verleiht so mancher Speise ein spezielles Aroma. Ich setze Ingwer vielseitig ein, da er die Magensäfte ankurbelt, die Milz und das Immunsystem unterstützt, dem Körper innere Wärme zuführt und mir sowohl bei meiner Reisekrankheit als auch bei Migräne gute Dienste leistet. Dabei darf er in meinen Speisen nicht fehlen. Ob im Gemüse, einem Curry oder auch mal in einem Kompott – Ingwer ist vielseitig einsetzbar.

Ingwersirup

1 kleine Ingwerknolle / 1 ½ l Wasser / 1 kg Zucker / Abrieb und Saft von 1 unbehandelten Zitrone

→ Den Ingwer schälen und in Streifen schneiden. Mit den anderen Zutaten in einem Topf aufkochen und über Nacht ziehen lassen. Am nächsten Tag nochmal erhitzen und in Flaschen abfüllen.

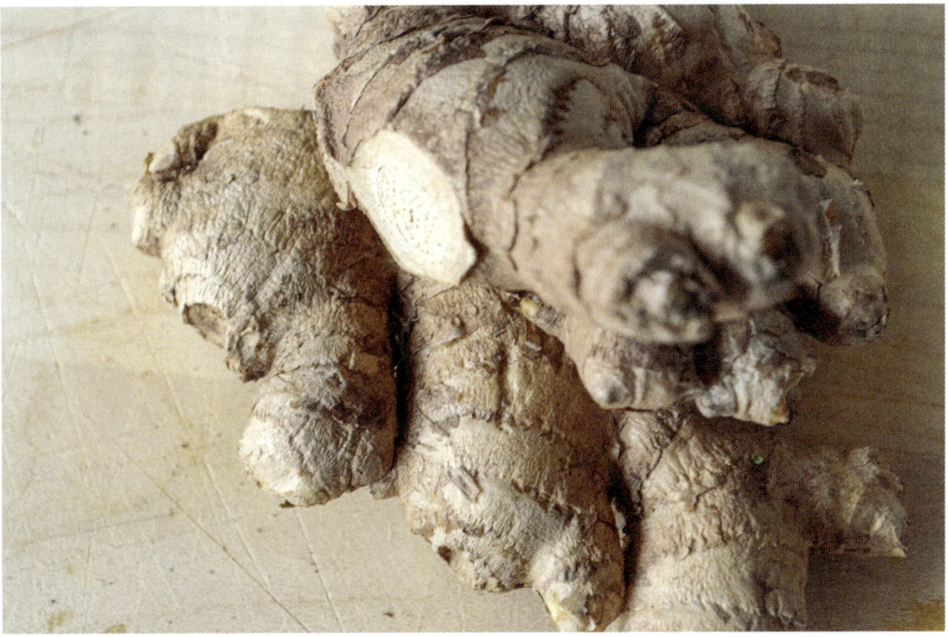

Ingwer-Kürbis-Chutney

1 kg Kürbis / 30 g frischer Ingwer / 2 rote Zwiebeln / 1 frische Chilischote / 3 Blätter des Thailändischen Zitronenblattes (ersatzweise des Zitronenbaumes) / 200 ml Apfelessig / Saft von 3 Orangen / 1 TL Koriandersamen / ¼ kg brauner Zucker

→ Den Kürbis schälen, entkernen und in kleine Würfel schneiden. Den Ingwer sowie die Zwiebeln schälen und klein hacken. Die Chilischote längs halbieren und entkernen, dann in ganz feine Streifen schneiden, genauso die Zitronenblätter. Nun alle Zutaten in einen Topf geben und unter ständigem Rühren so lange erhitzen, bis der Zucker geschmolzen ist. Dann die Temperatur reduzieren und weitere 45 Minuten leicht köcheln. Abfüllen und kühl lagern. Ich esse das Chutney zu Gemüse, Käse, Fleisch oder Fisch.

Ingwertee

1 TL geschnittener Ingwer

→ Den Ingwer mit ¼ l heißem Wasser übergießen und 8–10 Minuten ziehen lassen, dann trinken. Diesen Tee verwende ich bei Migräne, Reisekrankheit, zur Anregung der Milz und des Immunsystems, bei innerer Kälte und Verdauungsproblemen.

Ingwerpeeling

5 EL Ingwerpulver / 5 EL Haferkleie / Olivenöl

→ Das Ingwerpulver und die Haferkleie in ein Schälchen geben, mit Öl aufgießen und verrühren, bis sich eine homogene Masse gebildet hat. Dann mit dieser Paste die Haut einreiben, etwas einwirken lassen und mit lauwarmem Wasser abspülen. Das Peeling beruhigt gereizte Haut und beugt Muskelkater nach sportlichen Aktivitäten vor.

Kurkuma

Lat.: Curcuma longa

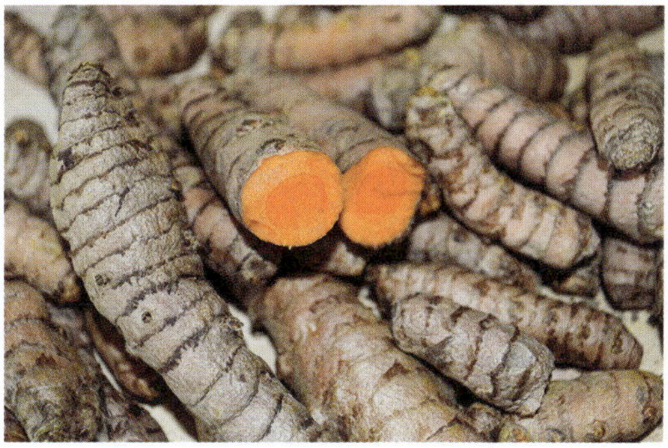

Kurkuma wird auch „Gewürz des Lebens" genannt. In der ayurvedischen Medizin schwört man seit Jahrtausenden auf die Heilwirkung dieser gelben Wurzel. Lange Zeit fristete sie in Europa ihr Dasein im Schatten ihrer großen Schwester, des Ingwers Beide gehören botanisch gesehen zu den Ingwergewächsen. Den meisten ist die wurmartige Wurzel nur als gelbes Pulver von den Currymischungen bekannt, denen sie ihre intensiv gelbe Farbe verleiht. Auch als Färbemittel von Stoffen und Wolle und als Eierfarbe ist sie bekannt. Da sie aber weit mehr kann, als nur färben, sollte man ihr den Respekt zollen, der ihr im Ursprungsland Indien schon seit eh und je zuteilwird. Eine getrocknete Gelbwurzwurzel schmeckt ingwerähnlich, nur etwas pfeffriger und herber, während sie im frischen Zustand ein fruchtiges Orangenaroma entfaltet. Viel unter uns kennen die wunderschöne Blüte dieser exotischen Pflanze aus den Blumengeschäften, aber kaum jemand assoziiert sie mit dem gesunden Wurzelgewürz.

Verwendung: Der wichtigste Inhaltsstoff dieser Wurzel ist das gelb färbende Curcumin. In vielen Studien konnte nachgewiesen werden, dass es gesundheitsfördernde Effekte besitzt. Es wirkt antioxidativ und entzündungshemmend im Magen-Darm-Trakt und bei Gelenkerkrankungen.

Mein Wissen: Kurkuma ist aus meiner Küche und Hausapotheke nicht mehr wegzudenken. Seit Jahren setze ich das Pulver und die frische Wurzel in diesen Bereichen ein. Ich konnte feststellen, dass die Verdauung angeregt und die Leber bei der bitteren Gallensäurebildung zusätzlich unterstützt wird, sodass fette Speisen leichter verdaubar sind; dies ist auch medizinisch nachgewiesen. Ein Tee mit dieser Wurzel wirkt gegen Völlegefühl und Blähungen. So gehört Kurkuma mittlerweile auch zu meinen Lieblingsgewürzen und ich habe sie fest in unseren Speiseplan eingebaut. Will man Kurkumapulver verwenden, beträgt die maximale Tagesdosis 3 g, also 3-mal 1 g vor jeder Mahlzeit. Dabei sollte man aber wissen, dass das Gewürz die Zähne gelb verfärbt und man bei Kindern die

Menge niedriger dosieren sollte. Der Tee aus dieser Wurzel kann auch zum Gurgeln bei Halsschmerzen oder Mundentzündungen verwendet werden, bei vaginalen Infektionen wird er als Sitzbad oder Spülung angewendet.

Goldene Milch

jeweils ½ Tasse Kurkumawurzel und Ingwerwurzel / ½ Tasse Wasser / 1 Tasse Milch / 1 TL Kokosöl / Pfeffer / Honig / Zimtpulver, geriebene Muskatnuss oder Tonkabohne nach Belieben

→ Die Kurkumawurzel und die Ingwerwurzel frisch reiben, mit etwas Wasser aufgießen und so lange kochen, bis sie weich sind und man eine Paste daraus herstellen kann; am besten die Wurzelstückchen durch eine Flotte Lotte drehen. Dann die Paste in ein Glas abfüllen und zur weiteren Verwendung im Kühlschrank aufbewahren. Für die Goldene Milch 1 TL der Paste mit der Milch und dem Kokosöl vermengen und leicht köcheln. Vor dem Trinken mit Pfeffer und Honig sowie nach Belieben zusätzlich mit Zimt, Muskatnuss oder Tonkabohne abschmecken. Diese Zubereitung stammt aus dem Ayurveda und unterstützt das Immunsystem.

Kurkumatee

1 TL frische Kurkumawurzel

→ Die Kurkumawurzel fein raspeln, mit ¼ l heißem Wasser übergießen und abgedeckt 5 Minuten ziehen lassen. Abfiltern und vor jeder Mahlzeit trinken. Mit diesem Tee rege ich die Magen-, Gallen-, Milz- und Leberfunktion an.

Kurkumatinktur

Kurkumawurzeln je nach Glasgröße / Wodka

→ Die geschnittenen Wurzeln locker in ein Glas schichten und mit dem Alkohol auffüllen. Danach bei Zimmertemperatur 2–3 Wochen stehen lassen. Abfiltern, umfüllen und kühl stellen. Ich nehme davon bei Völlegefühl und Druckschmerzen im Oberbauch einmalig 15–25 Tropfen oder täglich 5–10 Tropfen vor jeder Mahlzeit ein.

Kurkumadrink

3 g Kurkumapulver / ½ l Tomatensaft / jeweils 1 Prise Salz und Pfeffer / 2 TL gutes Olivenöl

→ Alle Zutaten gut verrühren, kühl stellen und über den Tag verteilt trinken. Dieser Drink regt die Zellbildung und -regeneration an. Bei Untersuchungen konnte man feststellen, dass er eine Krebstherapie unterstützend begleiten kann.

Kurkumaauflage

3 TL Kurkumapulver / 1 EL Honig / 1–2 EL Wasser

→ Das Kurkumapulver, den Honig und das Wasser in einer Schüssel verrühren, bis eine homogene Masse entstanden ist. Diesen Brei auf ein Tuch aufstreichen und dann auf die betroffene Stelle auflegen. Ich verwende diese Auflage bei Verstauchungen und Prellungen, dabei kann es vorkommen, dass sich die jeweilige Hautstelle durch die Kurkuma gelb verfärbt.

Kurkumamilch

1 TL Kurkumapulver / ¼ l warme Milch / etwas Honig

→ Das Kurkumapulver in die warme Milch einrühren und mit Honig abschmecken. Ich trinke diese Milch bei Winterdepressionen 2 Wochen lang jeweils am Morgen.

Lorbeer

Lat.: Laurus nobilis

Die meisten von uns kennen den Lorbeer aus der Küche, aber bereits bei den Griechen und Römern spielte er auch anderweitig eine wichtige Rolle. So wurden beim Orakel von Delphi seine aromatischen Blätter verbrannt und die weissagende Apollopriesterin trug ein Blatt unter der Zunge, um in Trance zu gelangen. Ob dieser Effekt nun wirklich am Lorbeer lag oder nicht, sei dahingestellt. Der Lorbeer ist ein seit alters her verwendetes Gewächs. Im antiken Griechenland und Rom besaß der Lorbeerkranz als Zeichen des Sieges eine große Bedeutung. Deshalb sagt man bis heute: „Mit Lorbeeren bekränzt." Aber auch im Mittelalter nahm der Aberglaube um die magische Wirkung des Blattes nicht ab. So trugen Totengräber das Blatt im Mund und warfen es dem Toten ins Grab. Aber auch bei Krankheiten, Bann und Verhexung schrieb man Gegenworte auf das Blatt und verbrannte diese zur Gegenwehr im Feuer. Sogar Liebesorakel betrieb man mit ihm. Am 14. Februar, dem Tag des heiligen Valentin, legte man sich ein Lorbeerblatt unter das Kissen und schlief darauf. In jener Nacht sollte man von seinem oder seiner Liebsten träumen. Vielleicht sagt man auch deshalb bis heute dem Lorbeer nach, eine berauschende Liebesdroge zu sein. Aber bekanntlich geht nicht nur die Liebe durch den Magen, sondern auch die Gesundheit.

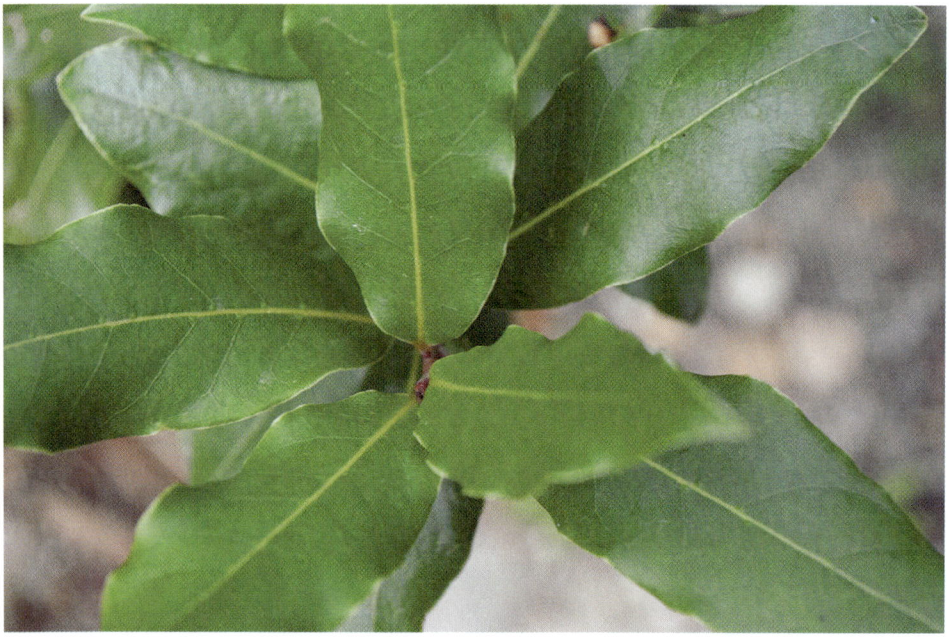

Verwendung: Schon seit jeher wird das Blatt zum Würzen von Speisen verwendet. Es macht diese bekömmlicher, regt aber auch den Verdauungsapparat an. Daneben wirkt Lorbeer auch durchblutungsfördernd, appetitanregend und antiseptisch.

Mein Wissen: In der Küche könnte ich mir so manches Gericht ohne ein Blatt Lorbeer gar nicht mehr vorstellen, er bereichert unsere Speisen und macht sie runder. Dabei ist vielen gar nicht klar, welch potentes Heilmittel wir damit in unseren Küchenschränken stehen haben: Neben der Verfeinerung von Speisen unterstützen Lorbeerblätter die gesamte Verdauung, ein daraus zubereiteter Tee regt den Appetit an. Auch bei Infektionskrankheiten, grippalen Infekten und Erkältungen leistet der Lorbeer gute Dienste. Aus der Pflanze wird auch Öl und ätherisches Öl gewonnen. Das Öl wird heute in den Ursprungsländern nach alter Tradition zu Seife und Kosmetik verarbeitet. Das ätherische Öl wurde schon immer zum Stillen von Schmerzen verwendet.

Lorbeertee

1 kleines Lorbeerblatt

→ Das Lorbeerblatt mit 1 Tasse heißem Wasser übergießen und abgedeckt 3 Minuten ziehen lassen, dann schluckweise über den Tag verteilt trinken. Hilft bei Fieber und Grippe.

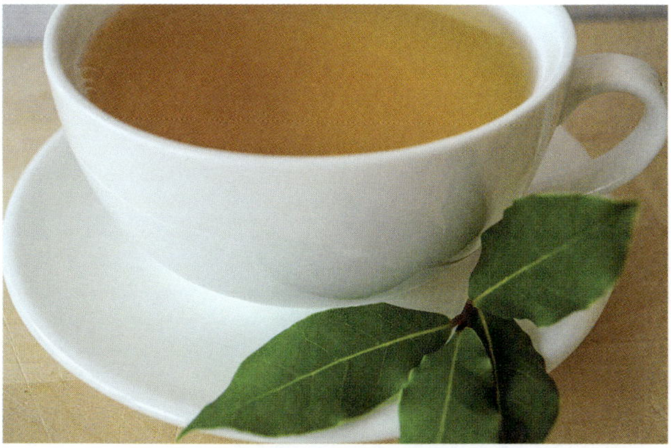

Lorbeertee

Lorbeermilch

1 kleines Lorbeerblatt / 1 TL Honig / 1 Tasse warme Milch

→ Das Lorbeerblatt und den Honig in die warme Milch geben und umrühren, bis sich der Honig aufgelöst hat. Diese Milch wirkt beruhigend und schlaffördernd.

Lorbeersalbe

1–2 EL getrocknete Lorbeerblätter / 100 ml Olivenöl / 5 g Bienenwachs / 5 g Kakaobutter

→ Die Lorbeerblätter mit dem Olivenöl übergießen und 3–4 Wochen an einem warmen Ort ziehen lassen. Danach abfiltern und 25 ml Ansatz abmessen. Das Öl im Wasserbad erwärmen und das Bienenwachs dazugeben. Sobald dieses geschmolzen ist, aus dem Wasserbad nehmen und die Kakaobutter gut unterrühren. Abfüllen und kühl lagern. Diese Salbe verwende ich bei Entzündungen, Schmerzen und Rheuma. Meine Großmutter wandte sie auch an Tieren an.

Pfeffer

Lat.: Piper nigrum

Grüner, weißer und schwarzer Pfeffer stammen von derselben Pflanze. Um die jeweilige Farbe zu erhalten, werden die Früchte unterschiedlich geerntet und verarbeitet. Grüner Pfeffer ist der noch unreife Fruchtstand, welcher meist in Essig oder Salzlake eingelegt oder gefriergetrocknet wird. Schwarzer Pfeffer sind die vollreifen roten Früchte, welche bei der Trocknung zu ihrer schwarzen Farbe kommen. Beim weißen Pfeffer werden die reifen roten Früchte hingegen zuerst eingeweicht, dann wird die Fruchtschale abgerieben und dann werden die Körner getrocknet. Lange Zeit wurde Pfeffer mit Gold aufgewogen und war deshalb sündhaft teuer, ganze Königshäuser wurden vom Pfefferhandel finanziert. Die Händler wurden wegen ihres Reichtums gerne missbilligend als „Pfeffersäcke" bezeichnet. Wörtlich zu verstehen ist das Sprichwort „Geh dorthin, wo der Pfeffer wächst", mit dem man eine ungeliebte Person ans Ende der Welt wünscht. Eine Speise ohne Pfeffer kann man sich kaum mehr vorstellen. Seine Würze hat auch etwas Heilendes.

Verwendung: Bereits Hildegard von Bingen kannte dieses Gewürz, sie benutzte es bei Milzproblemen und zum Anregen des Appetites. Pfeffer wirkt verdauungsfördernd und antimikrobiell.

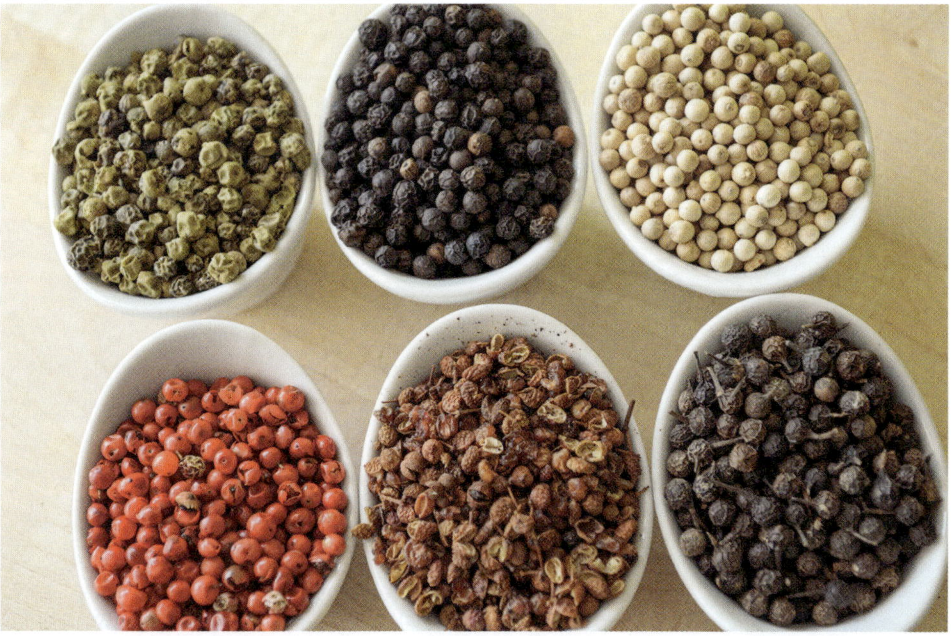

Mein Wissen: In der ayurvedischen Medizin wird Pfeffer zwar nicht als Heilpflanze betrachtet, kommt aber in den meisten Tees vor. Bereits eine Prise regt die Verdauungsorgane an und wirkt zudem harntreibend. Das enthaltene Piperin wärmt unseren Körper, deshalb ist Pfeffer in der Traditionellen Chinesischen Medizin den Organen Magen und Dickdarm zugeordnet. Aber auch bei Potenzstörungen kann er positiv eingesetzt werden. Da Pfeffer durchblutungsfördernd wirkt, werden alle Körperteile angeregt und erwärmt.

Weitere Pfeffersorten:

Wissenschaftlicher Name	Bezeichnung und Herkunft
Piper auritum	Hoja Santa – ursprünglich aus Mexiko, heute wird er in weiteren südamerikanischen Ländern angebaut
Piper lolot	La Lot (Vietnamesisches Pfefferblatt) – ursprünglich aus Vietnam und Südostasien, heute wird es in Indien, China und weiteren Ländern angebaut
Piper betle	Betelpfeffer – ursprünglich aus Malaysia, heute wird er in Indien, Südostasien und weiteren Ländern angebaut
Piper methysticum	Rauschpfeffer, Kava-Kava – ursprünglich aus Polynesien, heute wird er im ganzen südpazifischen Raum angebaut

In manchen Ländern werden nicht nur die Körner verwendet, sondern auch die Blätter, welche man mit allen beliebigen Zutaten füllen und garen kann. Diese werden dann zu Päckchen geschnürt und über Kohle gegart.

Pfefferersatzsorten:

Wissenschaftlicher Name	Bezeichnung und Herkunft
Zanthoxylum simulans	Szechuanpfeffer – ursprünglich aus China und Japan, heute wird er in der Himalaya-Region und in weiteren Ländern angebaut
Schinus molle	Rosa Pfeffer – ursprünglich aus Peru, heute wird er von Südamerika bis Mexiko und in weiteren Ländern angebaut
Zanthoxylum schinifolium	Koreanischer Pfeffer – ursprünglich aus China, heute wird er von Südostasien bis Ostamerika angebaut
Zanthoxylum piperitum	Sansho (Japanischer Pfeffer) – ursprünglich aus Japan, heute wird er in verschiedenen Ländern Asiens angebaut
Drimys lanceolata	Tasmanischer Bergpfeffer – ursprünglich aus Tasmanien, heute wird er in Neuseeland und weiteren Ländern angebaut

Wie oder welchen Pfeffer man einsetzt, sei jedem selbst überlassen. Ich liebe mehr oder weniger alle Sorten – sie reichern mein Kräutersalz, meine Speisen, aber auch mal einen Tee oder eine Süßspeise an.

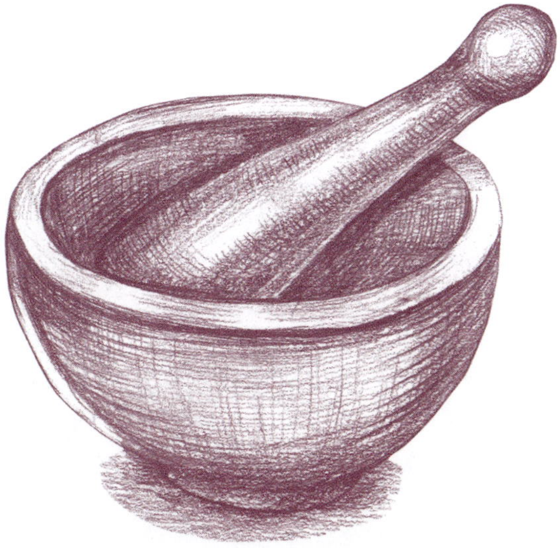

Piment

Lat.: Pimenta dioica

Dieses Gewürz stammt ursprünglich von den Antillen und wird als Pfeffermyrte bezeichnet. Durch Tiere, den Wind oder Wetterkapriolen wurde es vermutlich in den Wäldern Zentral- und Südamerikas verbreitet. Als Christoph Kolumbus die pfefferähnlichen Körner sah, dachte er, er hätte es hier mit dem wertvollen schwarzen Pfeffer zu tun, und nannte das Gewürz Piment, was im Spanischen Pfeffer bedeutet. Als die Entdecker ihren Irrtum bemerkten, verloren sie jegliches Interesse an diesen pfeffrig schmeckenden und nach Gewürznelke riechenden Körnern. Erst 200 Jahre nach der Entdeckung Amerikas gelangte Piment nach Europa, wenngleich es bei den Ureinwohnern schon lange bekannt war und eine wichtige Rolle spielte. So diente es den Inkas als Gewürz ihres heiligen Getränks namens Xocolatl. Heute könnten wir uns so manche Speise ohne dieses Gewürz kaum mehr vorstellen, vor allem in der Weihnachtsbäckerei ist es sehr beliebt.

Verwendung: Bereits bei den Azteken wurde das Gewürz bei Magen-Darm-Leiden, Stress und Nervosität eingesetzt. Es wirkt schmerzstillend, hautreizend, verdauungsfördernd und blähungswidrig. Frisch gemahlenes Piment bringt

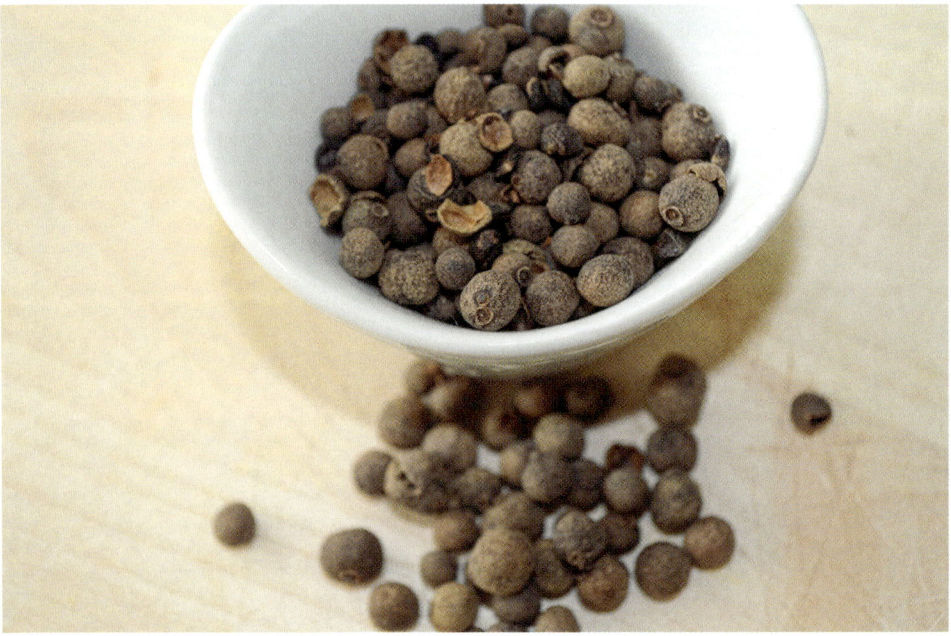

wie die Gewürznelke ein Taubheitsgefühl auf unsere Zunge, vielleicht werden beide Gewürze deshalb auch bei Zahnschmerzen eingesetzt. Dabei beißt man auf dem Korn bzw. der Nelke herum oder gibt das ätherische Gewürzöl auf den schmerzenden Zahn.

Mein Wissen: Der Gewürzschrank in meiner Küche ist voll mit diversen fremdartigen, doch wohlbekannten Gewürzen. So darf auch Piment nicht fehlen, das meinen Süßspeisen, Fleischgerichten, Suppen, eingelegtem Gemüse, Würsten, Ketchup und Marmeladen eine besondere Note gibt. Aber auch Tee, Sirup, Punsch oder Magenbitter verleiht es das gewisse Extra. Ich baue das Gewürz nach Lust, Bedarf und Laune in meine Produkte ein.

Pimentöl

3 EL gequetschte Pimentkörner / ¼ l Olivenöl

→ Die Pimentkörner im Olivenöl ansetzen. Bei Zimmertemperatur 2 Wochen durchziehen lassen, dann abfiltern, in kleine Flaschen umfüllen und kühl lagern. Bei Muskelschmerzen, Rheuma und Bauchschmerzen reibe ich die betroffenen Stellen damit ein.

Pimenttee

½ TL gequetschte Pimentkörner / 1 TL getrocknete Orangenschale

→ Die Pimentkörner und die Orangenschale mit ¼ l heißem Wasser übergießen und 10 Minuten ziehen lassen. Diesem Tee wird eine aphrodisierende Wirkung nachgesagt, aber auch der Magenfluss und die Verdauung werden angeregt.

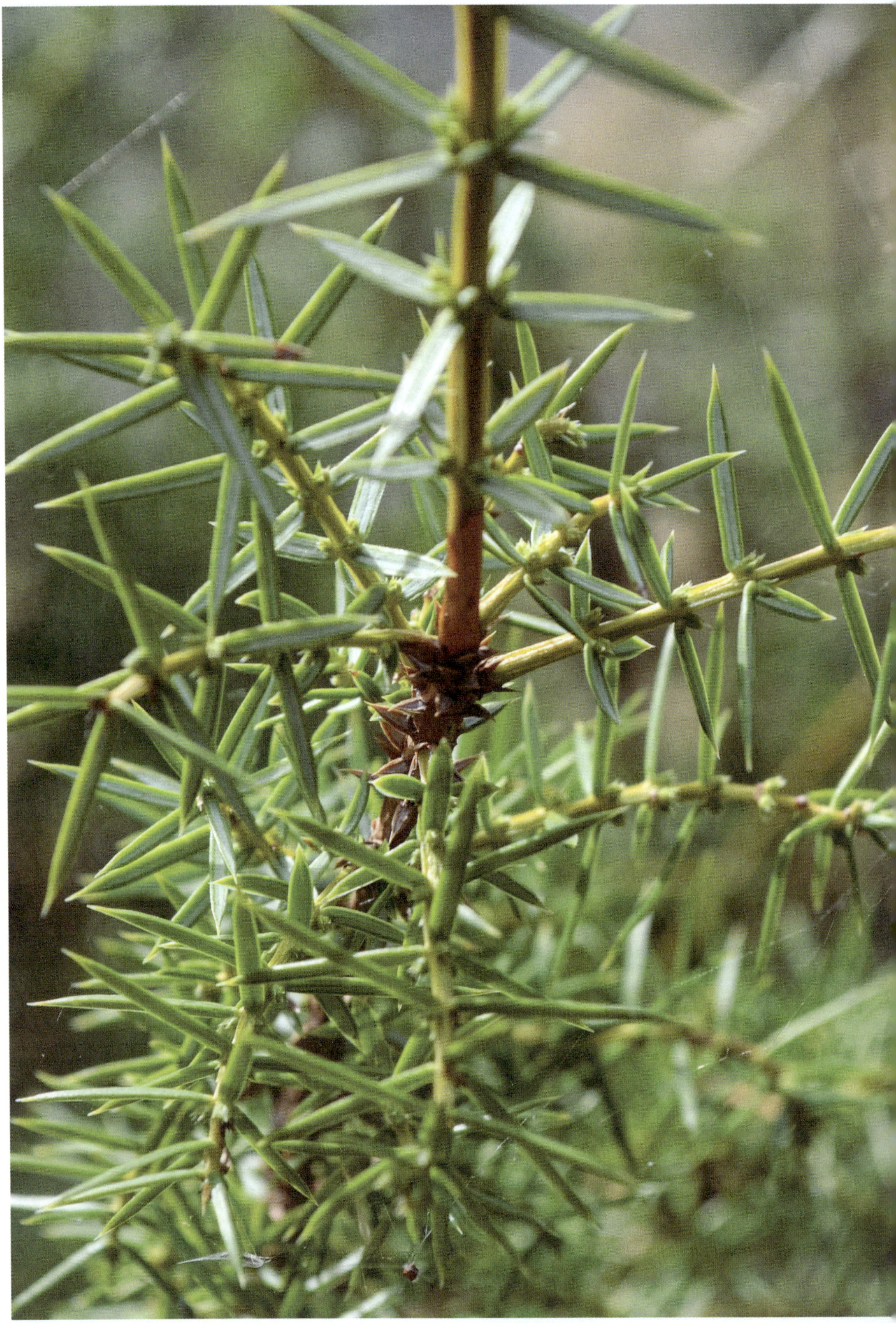

Wacholder

Lat.: Juniperus communis

> Dieser Pflanze werden vielerlei magische Kräfte zugeschrieben: So wünscht sich im Märchen „Von dem Machandelbaum" der Gebrüder Grimm eine Frau unter einem Wacholder ein Kind – und dieser Wunsch geht dann auch in Erfüllung. Bis heute wird in unseren Breitengraden dem Wacholder Ehrerbietung zuteil: Erst kürzlich sah ich auf einer Wanderung einen alten Bauern, der vor dem Wacholder seinen Hut zog. Mittlerweile ist der Nadelbaum vom Aussterben bedroht und steht deshalb unter Naturschutz. Dieses Gewächs gedeiht nicht nur bei uns in Europa; zahlreiche Arten, die wir auf unseren Friedhöfen und in unseren Gärten pflanzen, stammen aus asiatischen Gefilden. Viele dieser Arten sind Träger des Birnengitterrostes, der unsere Birnenbäume befällt und nicht behandelbar ist. Da Wacholder zu den wichtigen Bitterstoffgewürzen gehört, habe ich ihn an dieser Stelle kurz aufgenommen. Weitere Informationen über diese Pflanze sowie viele Rezepte und Anwendungen findet ihr in meinem Buch „Das Kräuterwissen meiner Großmutter".

Verwendung: Wacholder wirkt harn- und windtreibend, blutreinigend, desinfizierend, schmerzstillend, schweißtreibend, schleimlösend, konstitutionell kräftigend und aktivierend sowie magenstärkend.

Mein Wissen: Neben seinen heilenden und würzenden Effekten ist Wacholder die wichtigste Zutat bei der Herstellung von Gin.

Bittere Genussmittel für Küche und Hausapotheke

— Genussmittel müssen nicht immer schlecht sein. Manche haben auch einen wertvollen heilenden Effekt, sie müssen nur bewusst und richtig eingesetzt werden. Im Folgenden erläutere ich die drei wichtigsten mit Bitterstoffen bestückten Genussmittel, welche in ihren Ursprungsländern als Medizinpflanzen gelten.

Kaffee

Lat.: Coffea arabica/canephora

Bei Kaffee denken wir heute zumeist an ein dunkles Gebräu mit köstlichem Aroma. Der erste Kaffee war hingegen noch ganz anders, ähnlich wie Tee. Erst im Laufe der Geschichte erlangte Kaffee seinen heutigen Geschmack und das Statussymbol als Genussmittel. Weltweit existieren 124 wilde Kaffeearten, von welchen 60 % auf der gefährdeten Liste stehen.
Die zwei typischerweise angebauten Kaffeesorten sind Arabica und Robusta. Sie entwickeln je nach Art und Pflanzgebiet ihren charakteristischen Geschmack. Ihre heutigen Anbaugebiete liegen in Süd- und Mittelamerika, auf den pazifischen Ozeaninseln, in Indien, Indonesien und großen Teilen Afrikas. Ursprünglich stammte der Kaffee aus Äthiopien, wo er im 9. Jahrhundert das erste Mal erwähnt wurde. Von dort gelangte er im 14. Jahrhundert nach Arabien, von wo aus er im Laufe der Zeit weitere Verbreitung fand. Ab dem 17. Jahrhundert wurde Kaffee erstmals in Europa verwendet.

Verwendung: Bereits 1748 erwähnte der Arzt Georg Heinrich Behrs den Kaffee als Arzneipflanze. Er setzte den grüne Bohnensud bei Harn, Grieß, Husten,

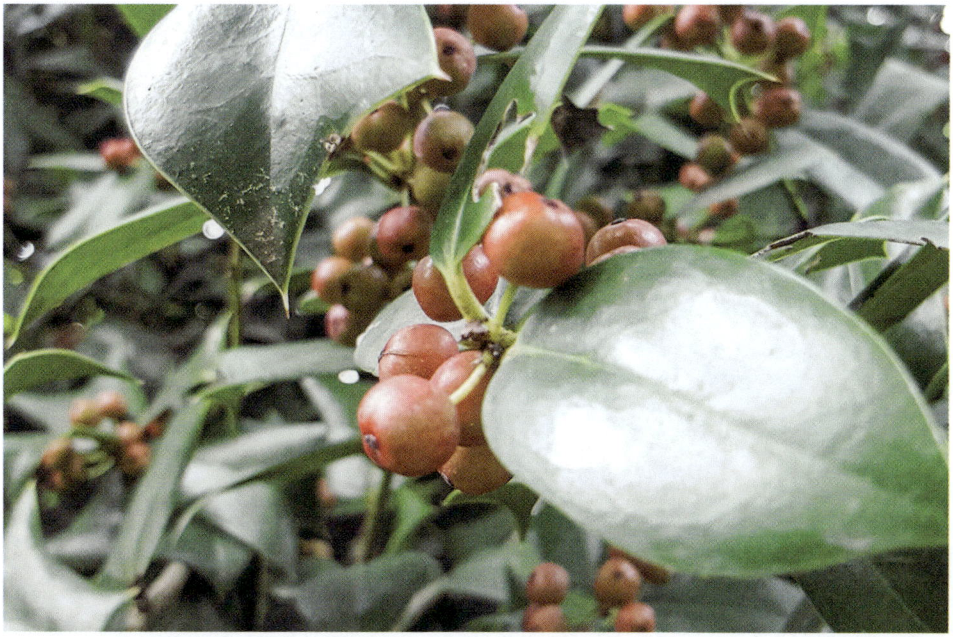

Engbrüstigkeit und Keuchen ein. Heute unterscheidet man zwischen grünem Kaffeesud und geröstetem Kaffee. Beide besitzen eigene Wirkweisen und werden deshalb auch unterschiedlich bewertet. Generell wirkt Kaffee anregend, verdauungfördernd, reizlindernd, gefäßerweiternd und harntreibend.

Mein Wissen: Für den normalen Kaffee werden die Bohnen zuerst geröstet, dann gemahlen und aufgebrüht. Dabei entfalten sie jenen Geschmack und Geruch, den die meisten von uns kennen. Seit 2012 in einer amerikanischen Fernsehsendung erstmals die Vorteile von grünem Kaffee erläutert wurden, hat auch dieser Beliebtheit als Trendgetränk erlangt.

Grüner Kaffee

Seine Verwendung als medizinisches Produkt ist vielen von uns weitgehend unbekannt. Ebenso wenig ist es ins Allgemeinwissen eingedrungen, dass Kaffee Europa einst im nicht gerösteten Zustand eroberte. Der Sud aus den grünen Bohnen erinnert im Geschmack eher an Grüntee als an den heute allgemein bekannten Kaffee. Vor allem grüner Kaffee hatte bei den europäischen Heilkundigen und Ärzten einen hohen Stellenwert. Er wurde lange Zeit bei Husten,

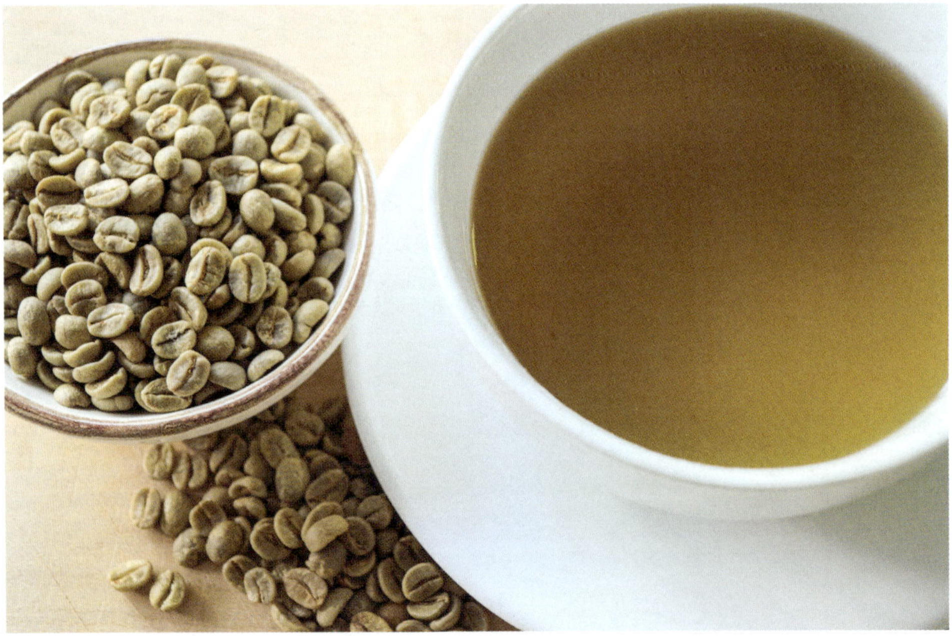

Asthma und Erkältungen eingesetzt. Heute weiß man, dass diese Anwendungen den gefäßerweiternden Stoffen zugeschrieben werden können, die auch im gerösteten Kaffee vorkommen. Im grünen Kaffeesud finden wir mit einer Menge von 20 mg pro Tasse aber eine geringere Menge an Koffein als im gerösteten Aufguss mit 100 mg. Aus diesem Grund verwenden ihn Gesundheitsbewusste auch lieber, da die unerwünschten Nebenwirkungen des Koffeins bei fast gleicher Leistung geringer sind. Ein solcher Aufguss fördert nicht nur die Konzentration, das Gedächtnis, die Wachsamkeit, die Aufmerksamkeit, die gute Laune sowie die Fettverbrennung und die Verdauung, sondern wirkt sich generell positiv auf unseren gesamten Körper aus. Er verhindert die Aufnahme von Glukose (Zucker) in den Blutkreislauf, verringert das Hungergefühl und beugt somit der Aufnahme von überflüssigen Kalorien vor. Diese Wirkungen werden dem Inhaltsstoff Chlorogensäure zugesprochen, der im Körper das Abbauprodukt Ferulasäure bildet und somit als Fettkiller gilt. Grüner Kaffee gilt auch als Anti-Aging-Mittel, Blutdrucksenker und Schutzmittel bei schwachen Nerven. Ich finde, dass man ihn kosten sollte, denn im gerösteten Kaffee gehen viele der besonderen Inhaltsstoffe zum Teil oder ganz verloren. Aber auch schwarzer Kaffee hat durchaus seine Vorteile.

Schwarzer gerösteter Kaffee

Viele seiner Eigenschaften wurden bereits beim grünen Kaffee aufgezählt. Nun sind die Wirkungen unseres heutigen Kaffees durch viele wissenschaftliche Studien etwas besser belegt als jene seines Vorfahren. Nachgewiesen ist etwa die Wirkung bei Husten und Asthma, sodass man in Schottland Asthma-Patienten seit einigen Jahren empfiehlt, täglich bis zu drei Tassen von diesem Getränk zu sich zu nehmen, damit sich die Gefäße der Bronchialäste der Lunge erweitern und somit das Durchatmen erleichtert wird. Wissenschaftliche Forschungen zu Diabetes Typ 2 haben festgestellt, dass der tägliche Konsum von Kaffee der Krankheit entgegenwirken oder diese gar verhindern kann. Lange Zeit wurde auch den frühgeborenen Kindern auf den Frühchenstationen täglich etwas Kaffee verabreicht, damit sich das Gehirn weiterentwickelt, heute wird diese Anwendung meist nur mehr in armen Ländern praktiziert. Bei uns bekommen Frühchen inzwischen ein Medikament, das auf Inhaltsstoffen von Kaffee aufgebaut ist. Die anregende Wirkung des Kaffees zeigt sich auch im Alltag ziemlich deutlich: Während einige Personen bereits nach einer Tasse Kaffee am Abend mit Schlaflosigkeit reagieren, spüren andere nichts. Das liegt daran, dass der Abbauprozess individuell unterschiedlich abläuft: Je nachdem, ob das Kof-

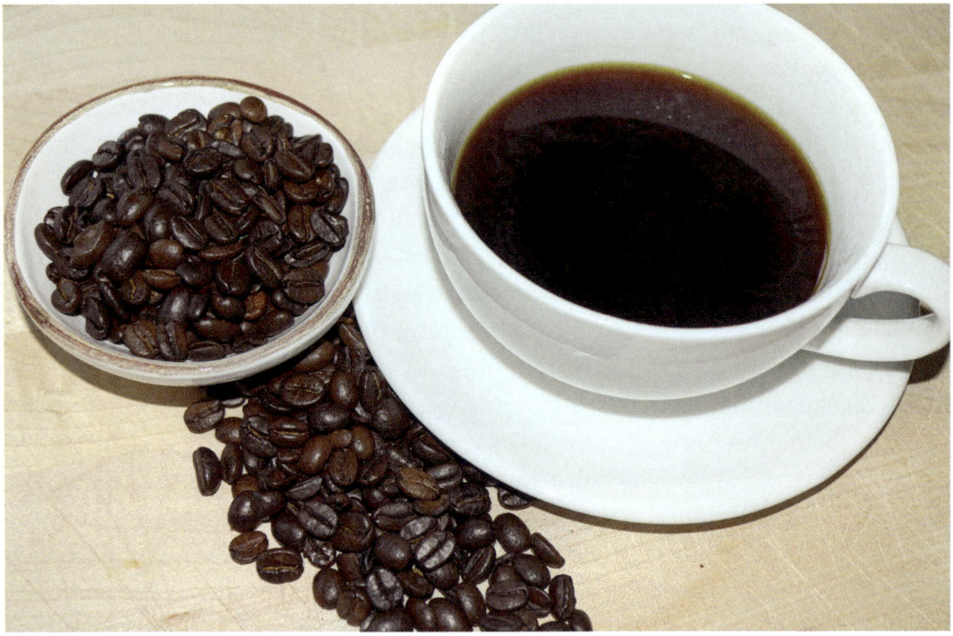

fein schneller oder langsamer abgebaut wird, werden die Botenstoffe, die den Zellen Müdigkeit signalisieren sollen, gehemmt oder blockiert. Menschen mit niedrigem Blutdruck können selbst abends noch bis zu drei Tassen Kaffee trinken und werden trotzdem gut schlafen. Zu beachten ist, dass man bei Bluthochdruck und in der Schwangerschaft zu entkoffeiniertem Kaffee greifen sollte. Bei Kopfschmerzen empfiehlt es sich, einen schwarzen Kaffee mit Zitronensaft zu trinken. Kaffee kann man nicht nur als Genussmittel oder für medizinische Zwecke benutzen, sondern auch als Kosmetikum. Bis heute wird Kaffeesatz als Peeling eingesetzt, damit die Haut gut durchblutet wird und eine rosige Farbe bekommt.

Für welchen Aufguss wir uns letztendlich entscheiden, spielt nur eine geschmackliche Rolle. Auf jeden Fall ist Kaffee weit mehr als nur ein Genussmittel. Seinen schlechten Ruf hat die Forschung inzwischen eindeutig widerlegt.

Kakao

Lat.: Theobroma cacao

„Kein zweites Mal hat die Natur eine solche Fülle der wertvollsten Nährstoffe auf einem so kleinen Raum zusammengedrängt wie gerade bei der Kakaobohne."

Alexander von Humboldt (1769–1859)

Seit mehr als 2.000 Jahren wird der Kakaobaum in Mittel- und Südamerika von den dort lebenden indigenen Völkern gezogen. Ursprünglich wurde Kakao als Speise der Götter betrachtet und war den Priestern und Königen bei den göttlichen Zeremonien vorbehalten. Sie bereiteten ein Getränk zu, das wir heute als „Xocolatl" kennen. Dieses Wort leitet sich von den Worten *xoxoc* (bitter) und *atl* (Wasser) ab, also „bitteres Wasser". Durch Christoph Kolumbus gelangte die Kakaobohne um 1502 nach Europa. Dieser glaubte zuerst, er hätte eine Mandel bei sich. Später dann tranken die spanischen Eroberer wie Hernán Cortés das erste Mal das Urgetränk. In diesem Moment trat Schokolade ihren weltweiten Siegeszug an. Heute wird Kakao weltweit in tropischen Gegenden angebaut, doch der Handel mit der „goldenen Frucht" ist umwelttechnisch und ethisch nicht unproblematisch. Große Konzerne halten ein Monopol auf Kakao, kleinen Bauern und Schokoladenherstellern wird somit ihre Existenz strittig gemacht. Deshalb sollte man sich Gedanken darüber machen, welche und wie viel Schokolade man kauft.

Verwendung: Die Azteken verwendeten dieses bittere Heilgetränk zur Belebung, es war bei ihnen eine Art Antidepressivum und zugleich ein Aphrodisiakum. Spanische Nonnen zuckerten im 16. Jahrhundert erstmals diese Bohnen, indem sie sie mörserten, mit Vanille verfeinerten und alles zusammen in Wasser aufkochten. Die anregende Wirkung von Kakao beruht auf dem alkaloidhaltigen Theobromin, welches das zentrale Nervensystem stimuliert, Blutgefäße erweitert und die Harnausscheidungen fördert.

Mein Wissen: Schokolade oder Kakao ist für mich ein wahres Heilmittel, wären da nicht die restlichen Zutaten wie Zucker, Fett, Milchpulver und weitere Zusatzstoffe. Natürlich schmeichelt gezuckerte und fette Schokolade mehr unseren Geschmacksnerven, aber sie verleitet uns auch dazu, mehr davon zu essen.

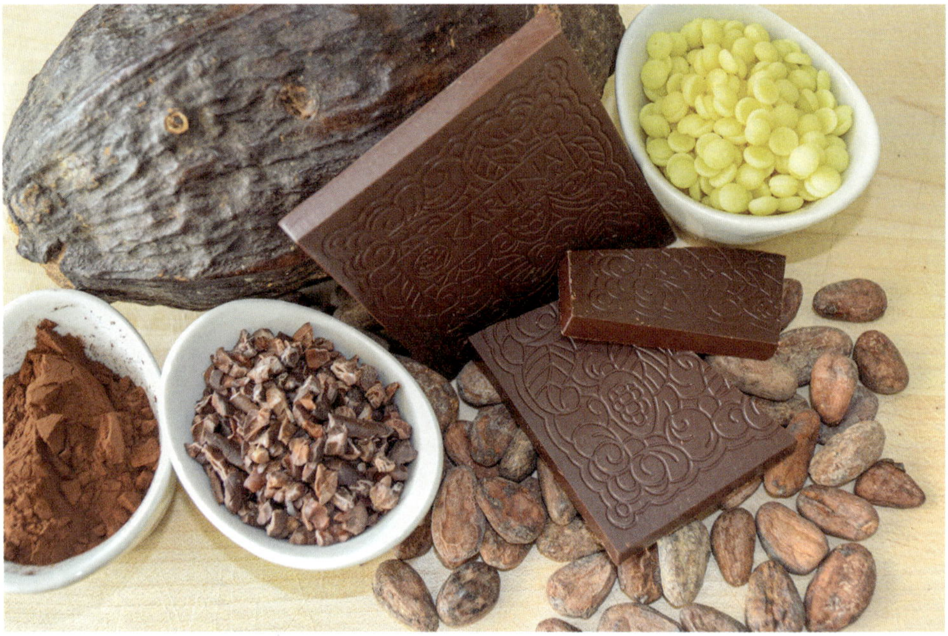

Und auch wenn unser Gehirn diese Form der süßen Belohnung liebt, gesund ist sie nicht. Greift man jedoch zu 80- bis 100-prozentiger dunkler Schokolade, hat man nach nur einem Stück genug und eine Stimulation des Gehirns erreicht. Genau diese dunkle Schokolade kann auch heilende Effekte haben: Ihr Verzehr beugt Bluthochdruck, Herzinfarkten und verengten Blutgefäßen vor, sie senkt den LDL-Cholesterinspiegel und ist zudem ein wahres Antidepressivum. Auch in der Liebesheilkunde darf sie nicht fehlen, denn sie stimuliert unser Gehirn und die Botenstoffe fördern die Lust. Bei der Gewinnung von Kakaomasse bleibt Kakaobutter übrig. Diese verwendet man bei der Herstellung von qualitätsvollen Schokoladen, bei anderen wird meist ein billiges Fett (Palmfett) verwendet. Aber auch bei der Herstellung von Kosmetika kommt man nicht um die Wirkung von Kakaobutter herum. Das im Kakao enthaltene CocoHeal lässt Wunden schneller abheilen und kräftigt die Haut. Deshalb verwende ich Kakao und die Butter dieser Frucht nicht nur in meiner Küche, sondern auch in meiner Hausapotheke.

Xocolatl

7 TL reiner Kakao / 1 Prise Chilipulver / ¼ l Wasser

→ Alle Zutaten in einen Topf geben und 5 Minuten leicht kochen lassen. Dieses Getränk ist bitter-scharf und bringt die Verdauung in Schwung. Zudem sorgt es dafür, dass die Inhaltsstoffe der Nahrung besser aufgenommen werden können. Der Blutdruck wird gesenkt, der Cholesteringehalt von so manchen Lebensmitteln fast gänzlich neutralisiert. Nicht zuletzt macht dieses Getränk glücklich.

Kakao-Liebesgetränk

7 TL reiner Kakao / jeweils 1 Prise Zimt, Kardamom, Gewürznelke, Vanille, Tonkabohne und Pfeffer / 4 TL Honig / ¼ l Wasser

→ Alle Zutaten in einen Topf geben, gut verrühren und 5 Minuten leicht köcheln. Dieses Getränk benutze ich als Aphrodisiakum.

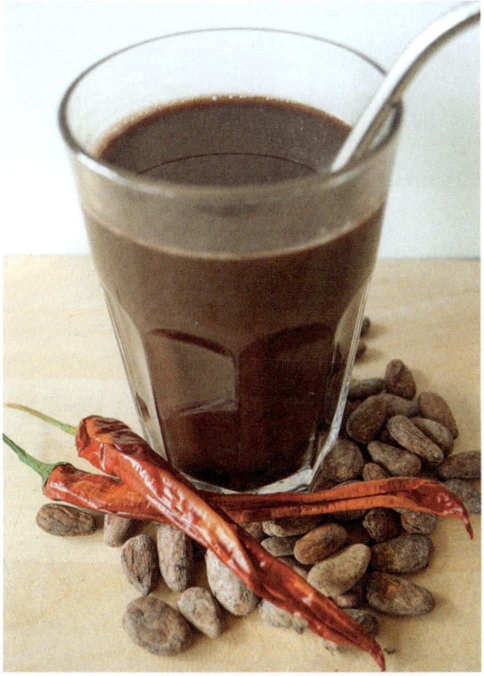

Xocolatl

Tee

Lat.: Camellia sinensis

Viele wissen nicht, dass es sich bei weißem, grünem und schwarzem Tee immer um dieselbe Pflanze handelt. Der einzige Unterschied liegt in der Pflückung und Verarbeitung. Es gibt aber zwei Unterarten des Tees, die als China-Tee (*Camellia sinensis var. bohea*) und Assam-Tee (*Camellia sinensis var. assamica*) bekannt sind. Beim weißen Tee werden die ganz jungen, frischen Triebe gepflückt. Ähnlich wie beim Grüntee wird der Prozess der Oxidation unterbrochen, indem man die Triebe nach der Ernte erhitzt und sofort trocknet. Sein Geschmack und die Farbe bleiben auf diese Weise hell, selbst beim Aufguss. Beim Grüntee werden die leicht größeren Sprossspitzen geerntet, erhitzt und getrocknet. Hierfür werden vor allem die Bohea-Sorten (China-Tee-Sorten) bevorzugt. Auch hier wird der Prozess der Fermentation unterbrochen. Nur beim Schwarztee werden die Blätter in Weidenkörben welken gelassen und dann gerollt, damit die ätherischen Öle freigesetzt werden und die Zellstruktur der Blätter aufbricht. Dann erfolgt bei 30 °C die Fermentation. Sobald sich die Blätter verfärben, werden sie bei 85 °C getrocknet. Tee wird in China, Indien, Afrika und Südamerika kommerziell angebaut. In den letzten Jahren gab es immer wieder negative Berichte über Rückstände von Spritzmitteln, die im Tee gefunden wurden. Deshalb sollte man unbedingt auf Qualität achten.

Verwendung: In den Ursprungsländern wird Tee der *Camellia sinensis* schon seit Generationen nicht nur als Genussmittel verwendet, sondern auch für Heilzwecke. Er wirkt anregend, beruhigend, harntreibend und stopfend.

Mein Wissen: Tee hat in seinen Ursprungsländern China und Indien eine bis zu 7.000 Jahre alte Kulturgeschichte und ist dort Bestandteil von Zeremonien und Anwendungen. Ich benutze die unterschiedlichen Teearten nicht nur als Genussmittel, sondern auch, um Krankheiten entgegenzuwirken oder ihnen vorzubeugen. Je nach Teeart unterscheidet sich die Verwendung.

Grüntee

Diesem Tee werden besonders heilende Eigenschaften zugesagt. In früheren Zeiten war sein Genuss ein Privileg, das Kaisern und Mönchen vorbehalten war. Dank der Globalisierung können wir heute in unseren Geschäften auf bis zu 50 Sorten zurückgreifen. Sorten wie Bancha, Matcha, Sencha und Genmaicha sind seit geraumer Zeit in aller Munde. Alle werden aus Grüntee hergestellt und unterscheiden sich in ihrer Verarbeitung und Anwendung. Die aus Japan und China stammenden Teearten haben mittlerweile die ganze Welt erobert – und dies nicht ohne Grund. Zwar wird dem Grüntee nachgesagt, er würde die Eisenaufnahme hemmen, das stimmt aber nur bedingt. Auch das im Tee enthaltene Oxalat, das im Darm die Aufnahme von Eisen behindern könnte, ist in der Regel als unbedenklich einzustufen. Hier rate ich, zum Tee Mandeln zu essen, da sie Inhaltsstoffe besitzen, die diesem Prozess entgegenwirken. Grüntee selbst hat einen sehr hohen Eisengehalt, aber im Teeaufguss wird nur ein kleiner Bruchteil davon herausgelöst. Um eine vollständige Eisenaufnahme zu gewährleisten, empfiehlt sich der Konsum von Matcha. Matcha ist japanisch und bedeutet „gemahlener Tee“. Dieser Tee wird aus den Blättern des Grüntees gewonnen, indem diese im getrockneten Zustand zu Pulver gemahlen werden. Der einzige Unterschied zum Grüntee liegt darin, dass man die Blätter mittrinkt. Das Pulver kann aber auch in Lebensmittel wie Süßspeisen oder Kuchen eingearbeitet werden. Einen Grüntee macht nicht nur sein Geschmack aus, sondern auch seine gesundheitlichen Vorzüge, die inzwischen gründlich erforscht sind. So kann man mit Grüntee vorbeugen, lindern und heilen. Er wird eingesetzt bei Arteriosklerose, Herzschwäche, Bluthochdruck, Erkältungskrankheiten, Gicht, Pilzen, Krebserkrankungen, Multipler Sklerose, Gastritis sowie Sodbrennen. So fördert er unser Immunsystem und unsere Selbstheilungskräfte, die Verdauung und Fettverbrennung, beruhigt den Magen, entgiftet den Körper, beugt Entzündungen vor, wirkt selbst an Gelenken. Ich setze ihn auch gegen Mattheit und Müdigkeit ein, um nur zwei Anwendungsgebiete zu nennen. Er kann vieles – wenn man ihn einfach nur genießt, merkt man bald, was er bewirkt. Für welchen Grüntee man sich schließlich entscheidet, ist reine Geschmackssache. Wichtig ist nur, dass er von hoher Qualität ist.

Aufgemöbelter Grüntee

100 g Grüntee / jeweils 5 g Basilikumblätter, getrocknete Pfirsich-, Orangen- und Melonenstücke

→ Alle Zutaten gut vermischen, aufgießen, 5–10 Minuten ziehen lassen und einfach als fruchtigen Winter- oder erfrischenden Eistee genießen.

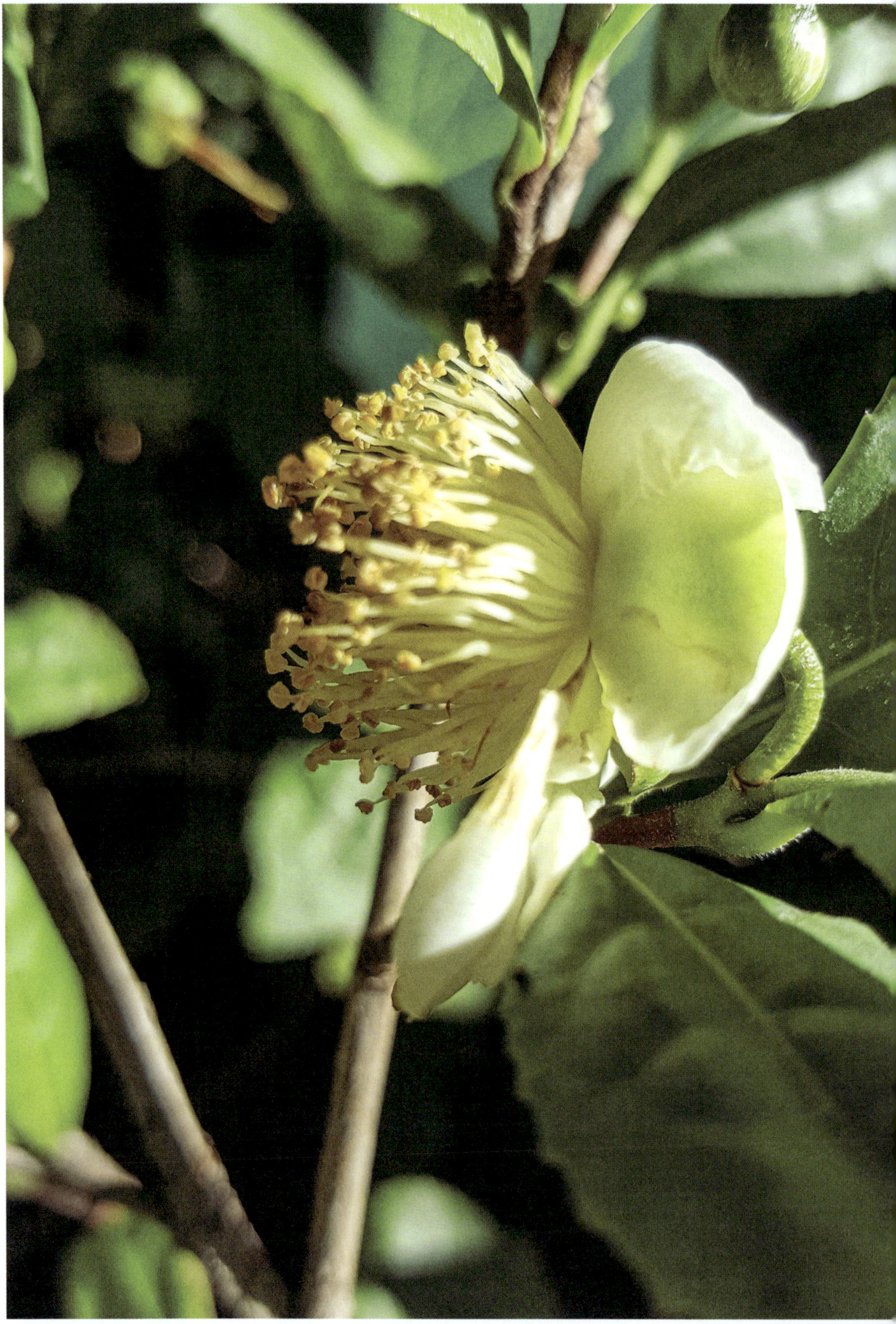

Matchatee

100 g Grüntee

→ Den Grüntee im Mörser so lange verreiben, bis ein feines Pulver entsteht. Etwa 1 TL davon in eine Schale füllen und mit 80 °C heißem Wasser aufgießen. Mit einem Matcha-Besen schaumig aufschlagen.

Schwarztee

Einen Schwarztee setze ich aufgrund seiner Eigenschaften zur Beruhigung des Magen-Darm-Traktes und bei Durchfall eher ein als einen grünen oder weißen Tee. Seine Inhaltsstoffe wirken aber ... nicht nur auf unsere Verdauung, sondern auch auf unseren restlichen Organismus. Trinke ich einen starken Schwarztee, so verringert sich mein Schlafbedarf, da das zentrale Nervensystem angeregt wird und bereits nach zwei Tassen seine Leistung erhöht. Aus diesem Grund verwende ich diesen Tee gerne in meiner Lern- und Schreibphase, wenn ich mich konzentrieren muss, und rege das Gehirn damit an, den Lernstoff besser aufzunehmen. Dies hängt mit dem enthaltenen Tein zusammen, das schon nach 3 Minuten in das Wasser übergeht. Das heißt, dass der Tee bereits ab diesem Zeitpunkt belebend wirkt. Ab 5 Minuten Ziehzeit werden die Gerbstoffe ausgezogen, die das Tein binden (was den aufmunternden Effekt dämpft) und stopfend wirken und deshalb bei Durchfall gute Dienste leisten. Man kann sagen: Je dunkler der Tee, desto stopfender.

Klassischer Schwarztee

1 TL Schwarztee

→ Den Schwarztee mit 1 Tasse 70 °C heißem Wasser übergießen, 3–10 Minuten ziehen lassen und genießen. Je nach Ziehzeit besitzt der Tee eine andere Wirkung. Mit dem Genuss stärke ich meine Abwehrkräfte.

Friesentee

1 Tasse aufgebrühter Schwarztee / 1–3 Stücke Kandiszucker / 1 kleiner Schuss Sahne

→ Den Zucker in den Tee geben und auf den Boden sinken lassen. Dann einen Schuss Sahne hinzugeben. Das Ganze wird nicht verrührt, sondern man trinkt sich von oben nach unten durch. Dieser Tee wird seit Jahrhunderten so in Friesland zubereitet und ersetzt dort den Kaffee zum Kuchen.

Sommer-Eistee

1 Tasse kalter Schwarztee / 1 EL Honig / jeweils 1 Scheibe Zitrone, Ingwer und Frucht nach Wahl / Eiswürfel

→ Den Tee, den Honig sowie die Früchte in ein großes Glas geben und gut umrühren, sodass sich der Honig auflöst. Dann das Glas mit Eiswürfeln auffüllen. Nun kann der Sommer kommen, denn der Eistee unterstützt meinen Körper gegen die Hitze.

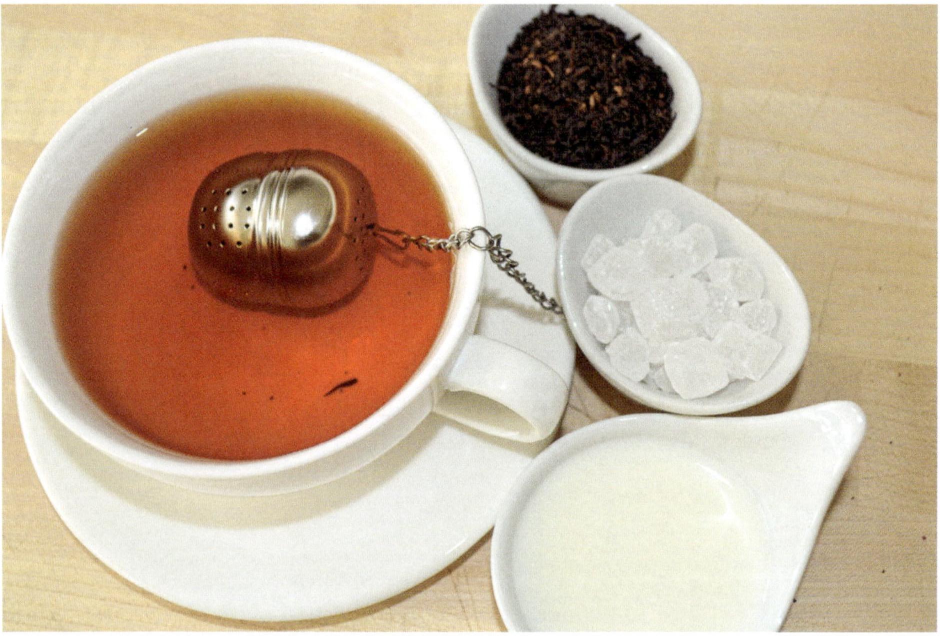

Friesentee

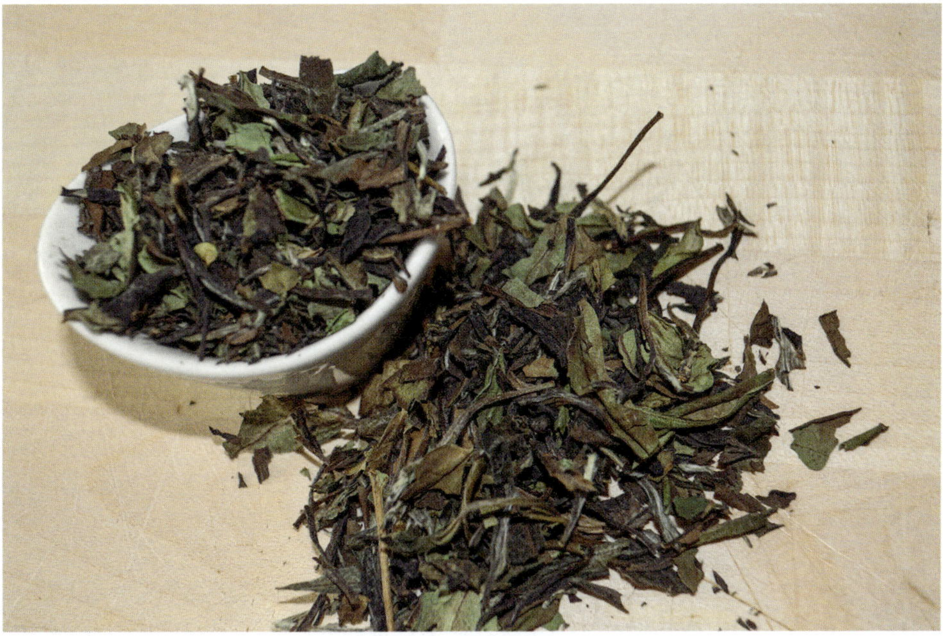

Weißer Tee

Weißer Tee

Er verdankt seinen Namen dem weißen Flaum der geschlossenen Blattknospen. In der Traditionellen Chinesischen Medizin gilt er als eines der ältesten Heilmittel und wird bis heute oft bei Bluthochdruck und erhöhtem Cholesterinspiegel eingesetzt. Da er sehr mild ist, liebe ich diesen Tee auch als Genussmittel.

Weißtee-Früchte-Mischung

100 g weißer Tee / jeweils 5 g getrocknete Himbeeren, Johannisbeeren, Erdbeeren, Äpfel und Zitronen

→ Alle Zutaten vermengen, 1 TL davon mit heißem Wasser aufgießen und 5 Minuten ziehen lassen, dann abfiltern. Da sie vom Geschmack her nicht so intensiv ist, habe ich mich für diese Mischung entschlossen. Sie ist besonders für Kinder geeignet und unterstützt zusätzlich das Immunsystem.

Pu-Erh-Tee

Dieser Tee wird aus der Unterart *Camellia sinensis ssp. Qingmao* hergestellt, seinen Namen verdankt er seiner Herkunft – er stammt aus der Stadt Pu'er in der chinesischen Provinz Yunnan. Bei uns ist er leider etwas schwer zu erhalten und deshalb nicht so bekannt. In gut sortierten Teeläden kann man ihn aber finden. In der Traditionellen Chinesischen Medizin wird er besonders geschätzt, da er die Lebensenergie erhöht und im Körper diverse Stoffwechselfunktionen steuert. Lange Zeit war er nur dem Kaiser und Adel vorbehalten. Das verwundert auch nicht, denn seine Herstellung hatte es in sich. Der Verarbeitungsprozess bis zum fertigen Tee betrug gute fünf Jahre. Der Tee wurde dabei so lange eingelagert, bis er durch die Mikroorganismen seine besondere rote Farbe und seinen Geschmack erhielt. Heute beträgt seine Herstellungszeit nur mehr wenige Monate. Pu-Erh-Tee regt die Leber an, unterstützt die Milz und Verdauung, optimiert das Immunsystem und senkt den Cholesterinspiegel.

Für welche Sorte und Art Tee ihr euch auch entscheidet, bedenkt: Dieses Getränk ist bei Weitem kein reines Genussmittel, sondern fördert unsere Gesundheit in allen erdenklichen Bereichen.

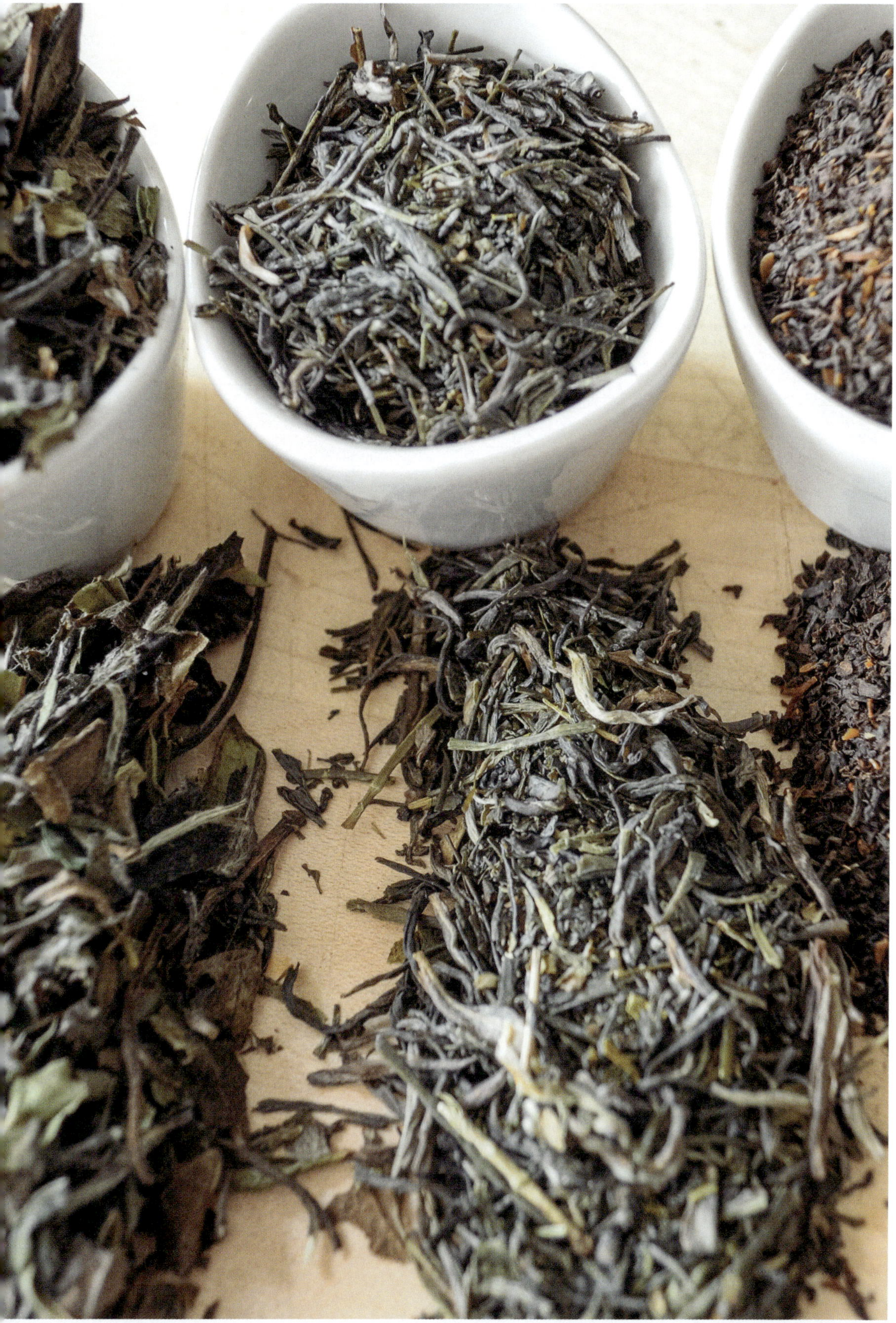

Verzeichnis der Rezepturen nach Beschwerden und Wirkungen

Eine Schatzkiste voller Heilmittel und Hausrezepte

Rosi Mangger Walder zeigt in ihrem ersten Buch auf beeindruckende Weise, wie vielseitig die Kräfte der Kräuter und Wildpflanzen im Alltag einsetzbar sind. Rosi schöpft dabei aus dem generationenlangen Wissen ihrer Familie, das bislang nur mündlich überliefert wurde.
Besonders wertvoll sind die Rezepturen von Großmutter Agnes. Diese ergänzt Rosi nach ihrem aktuellen Wissensstand. Ihr Buch deckt von Hausmitteln, Kochrezepten, Sammeltipps bis hin zu Naturfärbungen alle Bereiche ab.

- über 250 Rezepturen
- viele Infos rund ums Sammeln, Aufbewahren und Verarbeiten von Kräutern und Wildpflanzen
- Sammelkalender und ausführliches Register

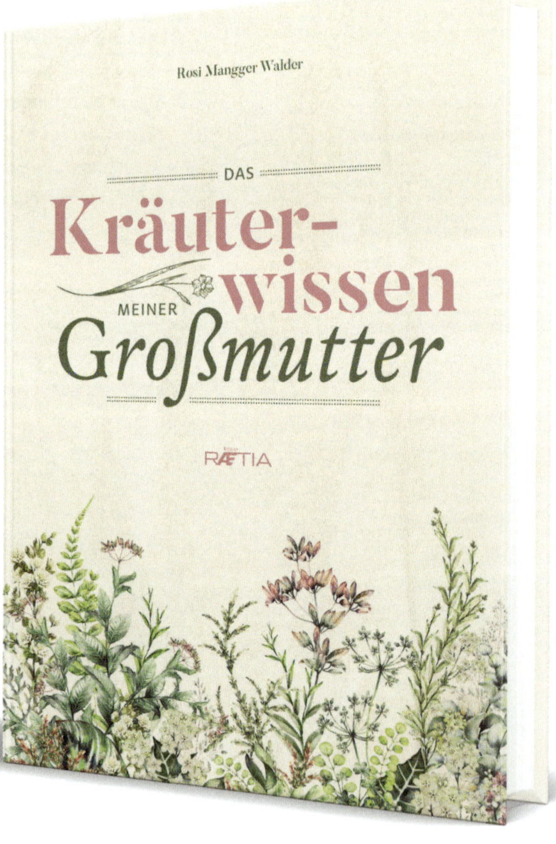

Wer einen kundigen Einstieg in die Kräuterwelt der Alpen sucht: Hier ist er.
NaturApotheke

Rosi Mangger Walder
Das Kräuterwissen meiner Großmutter
Euro 25,00 [I]; 27,50 [D/A]
ISBN 878-88-7283-727-6

www.raetia.com

Kräutersammeln für Einsteiger:innen

Schneller, höher, weiter: Die Dogmen unserer Zeit verbieten Pausen. Für Körper und Geist sind Erholung und Entspannung jedoch unverzichtbar. Bewusste Regeneration hilft, Stress besser zu bewältigen. Kräuterexpertin Tara-Luca Hanke zeigt in diesem Ratgeber, wie das Sammeln von Wildkräutern helfen kann, Stress zu reduzieren und die eigene Gesundheit zu fördern. Ausführliche Anleitungen werden mit spannenden Hintergrundinformationen und zahlreichen Tipps zum Sammeln, Lagern und Verarbeiten von Kräutern ergänzt.

- 15 Porträts weit verbreiteter Wildkräuter
- mehr als 30 Wildkräuter-Rezepte
- Fragebogen zur Selbstreflexion und Sammelkalender

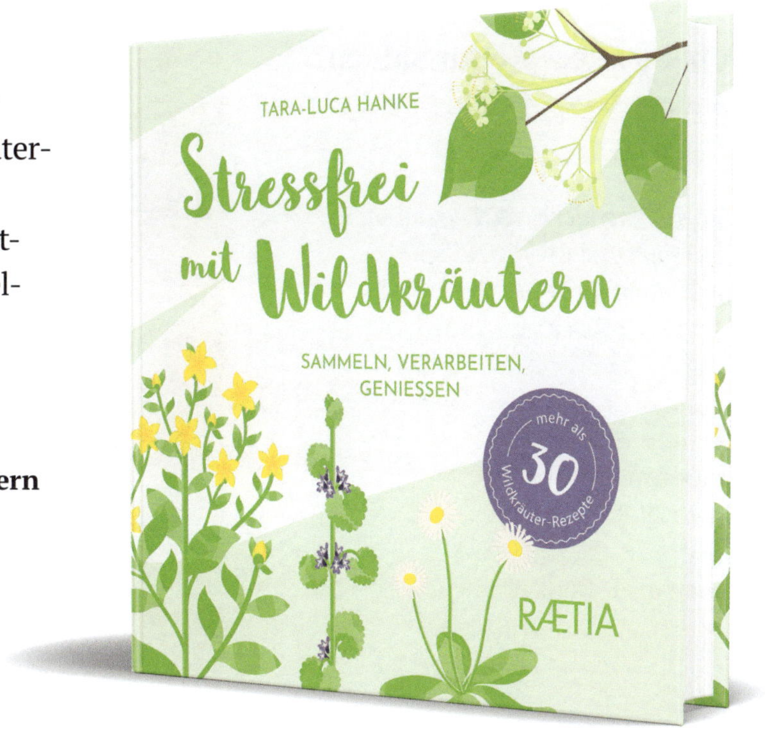

Tara-Luca Hanke
Stressfrei mit Wildkräutern
Sammeln, verarbeiten, genießen
Euro 19,90 [I]; 22,00 [D/A]
ISBN 978-88-7283-818-1

Schaffe dir deine Garten-Oase!

Die Profis der Gärten von Schloss Trauttmansdorff stellen exotische und mediterrane Pflanzen vor, die teils auch in gemäßigten und kühleren Zonen gedeihen – im Garten, auf dem Balkon oder im Kübel.
Die Expertinnen und Experten verraten, wie sich Stauden, Zwiebelpflanzen, Sträucher und Bäume gut kombinieren lassen. Außerdem zeigen sie, welche Pflanzen wann für bunte Blütenpracht oder eine tolle Herbstfärbung sorgen, und welche süße oder dekorative Früchte tragen.

- Tipps zu Standort, Pflege und Überwinterung
- eigenes Kapitel zur natürlichen Pflanzenstärkung und Schädlingsbekämpfung
- Rezepte für Erdbeerbaummarmelade, Lavendelkekse, Granatapfel-Orangen-Saft u. v. m.

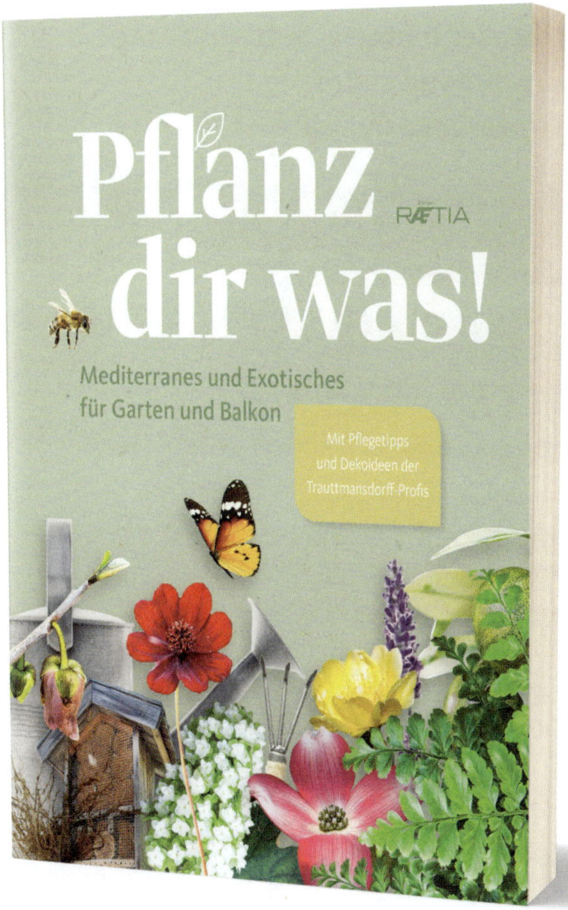

Eine gelungene Anleitung für Urlaubsfeeling daheim.
Buchmedia Magazin

Die Gärten von Schloss Trauttmansdorff (Hg.)
Pflanz dir was!
Mediterranes und Exotisches für Garten und Balkon
Euro 17,90 [I]; 19,80 [D/A]
ISBN 978-88-7283-729-0

Der ist wohl am besten dran, der sich selber helfen kann …

Der Kräuterpfarrer Künzle aus der Schweiz, die Paßler Ursche aus Südtirol, der Kiendler aus Nordtirol und Amalia Hohenester aus Bayern: Sie alle waren Bauerndoktoren, nutzten die Heilkräfte der Natur und haben einen Schatz an wertvollen Hausmitteln hinterlassen.
Der Apotheker Arnold Achmüller hat ihre Ratschläge gesammelt, geprüft und um praktische Tipps erweitert. Dieses Buch macht alte und erprobte Heilpraktiken wieder zugänglich.

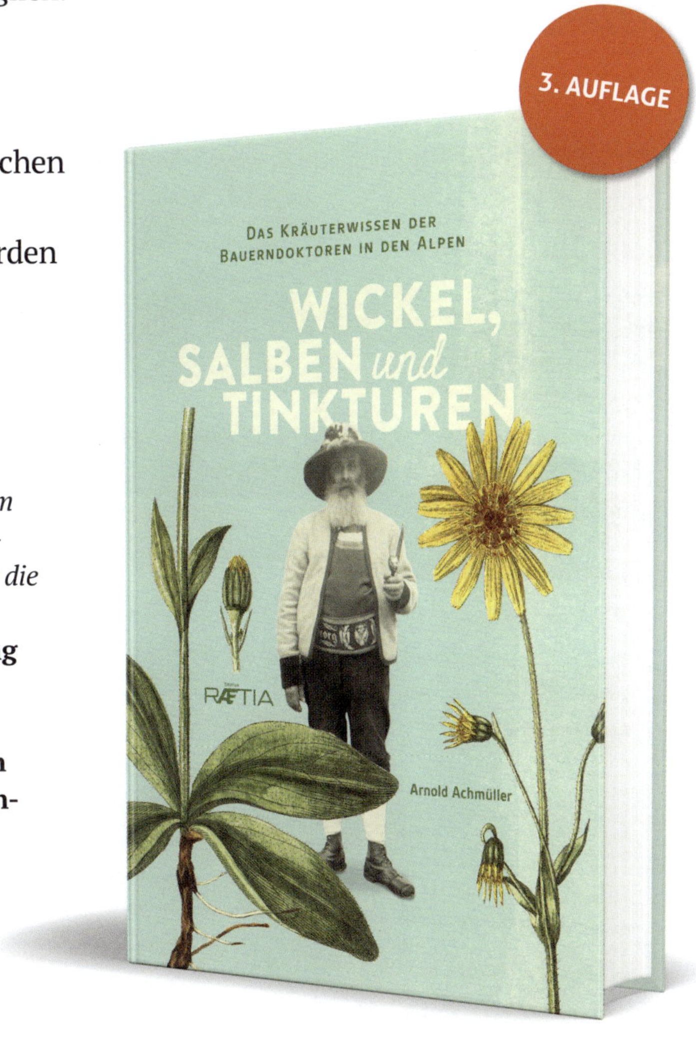

- Hausmittel zum Selbermachen
- Neues aus der Forschung
- Gliederung nach Beschwerden

Mit Sammelkalender zum Herausnehmen

Ein bemerkenswertes Buch, in dem man viele Hausmittel zum Selbermachen und einen Überblick über die wichtigsten Kräuter findet.
Österreichische Bauernzeitung

Arnold Achmüller
Wickel, Salben und Tinkturen
Das Kräuterwissen der Bauerndoktoren in den Alpen
Euro 24,90
ISBN 978-88-7283-534-0
Auch als E-Book erhältlich

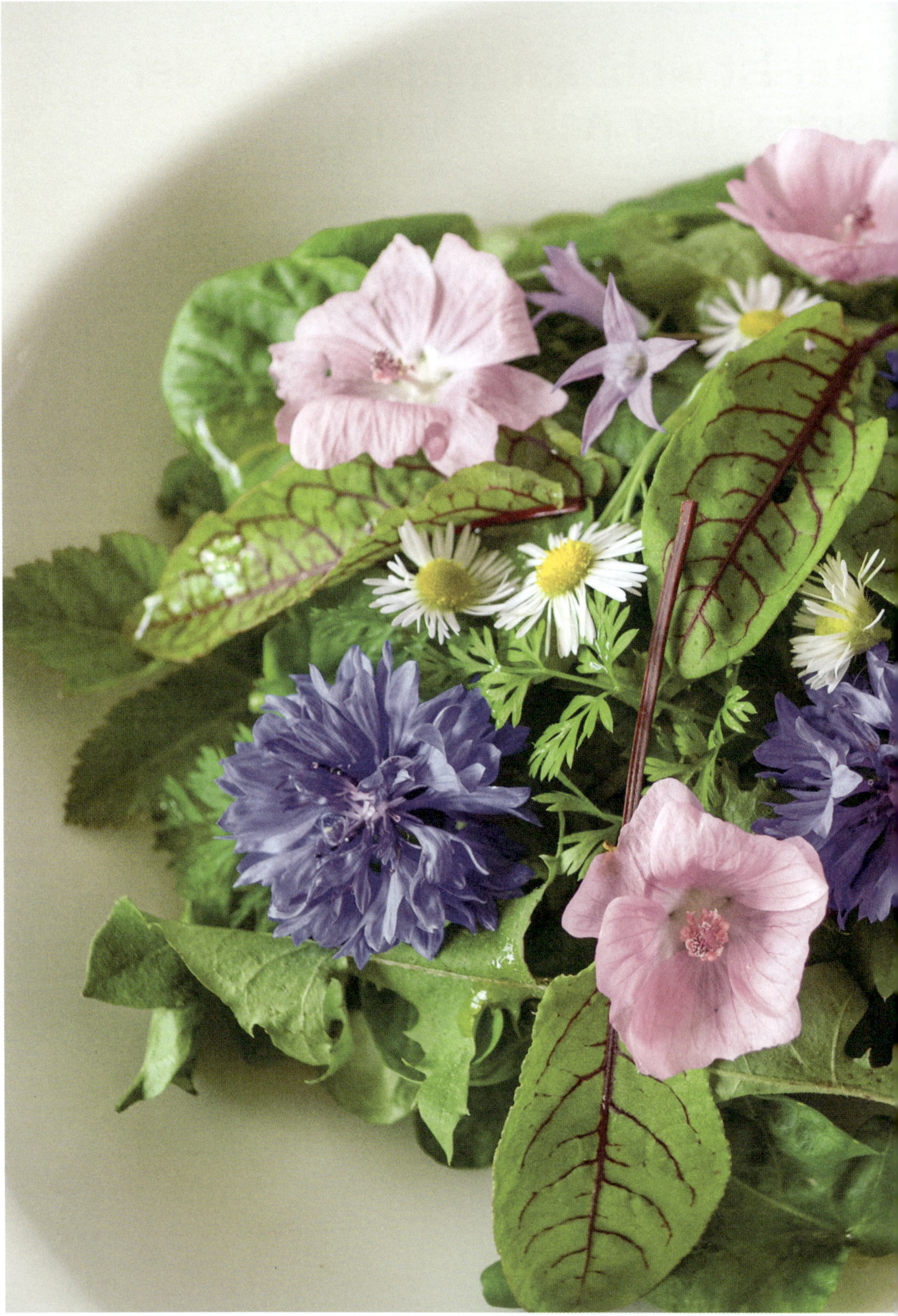

Danksagung

In erster Linie bedanke ich mich bei meiner Familie, allen voran bei meinem Mann Markus, der mich in meinem Schaffen und Handeln stets unterstützt und mir den Rücken freihält.

Ich bedanke mich bei Edition Raetia für das nötige Vertrauen, allen voran Felix, der viel Zeit investiert hat; zudem danke ich dem gesamten restlichen Team und meiner Lektorin für ihre Expertisen und die Hilfe, damit dieses Buch entstehen konnte.

Der Südtiroler Bäuerinnenorganisation danke ich für ihre Unterstützung, besonders Ulrike Tonner für ihr ständiges Engagement, uns Bäuerinnen zu FÖRDERN und zu pushen.

Armin Huber danke ich für die Fotografien, die er in meinem Garten gemacht hat.

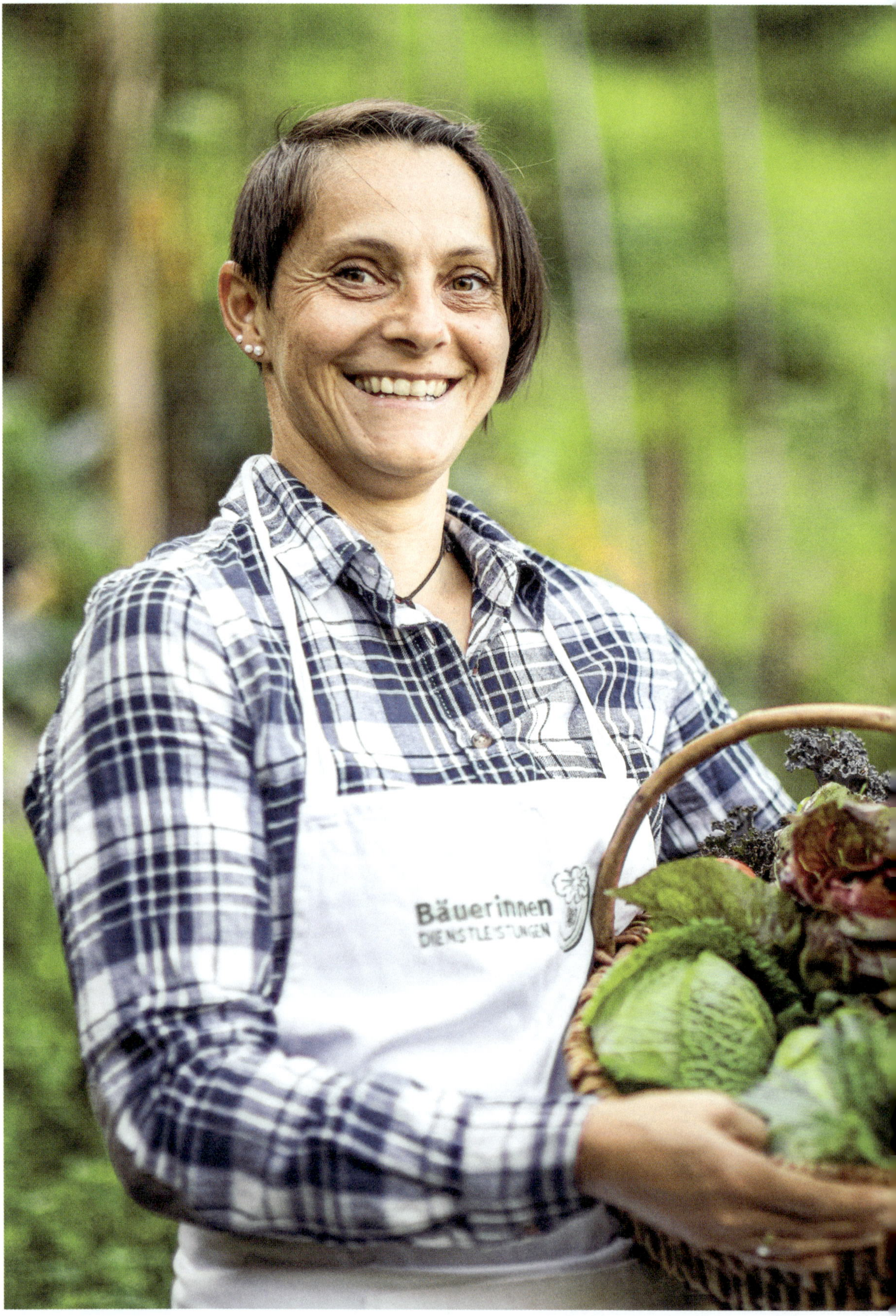
Bäuerinnen
DIENSTLEISTUNGEN

Die Autorin

Rosi Mangger Walder

Die 1976 geborene Meisterfloristin und Kräuterpädagogin liebt alles, was grünt und blüht. Sie bietet Kräuterwanderungen und Workshops zu Kräuteranbau, Wildkräutern in der Küche, Dekoration mit Naturmaterialien u. v. m. an. In ihrem über 2.000 m^2 großen Garten und Schaugarten wachsen über 500 alpine, tropische und seltene Kräuter. Unter dem Namen „Kraedu" vertreibt sie ihre eigene Produktlinie. Bei Edition Raetia hat sie bereits „Das Kräuterwissen meiner Großmutter" (2020) veröffentlicht.

www.kraedu.net

AUTONOME PROVINZ BOZEN SÜDTIROL

PROVINCIA AUTONOMA DI BOLZANO ALTO ADIGE

Deutsche Kultur

Impressum

Gedruckt mit Unterstützung der Südtiroler Landesregierung, Abteilung Deutsche Kultur
1. Auflage

Projektleitung: Felix Obermair
Korrektur: Katharina Preindl
Foto Umschlag Rückseite: Armin Huber für die Südtiroler Bäuerinnenorganisation
Fotos Innenseiten: Rosi Mangger Walder, bis auf: S. 8, 19, 20, 22, 26, 42, 222:
Armin Huber für die Südtiroler Bäuerinnenorganisation
Gestaltung und Layout: Stephanie Innerbichler, www.stephanieinnerbichler.com
Druckvorstufe: Typoplus, Frangart
ISBN 978-88-7283-786-3
Unseren Gesamtkatalog finden Sie unter www.raetia.com.
Bei Fragen und Anregungen wenden Sie sich bitte an info@raetia.com.

Raetia verzichtet der Umwelt zuliebe auf die Schutzfolie aus Plastik.